今さら聞けない！

小児の みみ・はな・のど診療 Q&A

I巻

編集

加我君孝 国際医療福祉大学言語聴覚センター長

山中　昇 和歌山県立医科大学 教授

全日本病院出版会

序文

鋭い質問は，問題の曖昧さを突き，本質を明らかにすることができます．

本書は，長い間耳鼻咽喉科の臨床と研究に携わってきた編集企画の山中と加我の両名がそれぞれの専門の立場から質問を考え，その質問に答えてもらうにふさわしい気鋭の専門家に依頼して的確に答えを書いていただいたものです．山中，加我が考えた質問に自分で答えを書いた項目も含まれています．

本書は「今さら聞けない」というタイトルですが，これは出版社の編集部から提案されたものですが，海外の医学系の出版物にこのような表現はないように思います．欧米では，今さら聞けないというようなためらいのカルチャーは乏しく，わからなければ積極的に質問するからです．

本書は，今さら聞くのが気恥ずかしいので読者に代わって質問を考えたのではありません．

“今さら”というよりは“今なお”わかりにくい問題や，表面的にわかっているような気がするだけでわかっていないような事項について，工夫した質問を敢えて用意し，問題が白日の下に明らかにされるように仕組んだものです．編集企画にあたってこのような背景があることを読者には知っていただきたいと思います．

2巻にわたる本書を開き，各質問に対する自分の答えをまず考えてみて下さい．そして少し間を置いて，比較しながら本書の答えを読んでみるのが良いように思います．曖昧に理解していたことについても，表面的にわかっているような気がした事項についても，初めて深い洞察が得られることを期待します．もちろん，すでに言われるまでもなくわかっているＱ＆Ａもあることでしょう．是非もう一度理解しておきたい，あるいは再確認に利用していただければ幸いです．

2015年3月

加我君孝

序文

Ahora o nunca

「今 (ahora) やらなければ何も (nunca) 得られない」という意味のスペイン語です．今覚えなければ知識は逃げていってしまう！ 知らないままにしておくのではなく今確認しましょう！ このような目的で本書ができました．ことば，聞こえ，中耳炎，アレルギー性鼻炎，咽頭炎など子どもたちが頻繁に遭遇するみみ・はな・のどの病気に関する情報を網羅しました．正に「今さら聞けない疑問」を本書で「今 (ahora)」解決して下さい．

エビデンスは時代とともに変わる！

“子どもの急性中耳炎は，ほとんどがウイルス性であり抗生物質は必要ない”と最近まで考えられてきました．しかし，分子生物学的検査手段が飛躍的に進歩し，最新のデータでは急性中耳炎の 90% 以上が細菌性であり，そのうち 60% 近くが細菌とウイルスとの混合感染であることがわかってきました．急性中耳炎を起こす細菌についても 100 年前はほとんどが溶連菌でした．現在ではこの溶連菌は主に子どもたちの咽頭・扁桃炎の原因菌となっており，急性中耳炎を起こすことは非常に少なくなっています．替わって 50 年前頃から肺炎球菌とインフルエンザ菌が急性中耳炎の原因菌として台頭してきました．この変化は人間が開発したペニシリンをはじめとする抗生物質によって引き起こされたと考えられています．このように，使用できる抗生物質は年々進歩し，それに伴って病気の原因も時代とともに変化してきます．さらにやっかいなのは“したたかな細菌”は人間が開発した抗生物質などの武器に対して抵抗性 (薬剤耐性) を獲得し，生き延びようとしていることです．この解決策として種々のワクチンが開発され子どもたちに接種されています．このワクチンにより細菌やウイルスに対して免疫力がついて病気を予防……万歳！ といいたいところですが，そう簡単にはいかないのが世の常です．100 種類以上あるといわれている肺炎球菌が 13 価肺炎球菌ワクチンですべて予防できないだろう，ということは容易に予想できます．案の定，非ワクチン型の肺炎球菌がすでに増加しており，さらにインフルエンザ菌，モラクセラ・カタラーリス，溶連菌などワクチンでカバーできない細菌による感染症が増加しています．したがって，医療者は常に最新の情報を手に入れ知識をアップデートしなければなりません．

本書が「今，知りたい知識」を提供し，医療従事者の“医脳のアップデート”に少しでも貢献できれば幸いです．

2015 年　気持ちよい春の日差しをあびながら

山中　昇

CONTENTS

A. 一　般

B. 耳一般

C. 聴　覚

D. 人工内耳・補聴器

E. 中耳炎

Ⅱ巻のお知らせ

F. 鼻副鼻腔炎・嗅覚

G. 咽頭・扁桃炎

H. 音声・言語

I. めまい

J. いびき・睡眠時無呼吸・呼吸・気道

K. 感染症

L. 心　理

執筆者一覧（執筆順）

■編　集

加我　君孝	国際医療福祉大学言語聴覚センター長
山中　　昇	和歌山県立医科大学耳鼻咽喉科・頭頸部外科，教授

■執筆者

山中　　昇	和歌山県立医科大学耳鼻咽喉科・頭頸部外科，教授
宮嵜　　治	国立成育医療研究センター放射線診療部，医長
加我　君孝	国際医療福祉大学言語聴覚センター長
浅沼　　聡	埼玉県立小児医療センター耳鼻咽喉科，科長兼部長
髙橋　晴雄	長崎大学大学院医歯薬学総合研究科耳鼻咽喉・頭頸部外科学分野，教授
戸川　彰久	和歌山県立医科大学耳鼻咽喉科・頭頸部外科，講師
新正由紀子	東京医療センター幼少児難聴・言語障害クリニック
仲野　敦子	千葉県こども病院耳鼻咽喉科，部長
中村　雅子	国際医療福祉大学三田病院耳鼻咽喉科
坂田　英明	目白大学耳科学研究所クリニック，院長
南　修司郎	東京医療センター耳鼻咽喉科
守本　倫子	国立成育医療研究センター耳鼻咽喉科，医長
鈴木　法臣	国立成育医療研究センター耳鼻咽喉科
廣田　栄子	筑波大学大学院人間総合科学研究科，教授
神田　幸彦	耳鼻咽喉科　神田Ｅ・Ｎ・Ｔ医院，院長
小渕　千絵	国際医療福祉大学言語聴覚学科，准教授
大金さや香	国際医療福祉大学，助教
杉内　智子	自由が丘杉内医院，院長
吉田　晴郎	長崎大学大学院医歯薬学総合研究科耳鼻咽喉・頭頸部外科学分野，講師
河野　正充	和歌山県立医科大学耳鼻咽喉科・頭頸部外科
澤田　正一	さわだ耳鼻咽喉科・眼科，院長
上田　征吾	旭川医科大学耳鼻咽喉科・頭頸部外科，講師
原渕　保明	旭川医科大学耳鼻咽喉科・頭頸部外科，教授
保富　宗城	和歌山県立医科大学耳鼻咽喉科・頭頸部外科，准教授
林　　達哉	旭川医科大学耳鼻咽喉科・頭頸部外科，准教授
上出　洋介	かみで耳鼻咽喉科クリニック，院長
阪本　浩一	兵庫県立こども病院耳鼻咽喉科，部長
伊藤　真人	自治医科大学とちぎ子ども医療センター小児耳鼻咽喉科，教授

Q.1 エビデンス，メタアナリシス，システマティックレビュー，ガイドラインの違いがよくわかりません

回答　エビデンス（evidence）とは証拠，根拠を意味し，医学的に「エビデンスがある」とされる場合には，基礎研究や臨床研究により「科学的根拠」が得られ，「信ずるに足る裏付け」があるとして良いと考えられます．実際には専門の医学雑誌に発表された論文を指すことが多い．EBM（evidence-based medicine）とはエビデンス，つまり科学的根拠に基づいた医療であり，十分に信用できる最新の医学的知見に従って行われる医療を指します．

メタアナリシス（メタ分析，メタ解析）とシステマティックレビューは，ランダム化比較試験のような質の高い論文を網羅的に調査，分析，吟味し，EBM で用いる情報にする統計解析のことであり，両者はほとんど同義語として用いられますが，データ解析部分のみをメタアナリシスとすることもあります．

解説

信頼される医療を行うために，医学のあらゆる領域においてエビデンスに基づいた医療，すなわち EBM（evidence-based medicine）を行うよう推奨されています．

エビデンスは，信頼性の高さによってレベル分けされます（表 A-1）．優れたデザインに基づいて実施された試験の結果は信頼性が高く，各種ガイドラインでは，複数の独立したランダム化比較試験（RCT）の結果を統合解析したメタアナリシス（システマティックレビュー）が最もエビデンスレベルが高いと考えられています．特定の疑問点について複数のエビデンスがある場合には，原則的には最も高いレベルのエビデンスを採用することが推奨されています．

I　ランダム化比較試験（RCT）はなぜ信頼性が高いのか

有意な結果を得るために，治療効果が高そうな患者を被検薬群に，低そうな患者を対照薬群に割り付けるような意図的な試験を行うとバイアスが強くなり，信頼したエビデンスは得られません．例えば，急性中耳炎の治療において，2 歳未満の子どもは非常に治りづらく，2 歳以上の子どもは比較的治りやすいことがわかっているため，被検薬群に 2 歳以上の子どもを意図的に割り付けると，その薬は有効性が高いという成績が得られやすいこと

表 A-1　各研究のエビデンスレベルと内容

Ⅰa	ランダム化比較試験（RCT）のメタアナリシス 複数の RCT を収集し，解析・吟味（メタアナリシス，システマティックレビュー）したもの
Ⅰb	ランダム化比較試験（RCT） 被検薬と対照薬（プラシーボ）をランダムに投与して，その有効性を解析したもの
Ⅱa	コホート研究 前向きコホート研究を指すことが多く，ある集団（コホート）内のイベント発生（授乳期間，受動喫煙，集団保育など）を検討し，その後一定期間追跡調査し中耳炎の発生や反復にどのような影響があるかなどの調査研究
Ⅱb	症例対照研究（ケースコントロール試験） 中耳炎に罹患した患者群と性別や年齢などをマッチさせた健常者からなる対照群を選び，罹患しやすい要因や曝露の状態などを比較検討する．関連性の指標としてオッズ比が用いられる．
Ⅲ	記述的研究，症例研究 「患者にある抗菌薬を投与したら改善した」というような成績を記述する方法で，対照群がないため統計学的解析ができない．
Ⅳ	専門家の報告・意見・経験 経験的治療の範疇に入るため，エビデンスレベルは最も低い．しかし，多くの専門家のコンセンサスが得られている診断・治療法などについてはガイドラインにも取り入れていこうという考え方もある．

（文献 4〜6 より）

になります．したがって，RCT では両群に患者をランダムに割り付けをしてバイアスを避けることが可能となります．さらにランダム化は「単純ランダム化」，「ブロックランダム化」，「層別ランダム化」，の 3 つに分けられます．これは患者の登録順に「単純ランダム化」していくと，性別，年齢，疾患の重症度，などが偏る可能性があるため，一定数のブロックの中からランダム化したり，年齢や性別のブロックにより層別にランダム化する方法がとられることが多いようです．したがって，急性中耳炎の治療薬の RCT では，年齢，重症度などを合わせたブロックごとの層別ランダム化比較試験が望ましいことがわかります．

Ⅱ RCT で用いられる盲検法はすべて二重盲検法か

比較試験において，どの試験治療群に割り付けられたかを患者，医師，スタッフ全員が知っている場合は「非盲検試験」で，オープン試験やオープントライアルなどと呼ばれます．患者のみが被検薬群か対照群かを知らない場合を「単盲検試験」，患者も医師も知らされない場合は「二重盲検試験」と呼ばれます．比較試験としては色々なバイアスを避けることができる二重盲検試験が最適ですが，実際面や倫理面の問題から二重盲検法で行うことが難しいことも少なくありません．そのようなときには単盲検試験や非盲検試験を行わざるを得ないわけです．しかし，ランダム化し，できる限りバイアスを避けるために，患者の登録後に試験治療群の割り付けを知らせる，あるいは電話による割り付けでランダム化を集中化させる，などを検討すべきです．

EBM を行っていくステップで，エビデンスを吟味して患者へどのように適用していくかを決定するのは専門医で，その臨床的な経験や患者の希望を取り入れて，治療法を決定します．このようにEBMを遂行するためには，診療に携わる医師が少しでも質の高いエビデンスを探し，そのエビデンスを十分に利用できるように努力しなければなりません．しかし，耳鼻咽喉科の実地臨床で行われる多くの診療に対して質の高いエビデンスがあるとは限りません．そのような使えるグッドエビデンスが少ない状況において診療しなければならないのが現状だと思います．これまで，急性中耳炎の治療として鼓膜切開を行う，中耳炎や鼻副鼻腔炎患者に対して抗菌薬治療を行う，などの治療手段を決定する場合，主治医が経験に基づいて判断することが多かったと考えられます．このような経験に基づいた医療（experience-based medicine）を行っていたところ，疾患の難治化や原因菌の薬剤耐性化などの様々な問題がみられるようになったことが指摘されています．

実地臨床において適確にEBMを実践するため，抗菌薬治療の有効性，抗菌薬の選択，治療による予後などのエビデンスに基づいて，診療ガイドラインが作成されました[1)〜3)]．診療ガイドライン作成の際に参考にされるエビデンスはその質の高さにより何段階かに分けられ，その代表的なレベル分類を**表 A-1** に示します．Ⅰaが最もエビデンスレベルが高く，Ⅳが最も低いとされています．

（山中　昇）

文献

1) 日本耳科学会，日本小児耳鼻咽喉科学会，日本耳鼻咽喉科感染症研究会編：小児急性中耳炎診療ガイドライン 2009 年版，金原出版，2009.
2) 日本耳科学会，日本小児耳鼻咽喉科学会，日本耳鼻咽喉科感染症・エアロゾル学会編：小児急性中耳炎診療ガイドライン 2013 年版，金原出版，2013.
3) 日本鼻科学会編：急性鼻副鼻腔炎診療ガイドライン 2010 年版．日鼻科会誌．49(2)：143-247，2010.
4) 山中　昇ほか編著：鼻副鼻腔炎のマネジメント　70 の Q & A，医薬ジャーナル社，2011.
5) 山中　昇ほか編著：小児中耳炎のマネジメントⅡ，医薬ジャーナル社，2014.
6) Minds 診療ガイドライン選定部会監修，福井次矢ほか編：Minds 診療ガイドライン作成の手引き，医学書院，2007.

Q.2 エビデンスのない診療はしてはダメですか？

回答

医療においてエビデンスに基づいた医療（evidence-based medicine）の重要性が強調されています．しかし，エビデンスにも種々のレベルがあり，常に信頼できるとは限らないので，その解釈は慎重にすべきです．

エビデンスを鵜呑みにしてはいけません！

日常臨床のすべての診療についてエビデンスがあるわけでなく，現在行われている多くの診断法や治療法について，それぞれにランダム化比較試験のような質の高いエビデンスを作成することは極めて難しい．すなわち，“エビデンスがないから信頼できる診療ではない”とはいえないのです．したがって，エビデンスレベルが低い，あるいは現時点ではエビデンスがなくとも，多くの専門医のコンセンサスが得られている診断・治療法などについては，ガイドラインにも取り入れていこうという考え方が強くなっています．

解説

実際の臨床の現場では常に次のような疑問が生じます．

- 臨床のすべての事柄についてエビデンスがあるわけでなく，現在行われている多くの診断法や治療法について，それぞれに二重盲検試験のような質の高いエビデンスを作成することは極めて難しい．したがって，しっかりしたエビデンスのある診療のみを行わなければならないならば，実際の日常臨床は対応できない！
- エビデンスが少ない，あるいはない診療を否定するのではなく，学会や専門医のコンセンサスが得られている診断・治療法などについては，ガイドラインに取り入れても良いのではないか．

I　メタアナリシスにもピット・フォールがあります

メタアナリシスはエビデンスレベルが最も高く信頼できるとされていますが，このメタアナリシスにも注意しなければならないピット・フォールがあり，常に信用できるとは限らずその解釈は慎重にすべきです．

そのピット・フォールの例を示します．

表 A-2　シンプソンズパラドックスの例

	報告 A (2001 年)	報告 B (2006 年)	報告 C (2010 年)	3 つの報告を合計 (単純平均)
PRSP	3/10(30%)	80/200(40%)	20/50(40%)	103/260(39%)
BLNAR	12/60(20%)	50/100(50%)	6/10(60%)	68/170(40%)

3 つの報告を単純に合計して平均値を計算すると，実際の状況を反映しないデータとなってしまう．

1. シンプソンズパラドックス[1)～3)]

母集団が小さく単一の試験では，有意差を検定できなくても，複数の試験を組み合わせれば有意差を検定できます．ただし，複数の試験結果を単純に合計して平均値を計算する単純平均ではなく，重み付け平均を採用しなければ，個々の試験結果とメタアナリシスの結果が逆転することがあります．

例：ペニシリン耐性肺炎球菌(PRSP)，β-ラクタマーゼ非産生アンピシリン耐性インフルエンザ菌(BLNAR)の検出頻度を単純平均した例を**表 A-2** に示します．

2. 選択バイアス

メタアナリシスでは，著者にとって都合のいい論文を選んで解析する可能性もあります．また，対象患者の背景が異なる試験のメタアナリシスは，あまり信用できないことが多いようです．特に中耳炎や鼻副鼻腔炎の試験では，患者の年齢によって結果が大きく異なるので注意が必要です．

例：薬剤耐性菌の検出頻度のデータでは，その国の抗菌薬の使用頻度が高いほど耐性菌の頻度が高く，抗菌薬の種類において，セフェム系やマクロライド系抗菌薬などの殺菌性が低い抗菌薬の頻度が高いほど，耐性菌の頻度が高く出る傾向があります．さらに調査対象年齢が幼小児に偏っていれば，耐性菌の検出頻度が高くなります．

3. 出版バイアス

有意差がなかったデータやネガティブな結果は発表されません．すなわち，メタアナリシスではポジティブな結果しか集まらないことになります．

例：ポジティブなデータが出ても使うべきでないエビデンスや，有意差が出なかったネガティブなデータが出る原因としては次のようなものが挙げられます．

a. 統計解析が間違って使われ有意差が出た場合：研究者は研究対象群と対照群の間に有意差を証明したいと考え，正規分布を確かめずに t-検定を行い(t-検定のようなパラメトリック検定のほうが，ノンパラメトリック検定よりも有意差が出やすい)，あるいは 3 群以上の比較においてもそれぞれの 2 群間で t-検定を行い(3 群以上の比較の場合には，分散分析 ANOVA あるいはクルスカール・ワーリス検定を行う)，有意差を出そうとしがちです．両側検定すべきデータであるのに，有意差が出やすい片側検定を行って有意差を出すこともよくみられる誤用です．このような適切な統計解析が行われていないエビデンスは“その質が低い”と考えざるを得ません．

b. 症例数が少なすぎる場合：サンプルサイズが小さすぎるために，実際にはあるかもしれない有意差を見逃してしまう可能性があります(第 2 種過誤率の増加)．これが薬剤の臨床試験に応用されると，“差がない”＝“臨床的に同等である”と間違った解釈が行われてしまいます．このような“差がない”というデータもPower検定により同等性の検定に適切なサンプル数を算出したうえで解析を行ったものであれば，「差がない」「臨床的同等性」を証明したものとして発表することが可能となります．

4. 地理的バイアス

非常にレベルの高い試験でも，英語以外の言語で書かれた論文はエビデンスとして採用されにくいのが現状です．メタアナリシスでは，主に英語論文が収集されてしまいます．鼻副鼻腔炎の症状や治療方法などが海外と日本の状況が大きく異なるため，海外のエビデンスをそのまま日本にあてはめることが難しく，日本語の論文も参考にする必要があります．しかし，残念ながら症例数が少なく，二重盲検試験が非常に少ないため，エビデンスレベルは低いと言わざるを得ません．

メタアナリシスに基づいた報告を参考にする場合には，上記のバイアスを十分に念頭において検討しなければなりません．盲目的に取り入れてしまうと，“料理本のレシピ”を参考にした料理が万人受けすると勘違いするような過ちを犯してしまいがちです．

Ⅱ EBMにおける専門医の役割は何か
—専門医の意見は常にエビデンスレベルが低いのでしょうか？—

専門医の報告・意見・経験はエビデンスレベルがⅣとなっており，最も低いレベルに置かれています．耳鼻咽喉科診療において，耳鼻咽喉科専門医の意見はエビデンスとして使えないのでしょうか．

まず，EBMの手順において専門医の役割を考えてみましょう．

ステップ1：目の前の患者について問題を整理し，リストアップする

治療法を探る際の整理法としてPICO questionがよく利用されます．
患者(patient)，介入法の検討(intervention)，治療法の比較(comparison)，最終結果の検討(outcome)

例：

P：急性鼻副鼻腔炎に罹患した14歳のA君

I：細菌検査により起炎菌を同定し，さらに局所所見および臨床症状のスコアから重症度を判定する

C：Iの判定に基づいていくつかの抗菌薬について比較する

O：Cで選択した抗菌薬のどれが最も有効と考えられるか検討する

ステップ2：リストアップされた問題点を解決するための情報(エビデンス)を検索する

治療効果のエビデンスについて，二重盲検試験やコホート試験の論文を検索する．データベースとしてはMEDLINE，医学中央雑誌などを用い，さらに二重盲検試験のメタアナリシス，システマティックレビューをコクランデータベース(Cochrane Database of Systematic Review)から探る．

ステップ 3：検索して得られた情報(エビデンス)についてそのエビデンスレベルや本邦の現状へのあてはまり具合を吟味する

収集したエビデンス(論文)の内容を吟味してそのエビデンスレベルを検討し，さらに感染症の場合にはその論文が発表された年代，国における細菌の薬剤感受性，薬剤耐性菌の頻度などと本邦における現在のデータを比較検討し，そのエビデンスが本邦でどの程度あてはめることができるか検討する．

ステップ 4：批判的吟味した情報(エビデンス)を実際の患者にどの程度あてはめることができるか検討する

選択した治療法(抗菌薬)が，患者の年齢，重症度，前投薬，患者の希望にどの程度適合するか，さらに診療する専門医の臨床経験から判断して，より低い副作用で最適の治療成績が得られるか判断する．

このステップは診療医の高い能力が要求され最も重要です．

ステップ 5：ステップ 1～4 の評価

各ステップの判断が正しかったかを事後評価し，今後の診療の改善と方向性(decision-making)に還元する．

専門医はステップ 1～4 の EBM 診療プロセスにおいて，患者の問題点の的確な抽出，適切な情報(論文)の収集，得られたエビデンスの質の批判的吟味，臨床経験に基づいたエビデンスの患者への適用，など高い診療能力が要求されます．特にステップ 4 の患者へのエビデンスの適用においては，同じようなエビデンスであっても，専門医の臨床経験や臨床能力により適用判断が左右されると考えられ，治療プロセスにおける効果や副作用の迅速な評価による治療変更の判断が必要となります．

EBM の誤解と専門医の意見を取り入れようとする good practice points(GPP)の考え方

“エビデンスのある診療が最良”で，“エビデンスがないから信頼できる診療ではない”というような考え方は EBM に対する間違った考え方と思います．すなわち，研修医の指導・教育においてエビデンス集を集めて，そこに書いてあるように診療を行えば，正しい医療ができると教えられる傾向もありますが，これは EBM に対する大きな誤解であり，誤った医療へ進む危険性をはらんでいると考えられます．

日常臨床で行われている多くの事柄について必ずエビデンスがあるわけでなく，現在行われている多くの診断法や治療法について，それぞれに二重盲検試験のような質の高いエビデンスを作成することは極めて難しいと考えられます．過去のエビデンスも現在までにその間違いが指摘され覆されているものも少なくありません．

米国やヨーロッパにおいて，小児急性中耳炎に対しては抗菌薬治療や鼓膜切開は行わずに，経過観察(watchful waiting)を行うことが推奨されてきましたが，2011 年にフィンランド，米国から発表された小児急性中耳炎に対する抗菌薬のランダム化比較試験では，幼小児の急性中耳炎では，重症度に関わらず抗菌薬投与群において非投与群と比較して，有意に QOL の改善が認められ，治療失敗例に対する急性治療率も抗菌薬投与群において有意に低い成績が報告されました[4)5)].

鼓膜切開，鼻処置，上顎洞洗浄，などの質の高いエビデンスがない治療法でも，長年の歳月と専門医や学会の関門をくぐり抜けてきたものもあり，このような多くの専門医のコンセンサスが得られている診断・治療法(good practice points)などについては，ガイドラインにも取り入れていこうという考え方が強くなっています[6)].

(山中　昇)

文　献

1) Simpson EH：The Interpretation of Interaction in Contingency Tables. J R Stat Soc Ser B. 13：238-241, 1951.
2) Freedman D, et al：19, Statistics(4th edition), W. W. Norton & Company, 2007.
3) David S, et al：Introduction to the Practice of Statistics (5th edition), W. H. Freeman & Company, 2005.
4) Tahtinen PA, et al：A placebo-controlled trial of antimicrobial treatment for acute otitis media. New Engl J Med. 364(2)：116-126, 2011.
5) Hoberman A, et al：Treatment of acute otitis media in children under 2 years of age. New Engl J Med. 364(2)：105-115, 2011.
6) 中山健夫教授(京都大学大学院医学研究科健康情報学)との personal communication

Q.3 欧米の診療ガイドラインを日本でも使って良いですか？

回答 診療ガイドラインを活用する際に，「欧米の診療ガイドラインを日本の患者に適用しても，最良の医療ができるとは限らない」と常に考えなければなりません．その理由として，次のような日本と欧米間の医療の相違を考えておく必要があります．

① 授乳（母乳かミルクか）およびその期間，ワクチン接種，集団保育の頻度や保育年齢，使える抗菌薬の種類など，中耳炎や鼻副鼻腔炎の病態および治療効果に影響する環境が異なることが多い．

② 欧米では小児感染症科や感染症科などが独立しており，その診療科内に検査部門を持っているため，ウイルス，細菌の検査結果やその判定が診断や治療に迅速に反映されやすい．

③ ウイルスや細菌の検出率や薬剤耐性菌の頻度および種類が異なる．

④ CT や MRI などの画像診断が比較的容易な日本と，そうでない欧米では診療における画像診断の位置づけや考え方が異なる場合が多い．

⑤ 欧米における中耳炎，鼻副鼻腔炎，咽頭・扁桃炎などの診療は，子どもでは小児感染症医，成人では感染症医が行っており，日本のように耳鼻咽喉科医が中心となって診療を行っていない．

⑥ 中耳炎，鼻副鼻腔炎，咽頭・扁桃炎の診療ガイドラインは欧米では小児科学会や感染症学会を中心に作成されており，その使用対象も小児科医や内科医を前提としている．

解説

感染症領域で欧米の診療ガイドラインを参考にする際に，次のような注意が必要です．

I 中耳炎，鼻副鼻腔炎，咽頭・扁桃炎の病原微生物の考え方が異なる —ウイルス感染か細菌感染か—

欧米では，中耳炎，鼻副鼻腔炎，咽頭・扁桃炎など耳鼻咽喉科領域感染症のほとんどがウイルス性と考えられており，抗菌薬を使用しない方針をとっている国が多い．しかし，分子生物学的手法などを使った急性中耳炎患児の中耳貯留液の調査において，ウイルス単独で検出されたのはわずか5%で，70%の患児から細菌が検出されたと報告されています[1)]．私たちが行った咽頭・扁桃炎の病原微生物の調査においても，ウイルスの検出率は約15%であり[2)]，耳鼻咽喉科領域感染症は細菌性が多いと考えてよいと思います．すなわち，鼻かぜのように最初はウイルス感染であっても，患者が痛みや発熱を主訴に受診する頃には，細菌感染に移行していると考えるべきです．したがって，ウイルス感染として抗菌薬を使用しない海外のガイドラインを日本に適用しても，細菌感染が主体である耳鼻咽喉科領域感染症を適切に治療できない場合が多いと思われます．2013年に発表された米国小児急性中耳炎診療ガイドラインでは，急性中耳炎の原因微生物として，細菌＋ウイルス：65%，細菌のみ：27%，ウイルスのみ：4%，検出されず：4%，と報告しています．つまり急性中耳炎の92%は細菌感染が主体と考えられるため，米国でも積極的な抗菌薬治療に大幅にシフトしています[3)]．特に免疫学的に未熟な2歳未満では重症度に関係なく抗菌薬治療を推奨しています．

Ⅱ　薬剤耐性菌の検出率およびその種類が異なる

中耳炎や鼻副鼻腔炎の主要原因菌である肺炎球菌，インフルエンザ菌，モラクセラ・カタラーリスの薬剤耐性化率も，欧米と日本では大きく異なっています．北欧ではペニシリン耐性肺炎球菌の検出率は10%以下ですが，日本では50%前後と大きく異なり[4)~7)]，インフルエンザ菌でも韓国ではBLPAR(β-ラクタマーゼ産生アンピシリン耐性インフルエンザ菌)が47%と多いのに対して[8)]，日本ではBLNAR(β-ラクタマーゼ非産生アンピシリン耐性インフルエンザ菌)が43%と多数を占めています．このように薬剤耐性菌やその種類が異なることは，抗菌薬の臨床効果に大きく影響すると考えられます．つまり北欧ではアモキシシリンの常用量で容易に治癒し，さらに韓国ではβ-ラクタマーゼ阻害作用のあるクラブラン酸配合アモキシシリンの有用性が高いことが理解できますが，日本ではそのような抗菌薬の有効性はあまり期待できません(図A-1)．したがって，欧米の診療ガイドラインをそのまま日本で使用することには無理があり，日本の病原菌の検出率や薬剤耐性菌データに合わせたガイドラインが必要と考えられます．

Ⅲ　小児の中耳炎，鼻副鼻腔炎の診療システムおよび使用抗菌薬が異なる

欧米では，小児科医が発熱，耳痛，鼻汁などの臨床症状から急性中耳炎や急性鼻副鼻腔炎の診断・治療を行い，重症例や外科的処置が必要と判断された場合に耳鼻咽喉科に紹介する医療システムとなっています．そのため欧米の小児急性中耳炎や鼻副鼻腔炎の診療ガイドラインは，小児科医が中心となって作成され，臨床症状に基づいて診断するように記載されています．一方，日本の小児急性中耳炎や鼻副鼻腔炎のプライマリーケアは主に耳鼻咽喉科医が担っており，診療ガイドラインでは鼓膜所見や鼻腔所見と臨床症状から重症度を分類し，急性中耳炎では鼓膜を，急性鼻副鼻腔炎では鼻腔所見を観察することを重視しています．

急性中耳炎患児368例を調査したところ，耳痛・啼泣・発熱などの臨床症状は抗菌薬投

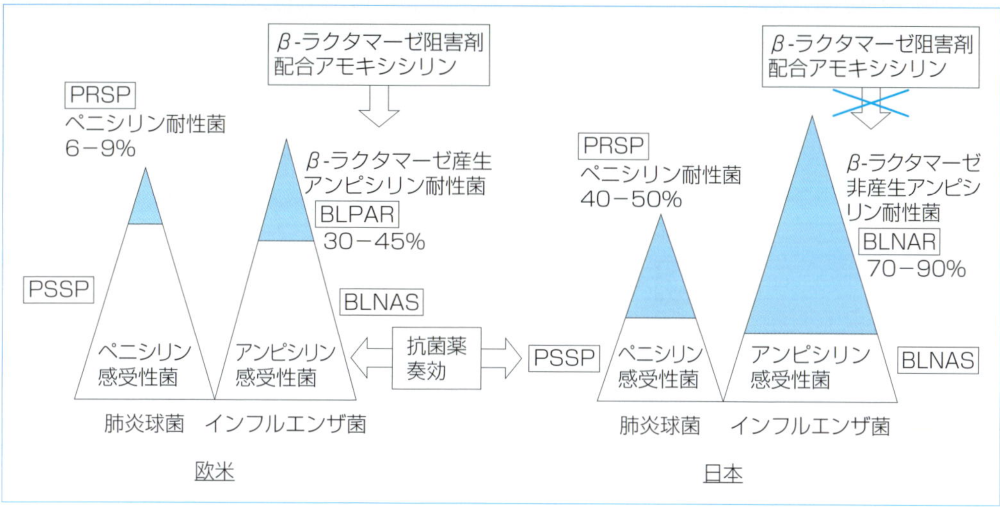

図 A-1　欧米と日本における薬剤耐性菌の検出率および種類が異なる

感受性肺炎球菌やβ-ラクタマーゼ産生インフルエンザ菌が多い欧米ではアモキシシリンやβ-ラクタマーゼ阻害剤配合アモキシシリンの常用量治療で治癒するが，日本では抗菌薬の増量や耐性菌にも有効な新規抗菌薬を選択しなければならない．

与 5 日後に約 90%が正常化しましたが，膨隆・発赤などの鼓膜所見は改善に 3〜4 週間を要していました[9]．すなわち，中耳炎の病態を反映する鼓膜所見は，臨床症状の改善の時期よりも遅いため，臨床症状の消失から欧米のガイドラインに従って完治したと判断して抗菌薬を中止してしまうと，中耳炎が難治化あるいは再燃する危険が高まる可能性があります．

（山中　昇）

文　献

1) Heikkinen T, et al : Importance of respiratory viruses in acute otitis media. Clin Microbiol Rev. 16 : 230-241, 2003.
2) Suzumoto M, et al : A scoring system for management of acute pharyngo-tonsillitis in adults. ANL. 36 : 314-320, 2009.
3) Lieberthal AS, et al : The diagnosis and management of acute otitis media. Pediatrics. 131 : e964-e999, 2013.
4) Hotomi M, et al : Current status of antimicrobial susceptibility of clinical isolates of Streptococcus pyogenes in Japan : report of a countrywide surveillance study. J Infect Chemother. 11(1) : 48-51, 2005.
5) Hotomi M, et al : Increase of macrolide-resistant *Streptococcus pneumoniae*-expressing mefE or ermB gene in the nasopharynx among children with otitis media. Laryngoscope. 115(2) : 317-320, 2005.
6) Hotomi M, et al : Antimicrobial resistance of *Haemophilus influenzae* isolated from the nasopharynx of Japanese children with acute otitis media. Acta Otolaryngol. 126(3) : 240-247, 2006.
7) Yamanaka N, et al : Clinical bacteriology and immunology in acute otitis media in children. J Infect Chemother. 14(3) : 180-187, 2008.
8) Bae S, et al : Antimicrobial resistancein *Haemophilus influenzae* respiratory tract isolates in Korea : Results of a nationwide acute respiratory infection surveillance. Antimicrobial Agents Chemother. 54(1) : 65-71, 2010.
9) Hotomi M, et al : Factors associated with clinical outcomes in acute otitis media. Ann Otol Rhinol Laryngol. 113 : 846-852, 2004.

B．耳一般

Q.1 子どもの耳の CT の被曝量は許容範囲のものですか？何回ぐらい撮ると危険ですか？MRI には危険はないのですか？

回答 小児の側頭骨 CT の被曝線量は許容範囲と考えます．

CT 検査のような低線量の被曝で受けた DNA 二重らせんの損傷は半日～1 日で修復します．それゆえ何回撮っても大丈夫ですが，何回までが安全かというコンセンサスはいまだ得られていません．過去に報告された疫学調査論文で，CT を複数回撮影することで発がんのリスクが増加するという報告がされています．

MRI は電磁波を利用した撮影方法であり，電磁波自身には X 線のような人体に対する影響はありません．リスクがあるとすると，年少児の検査時の鎮静に関する鎮静剤の危険性，体内にペースメーカーや金属を埋め込んでいる場合や，タトゥー（刺青）で熱傷を起こす危険などがありますが，小児では考えにくいです．

解説

I 小児 CT 被曝の考え方

CT 被曝の考え方には何通りかの評価方法があります．それぞれにつき小児の側頭骨 CT での医療被曝につき解説します．

1．実効線量での評価

実効線量とは放射線を受けたときに人体が受ける影響を胃，肝臓，骨髄などの組織，臓器ごとに計算し，全身について合計した線量で，放射線の被曝管理に使用されます．

また実効線量はモダリティの異なる検査（CT，単純 X 線撮影，透視検査，核医学など）の X 線被曝の程度を比較したり，医療被曝以外の被曝（自然放射線や国際線の飛行など）との比較が可能となり理解がしやすいです．

文献によれば小児（6 歳）の側頭骨 CT の実効線量は 0.7 mSv と報告されており[1]，これは頭部 CT（6 歳）の実効線量の約半分（1.5 mSv）に相当します[2]．またこの実効線量は成人の腹部 X 線撮影と等しく[3]，胸部正面撮影の 35 回分相当です[3]（表 B-1）．

また身の周りの放射線と比較すると 1 人あたりの自然放射線被曝は年間 2.1 mSv（日本人平均）であり[4]，小児側頭骨 CT は自然放射線の 4 か月分相当，東京～ニューヨーク 7 往復分に相当します[4]（表 B-1）．

表 B-1　小児側頭骨 CT と比較したその他の X 線撮影，身の周りの被曝

X 線撮影(検査名)	実効線量(mSv)
小児側頭骨 CT(6 歳)[1]	0.7
小児頭部 CT(6 歳)[2]	1.5～4.5
腹部単純 X 線撮影(成人)[3]	0.7
胸部単純 X 線撮影(成人)[3]	0.02

身の周りの被曝	実効線量(mSv)
1 人あたりの自然放射線[4]	2.1(日本平均)
東京～ニューヨーク往復[4] (高度による宇宙線)	0.1

表 B-2　他の発がんリスクと放射線被曝の比較

放射線の線量 (mSv)	生活習慣因子	がんの相対リスク
1,000～2,000	 喫煙者 大量飲酒(3 合以上/日)	1.8 1.6 1.6
500～1,000	大量飲酒(2 合以上/日)	1.4
200～500	肥満(BMI≧30) やせ(BMI<19) 運動不足 高塩分食品	1.22 1.29 1.15～1.19 1.11～1.15
100～200	野菜不足 受動喫煙(非喫煙女性)	1.06 1.02～1.02
100 以下 (各種画像診断)		検出不可能

(文献 8 より引用改変)

2. 臓器線量の評価

前述の実効線量の表記は他の検査や身の周りの被曝と比較可能であり，便利な指標です．しかし CT は局所が高線量で被曝する一方，それ以外の臓器はほとんど被曝しません．このため局所被曝の高い CT 検査を全身被曝で表現するのは不適当で，全身換算するぶん，低く見積もられる傾向にあります．これに対し，CT 検査の範囲内の臓器の被曝を評価する方法に臓器線量というものがあります．側頭骨 CT の脳実質の臓器線量は 8.8 mGy(6 歳)と報告されています[1]．これはがん死亡のリスクが，線量とともに徐々に増えることが知られている 100 mSv と比較し十分に低く，CT 被曝は許容範囲と考えられます(**表 B-2**)．

3. なぜ放射線被曝により発がんするのか

放射線による発がんのメカニズムは放射線の直接ヒットにより DNA の 2 本鎖切断の生成が起こり，その切断部位は自然に修復されます．この際，修復間違いによる突然変異や染色体異常が増加し，がん遺伝子の異常をきたし発がんするという一連のイベントです[5]．Lobrich らは成人の CT 検査後の採血により DNA 二重らせん損傷を証明し，またその 24

時間後にはDNAの損傷が消失し，二重らせんの修復がなされたことを証明しています[6]．

4．反復被曝について（何回ぐらい撮ると危険か？）

患者からの素朴な疑問であり，回答には誤解されないよう十分注意する必要があります．CT検査は何回までが安全かというコンセンサスは現在ありません．

CT検査などを何回も受けることがあり，1回の線量は小さくてもそのリスクが蓄積するのではないかと心配になります．

低線量被曝の場合，ある線量を分割して何度も照射すると，その効果は1回でまとめて照射した場合に比し，小さくなることが知られています（分割照射の効果）．低線量のX線撮影ならば何回撮ってもDNAがその都度修復する点や，分割照射の効果の点からも蓄積効果を心配する必要はないという考えがあります．

その一方でPearceらは2012年に，英国での小児CTによる被曝の影響に関する長期間かつ広域の疫学調査を発表しました[7]．この論文はCT検査の回数の多い子どもに脳腫瘍と白血病が多く認められたと論じています．この論文は診断の正確さや対象の偏りなどにつき議論がありますが，累積線量が60 mGyで，脳腫瘍の発症リスクが5 mGy以下の子どもに対し3倍，赤色骨髄の累積線量が50 mGyで，白血病の発症リスクが3倍になると報告されています．Pearceらの報告に小児側頭骨CT（脳の臓器線量8.8 mGy，赤色骨髄の臓器線量1.7 mGy）をあてはめると，側頭骨CTを7回行った場合の累積線量で脳腫瘍発生リスクが3倍，30回行った場合の累積線量で白血病発生リスクが3倍になる計算になるという換算になります．

一方，X線検査で被る医療被曝は100 mSv以下（6歳の側頭骨CTの実効線量は0.7 mSv）であり，他の発がんリスクと比較した場合，生活習慣因子では野菜不足よりも下回り，がん相対リスクは検出不可能というデータも存在します（国立がん研究センターホームページより）[8]．

繰り返しますが，回数に関する安全域の考え方は現在存在しません．側頭骨CTは7回以下，30回以下が安全というわけではありません．小児CT被曝は低線量であるため安全だとは言い切れず，その影響はごくわずかながら，将来発がんするリスクになりうるため無視することができないというのが現在の常識です．

Ⅱ　小児MRIについて

MRIは電磁波を利用した撮影方法であり，電磁波自身にはX線のような人体に対する影響はないと考えられています．リスクがあるとすれば，年少児の入眠に関する鎮静剤の危険性，体内にペースメーカーや金属を埋め込んでいる場合や，タトゥー（刺青）で熱傷を起こす危険などがありますが，小児ではいずれも考えにくいです．

Ⅲ　まとめ

小児CT被曝は上述のごとく許容範囲内と思われます．しかしCT被曝の影響はごくわずかながら無視することができないというのが現在の常識です．大切なのは，このごくわずかなリスクを負う代わりに，非常に有用な画像情報，画像診断の結果が得られ，結果が陽性であっても陰性であっても臨床的に非常に有用であることを，本人や保護者に伝えるべきであるということだと思われます．

（宮嵜　治）

文　献

1) Yamauchi-Kawaura C, et al：Radiation dose evaluation in head and neck MDCT examinations with a 6-year-old child anthropomorphic phantom. Pediatr Radiol. 40：1206-1214, 2010.
2) Nishizawa K, et al：Patient dose estimation for multi-detector-row CT examinations. Radiat Prot Dosimetry. 128：98-105, 2008.
3) Mettler FA, et al：Effective doses in radiology and diagnostic nucler medicine：A catalog. Radiology. 248：254-263, 2008.
4) 独立行政法人放射線医学総合研究所ホームページ：放射線被ばくの早見図．http://www.nirs.go.jp/data/pdf/hayamizu/j/20130502.pdf
5) 島田義也：低線量被ばくの影響に関する知見．INNERVISION. 25：50-53，2010.
6) Lobrich M, et al：In vivo formation and repair of DNA double-stand breaks after computed tomography examinations. PNAS. 102：8985-8989, 2005.
7) Pearce MS, et al：Radiation exposure from CT scans in childhood and subsequent risk of leukemia and brain tumors：a retrospective cohort study. Lancet. 380：499-505, 2012.
8) 国立がん研究センターホームページ：わかりやすい放射線とがんのリスク．http://www.ncc.go.jp/jp/shinsai/pdf/cancer_risk.pdf

Q.2 小耳症はどう扱えば良いですか？

回答 片側小耳症・外耳道閉鎖症と両側小耳症・外耳道閉鎖症では扱いが異なります．片側の場合は反対側が正常聴力であることがほとんどです．耳介形成術が 9 歳で予定されるため，それまでは 1 年に 1 回程度のフォローアップとなります．両側の場合は伝音難聴に対して骨導補聴器を用いて補聴します．9 歳になってから左右の耳介形成術を行います．左右とも 1 回目は肋軟骨移植による耳介形成術を行い，2 回目に耳おこしと外耳道形成術を行い，最終的に骨導補聴器から耳穴型補聴器に変えます．患者にとっては頭を締め付けるヘアバンドから解放され，気導両耳聴が実現し，マスクも眼鏡もかけることができるようになるので QOL が大幅に向上します．

解説

小耳症は出生数 1 万人に 1 人の先天奇形で第 1 鰓弓症候群です．片側対両側の比は 10 対 1 と見込まれます．耳介の奇形は Marx の分類(図 B-1)[1]，外耳道閉鎖症は Schuknecht の分類(表 B-3)[2]が用いられます．両側小耳症・外耳道閉鎖症の診断と手術に至るまでのスケジュールは図 B-2 の通りです．

片側の場合は手術までは 1 年に 1 回程度のフォローアップとなります．手術の方法は両側の場合も片側の場合も同じです．両側の場合は，1 歳前後より片側骨導補聴器の装用とします．身障者手帳 6 級を申請し，受理後，補聴器交付意見書で骨導補聴器を申請します．

手術は両側の場合，左右合計 4 回にもわたる全身麻酔下の手術なので心理的ケアが必要です．外耳道形成の術前の聴力は 60〜70 dB，術後は 25〜45 dB に改善されますが，軽・中等度の伝音難聴が残るため，耳穴型補聴器を装用してもらうことにします．小耳症・外耳道閉鎖症は形成外科のみで手術を予定した場合，外耳道形成術は行われていません．

聴力改善を目標とする場合は形成外科と耳科との合同手術が行われますが，現在のところ，獨協医科大学形成外科と筆者のグループと東大病院でしか行われていないようです．最近ドイツでは耳介はプロテーゼ，聞こえは埋込型骨導補聴器に向かっているとのことで，我が国でも影響を受ける可能性があります．しかし，我が国では手術ですべてを作ることの希望が依然として強くあります．整容的な願いや審美的センスの違いによるものと思われます．

（加我君孝）

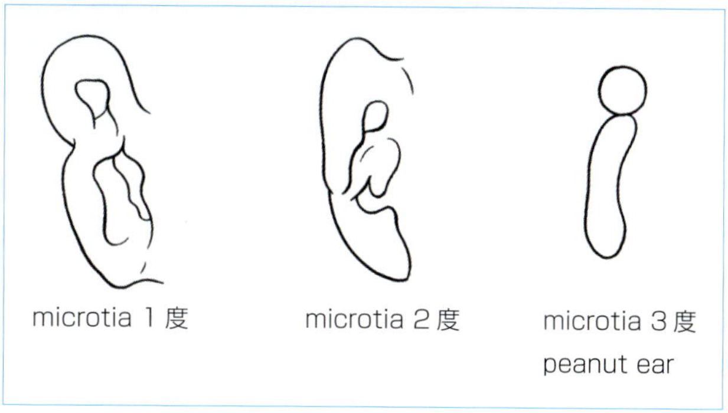

図 B-1
小耳症の Marx の分類
小耳症は microtia 3 度が多い．
（文献 1 より）

表 B-3　外耳道閉鎖の Schuknecht の分類

Type A	軟骨部の狭窄，その内側に真珠腫 canal cholesteatoma が存在する．
Type B	軟骨部，骨部とも狭窄し，弯曲が著しい．鼓膜，ツチ骨の異常がみられる．
Type C	鎖耳：ツチ骨，キヌタ骨は融合しており，ツチ骨柄と鼓膜は欠損している．アブミ骨は可動性を示す．
Type D	鎖耳：含気化がわるい．耳小骨奇形は高度．顔面神経はしばしば aberrant

（文献 2 より）

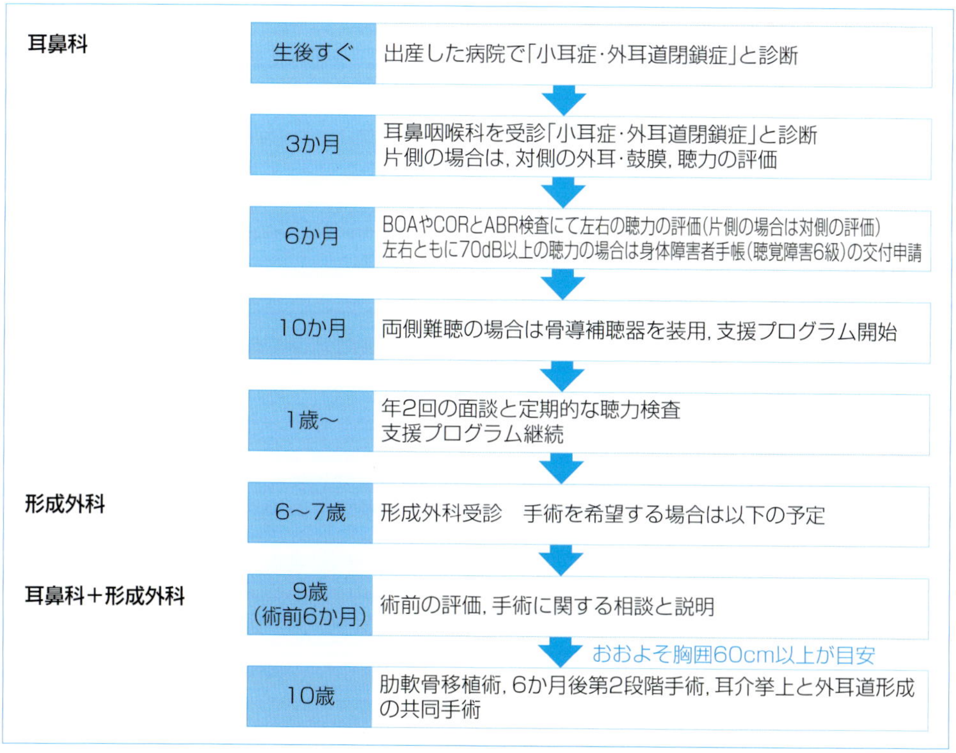

図 B-2　手術に至るまでのスケジュール
年齢と対処の方法

引用文献

1) Marx H：Mißildungen des Ohres. In；DENKER A. KAHLER. 131-169 II, Handbuch der Hals-Nasen-Ohrenheikunde, Bd VI. Die Krankheiten des Gehörorogans. I, Springer, Berlin, 1926.
2) Schuknecht HF：Congenital aural atresia. Laryngoscope. 99：908-917, 1989.

参考文献

3) Kaga K, et al：Microtia and Atresia Combined approach by plastic and otologic surgery. Springer, 2013.

B．耳一般

Q.3 耳垢をとる時に出血したらどうすべきですか？

回答 出血が極めて軽微な出血の場合には，特別な処置を必要としないこともありますが，処置中に出血の滴が増大し，外耳道深部に流れ落ちるような場合には，5,000 倍ボスミン液を浸した綿棒，込めガーゼまたはほぐした綿球で処置をし，止血します．いずれにせよ，極めて軽微な出血でも保護者にその事実を伝え，「出血はすぐ止まるので心配する必要がない」ことを説明すべきです．

解説

耳垢の存在は，中耳炎の有無などの鼓膜所見をとる際に，また各種聴覚検査を行う際にも支障となります．そのため耳垢をとる処置は，正確な鼓膜所見を得るために，また正確な聴覚検査を行うためには必須の処置で，耳鼻咽喉科医にとっては最も基本的な処置といえます．小児の場合，特に乳幼児では，外耳道が狭く，児が処置の際に動いてしまうこともあって，耳垢をとる処置は決して簡単な処置ではありません．耳垢をとる際の出血は，鉗子（図 B-3）が外耳道に接触することによって生じる外耳道からの出血がほとんどです．軽微な出血も含めると決して珍しいことではありません．また発達の遅れがある児の場合には，家庭での耳掃除が不可能であることが多く，年余におよぶ耳垢が堆積充満し，処置時に大暴れをしてしまうこともあるなど一筋縄では行かない場合もあります．

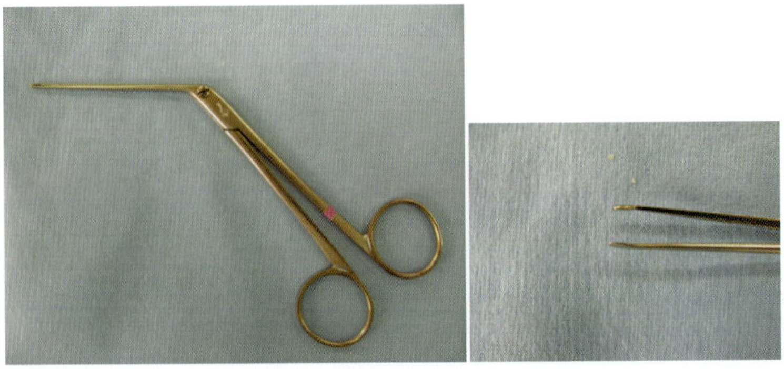

図 B-3　耳垢鉗子とその先端
外耳道を損傷しにくいように，先端が鈍になっている．

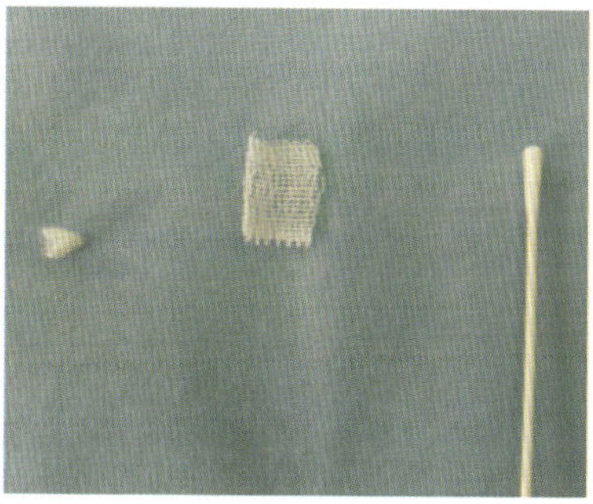

図 B-4
処置時に用いるほぐした綿球，込めガーゼ，綿棒（左から）
通常，5,000 倍ボスミン液を浸して用いる.

Ⅰ 小児の皮膚は薄く弱いので出血しやすい特徴があります

小児の皮膚の特徴として，低年齢児ほど皮膚が薄く弱いことが挙げられます．外耳道皮膚も例外ではありません．特に新生児・乳児の場合，外耳道が狭いこともあり鉗子が外耳道にほんの少し触れただけで出血する場合もあります．中耳炎の有無を確認することが主な目的の場合には，頭部の完全な固定が得られない限り，鼓膜の所見が得られる範囲の耳垢処置にとどめる場合もあります．

Ⅱ 出血の程度により処置の方法を変えます

極めて軽微な出血の場合，すなわち鉗子が外耳道に触れた程度で生じる出血の場合には処置不要のこともあります．しかし，処置の間に血液の滴が増大し，外耳道深部に流れ落ちるような出血の場合には処置が必要です．

5,000 倍ボスミン液を浸した綿棒で出血点を圧迫したり，同液を浸した込めガーゼ，あるいはほぐした綿球を外耳道内に短時間挿入することで容易に止血されます(**図 B-4**)．児が大暴れすることにより外耳道損傷部位が比較的広範囲になった場合や，抗凝固剤を服用している場合など，すぐ止血されない場合には，5,000 倍ボスミン液(4％キシロカイン液を加える場合もある)を浸した込めガーゼ，あるいはほぐした綿球を止血が確認されるまで留置します．

Ⅲ 出血した事実を保護者に伝えるべきでしょうか

極めて軽微な出血の場合，顕微鏡下での処置をモニターでもしていない限り，処置をしている医師以外には見えないため，保護者には出血した事実さえわかりません．しかし，診察室を出て帰宅する間に，あるいは帰宅後に外耳道孔からの出血に保護者が気付く場合もあります．医師から何も言われていないと，医療者に対する不信，トラブルにつながります．たとえ極めて軽微な出血の場合でも処置時に保護者にその事実を伝え，「出血はすぐ止まるので心配する必要がない」ことを説明すべきでしょう．

（浅沼　聡）

Q.4 耳閉感はなぜ起こるのですか？

回答 耳閉感は，①外耳の異物から生じたり，中耳圧が平圧(大気圧)でないことから鼓膜の動きが障害される場合(耳垢栓塞，慢性外耳炎(湿疹)，慢性鼓膜炎，耳管狭窄症(耳管機能不全)，滲出性中耳炎など)，②また耳管開放症で体内雑音ばかりが強聴される場合，③難聴とは自覚できない程度の軽い難聴がある場合(急性低音障害型感音難聴，メニエール病，突発性難聴，進行性感音難聴，聴神経腫瘍など)に生じます．

解説

各疾患を鑑別する病歴上の特徴を以下に挙げます．

I 外耳および中耳疾患

1．耳垢栓塞，外耳炎

入浴や水泳後に耳垢が水を含んで膨らんで外耳道を閉塞して急に耳閉感をきたすことがあります．外耳炎は頻繁な耳掃除の習慣が問診上重要ですが，多くが急性でむしろ痛みが主症状であることが多いのが特徴です．しかし，ときに慢性で湿疹，真菌症などを伴う場合は掻痒感とともに耳閉感が主訴となります．

2．耳管機能不全症や滲出性中耳炎

上気道炎，鼻アレルギーなどの鼻・咽頭の炎症に続発して起こったり，あるいは飛行機に乗るなど急激な気圧変化の直後に起こることがしばしばあります．中耳の換気・調圧は正常者では耳管だけでなく中耳粘膜を介しても行われますが，耳管機能不全症では耳管による中耳圧の微調整あるいは急速な調整ができなくなるため，中耳圧は多くの場合陰圧となりますが，ときに陽圧となることもあり，いずれの場合にも鼓膜の音に対する動きが悪くなり，耳閉感・難聴が生じます．幼小児期から中耳炎の既往を持つ人に発症しやすい傾向があります．

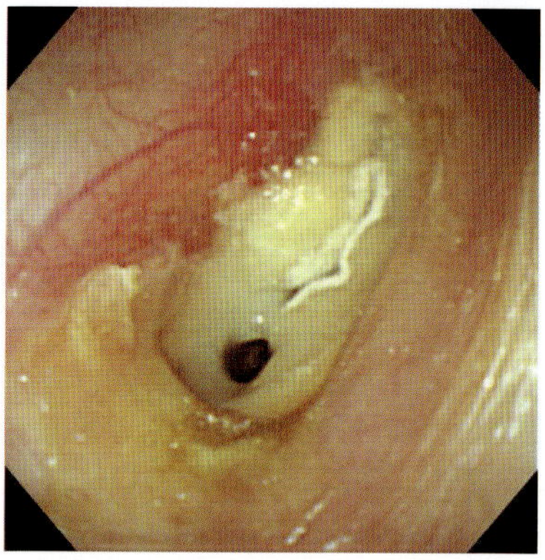

図 B-5
慢性外耳炎に続発した外耳道真菌症
真菌塊が外耳道に充満している．

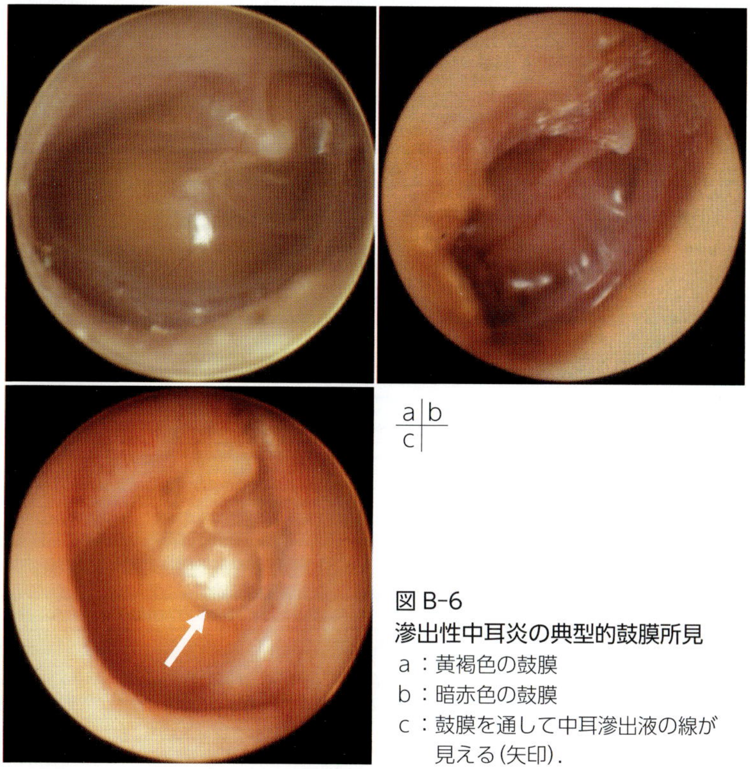

a|b
c|

図 B-6
滲出性中耳炎の典型的鼓膜所見
a：黄褐色の鼓膜
b：暗赤色の鼓膜
c：鼓膜を通して中耳滲出液の線が見える（矢印）．

＜診察・検査の手順＞

まず基本である視診は最も重要です．耳垢栓塞や慢性外耳炎は容易に視診のみで診断がつきます．慢性外耳炎では真菌症を併発している場合もあり（図 B-5），慢性鼓膜炎では鼓膜表面に肉芽増生がみられます．このような外耳の原因は，局所的な治療で軽快するものが多いので，顕微鏡なども駆使して確実に診断することが重要です．耳管機能不全症や滲出性中耳炎では多くの場合鼓膜の陥凹がみられ，滲出性中耳炎ではそれに加えて鼓膜の黄褐色，暗赤色などの色調や時に滲出液線がみられるのが特徴です（図 B-6）．検査では，純音聴力検査に加えてティンパノグラムが有用です．耳管機能不全，滲出性中耳炎はこれらで診断できます．

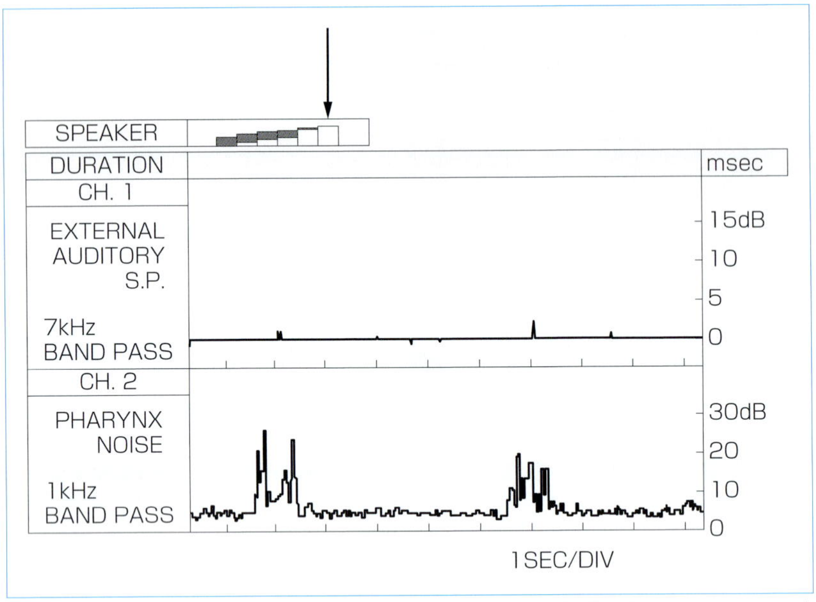

(耳管機能検査マニュアルより)

図 B-7　耳管開放症例での音響耳管検査結果
音圧レベルが自動的に低く調節されている(矢印).

Ⅱ 耳管開放症

全身疾患，手術，ダイエットなどによる急激な体重減少に伴うことが多い傾向があります．耳閉感とともに自声強聴(自分の声が耳に響く症状)や仰臥位，前屈位で症状が軽減することも特徴です．

＜診察・検査の手順＞

鼓膜所見は正常ですが，深呼吸(特に患側鼻のみで)時の鼓膜の動きがあれば診断できます．音響耳管機能検査では，

- 安静時でも検出音圧レベルが高い，ないしは検査機器による音圧レベルの自動制限(図B-7)がみられる．
- 嚥下での耳管開大後に閉鎖しない，ないしは開大時間が長い(1 秒以上)．

などで診断できます．

Ⅲ 内耳性疾患

全般に疲労，睡眠不足やストレスに続発することが多く，診断の一助となります．また，急性低音障害型感音難聴やメニエール病では低音の耳鳴を伴うことが多いです．突発性難聴の軽度のものや，ある周波数に限局したものでは耳閉感が主訴となりますが，やはり多くの場合様々な音の耳鳴を伴います．

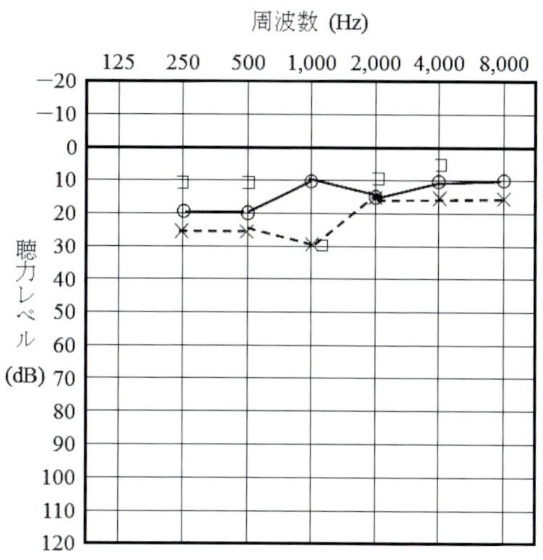

図 B-8
耳閉感を主訴に受診した初期の聴神経腫瘍例(50 歳，男性)の初診時聴力
左耳で 1 KHz のみ低下した特殊な聴力像を示した.

聴神経腫瘍は長い経過で徐々に進行する難聴が特徴であり，高度難聴があっても耳閉感程度の自覚しかなく，その発症時期もわからない場合も多く，あるいは全く自覚症状がないこともあります．平衡機能も低下していることが多く，平衡障害も自覚されないことが多いので注意を要します．

<診察・検査の手順>

ティンパノグラムが正常で，聴力検査で感音難聴がみられれば，外耳，中耳疾患はほぼ否定できます．急性低音障害型感音難聴とメニエール病は，ともに低音部の感音難聴が特徴で，初期には急性低音障害型感音難聴と診断されていたものが後にめまいを訴えるようになることもあるため，急性低音障害型感音難聴もグリセロールテストでメニエール病と鑑別する必要があります．軽症の突発性難聴で，低音部中心の難聴がある場合は急性低音障害型感音難聴との鑑別が難しくなります．

症状が軽い割に(耳閉感のみ)感音難聴が顕著な場合，または前述のように病歴が長い場合は，進行性感音難聴とともに後迷路性難聴も疑うべきです．耳小骨筋反射や精密聴力検査で補充現象を調べ，聴神経腫瘍が疑われる場合は，とにかく MRI を撮ることです．また初期には他の疾患にはないような聴力図を示すことがあり(**図 B-8**)，本疾患を疑う動機となることがあります．スクリーニングとしては，内耳道，小脳橋角部中心に単純撮影(T1，T2)のみで十分です．

(髙橋晴雄)

参考文献

1) 髙橋晴雄：耳閉感の診断と治療．日本医事新報．3710：127，1995．
2) 髙橋晴雄：5．耳閉塞感(耳閉感)(1)患者の診かた，総論．16，今日の耳鼻咽喉科・頭頸部外科治療指針―第 2 版，医学書院，2003．

Q.5 耳管通気はどのような効果があるのですか？

回答 耳管通気は粘稠な滲出液で閉塞しかけている耳管を開通させ，遷延した病態を改善する効果はみられますが，滲出性中耳炎を治癒させるほどの効果が普遍的にあるかどうかは断定できません．また，耳管通気は耳管の閉塞や中耳貯留液の診断の効果(価値)があります．

解説

I 耳管の通過性を改善する効果

ヒントになる症例を紹介します(図 B-9)[1]．症例は 57 歳女性で，上気道炎に続発した一過性の滲出性中耳炎で，鼓膜切開後も滲出液は外耳道側へ流出し，加圧-減圧耳管機能検査で耳管は閉塞していました．数回の耳管カテーテル通気で湿性音とともに耳管は開通し，直後の加圧-減圧テストでは耳管はほぼ正常の通過性を示し，中耳の陽圧を嚥下で解除する機能も回復しました．その 1 週間後には，耳管機能は通過性のみならず嚥下などで中耳を調圧する機能も完全に正常化し，滲出性中耳炎も治癒しました．この例では，それまで閉塞していた耳管が通気の直後から嚥下などで中耳を調圧する機能まで回復したことから，耳管の可動部すなわち軟骨部には強い病変がなく，非可動部の骨部から峡部付近に閉塞の原因があった可能性が高いです．つまり骨部耳管での粘稠な貯留液の停滞が耳管機能を増悪して病態を遷延させていたと考えられます．

小児滲出性中耳炎例の側頭骨の病理組織では，骨部耳管に中耳腔のものより細胞成分を多く含んだ濃染性の貯留液が充満しているのが高頻度にみられます(図 B-10)[2]．実際に滲出性中耳炎臨床例でも貯留液の粘度は中耳腔下部に比べて耳管鼓室口付近で有意に高く，同部位に粘稠な貯留液が停滞しやすいことがわかっています(図 B-11)[3]．

骨部耳管は，嚥下などでは動かない部分であり，また貯留液が咽頭側へ排泄されようとしてもその先に最も狭い峡部があるため，滲出性中耳炎例ではここに粘稠な貯留液が停滞しやすくなります．これが長期にわたると二次的に管内性の耳管閉塞をきたす可能性もあり，耳管通気でこれを咽頭側から開通させることは膠着した病態の改善・予防に有用と考えられます．

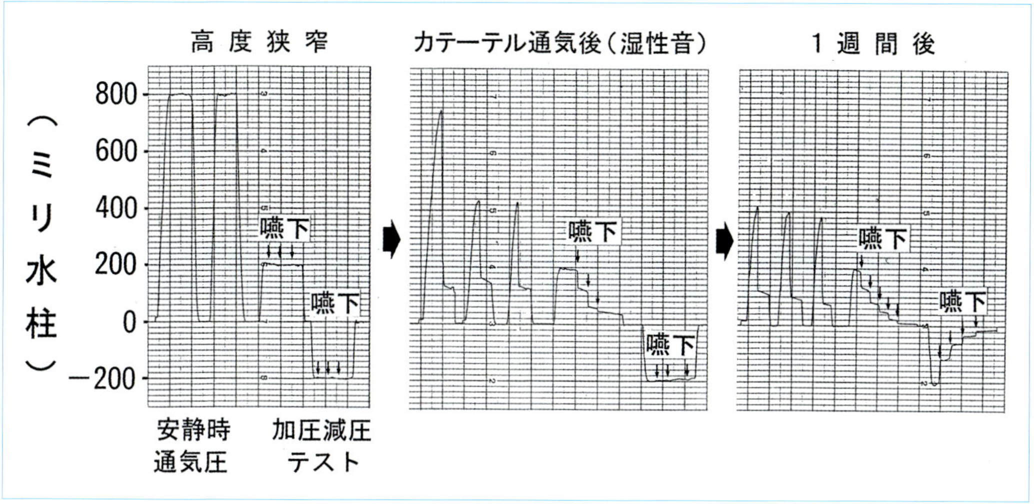

（文献 1 より）

図 B-9　耳管カテーテル通気で耳管機能が著明に回復した例（57 歳，女性）

上気道炎に続発した一過性の滲出性中耳炎で当初耳管は閉塞していたが，耳管カテーテル通気で湿性音とともに耳管は開通し，1 週間後には耳管機能は正常化した．

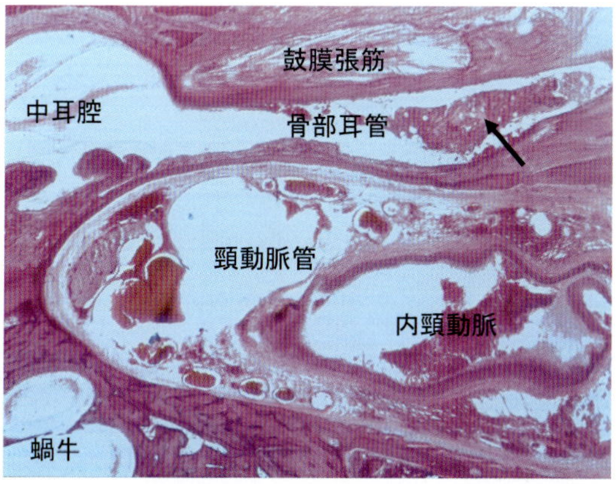

（文献 2 より）

図 B-10　滲出性中耳炎鼓膜留置チューブ閉塞例の骨部耳管（1 歳 1 か月，女児）

細胞成分に富む貯留液（矢印）が充満している．

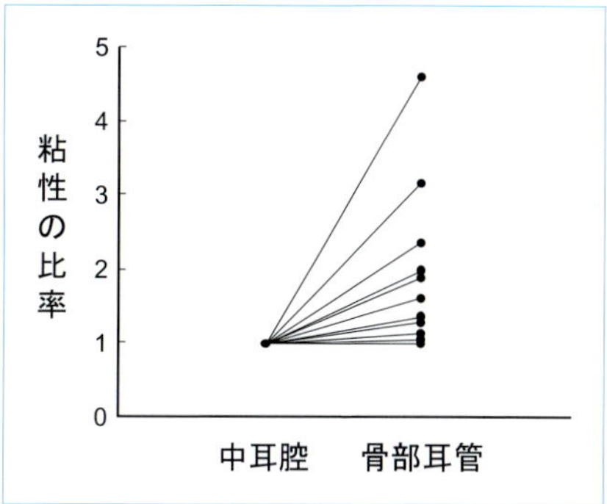

（文献 3 より）

図 B-11　中耳貯留液の粘性（鼓室内と耳管内との比率）

耳管鼓室口の貯留液の粘度が有意に高い．

Ⅱ　中耳の換気に対する効果

滲出性中耳炎で耳管カテーテル通気を 5〜10 秒行い，その直後から 30〜40 分間ティンパノグラムで中耳圧を 10 分毎に測定して中耳圧の変化をみたところ，耳管通気直後は半数で陽圧ないしは平圧を示しましたが，その後急速に低下し，20〜40 分で −200 mmH_2O 付近の陰圧を呈しました（図 B-12）．

また，滲出性中耳炎に耳管カテーテル通気を週 3 回 1 週間行った前後に MRI で中耳貯留液を調べましたが，その量に変化はみられませんでした（図 B-13）．一方，滲出性中耳炎例に粘液融解剤の内服を併用して耳管カテーテル通気を週 3 回 2 週間行った前後に CT で調べたところ，中耳貯留液は減少していました（図 B-14）．計 9 耳で通気前後の側頭骨画

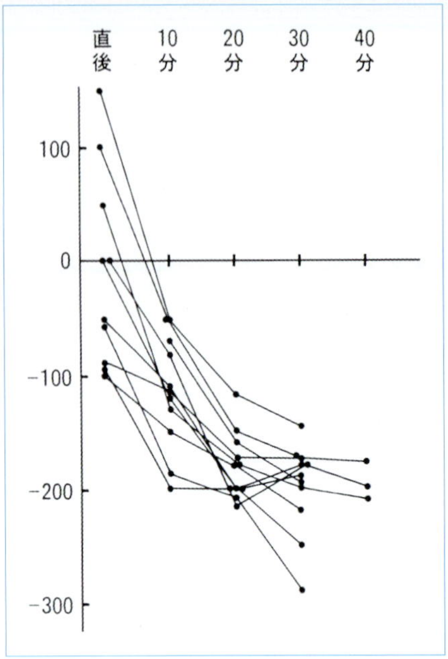

図 B-12
耳管カテーテル通気後の中耳圧の変化
（滲出性中耳炎 10 耳）
ほぼ全例で圧の急速な低下がみられる.

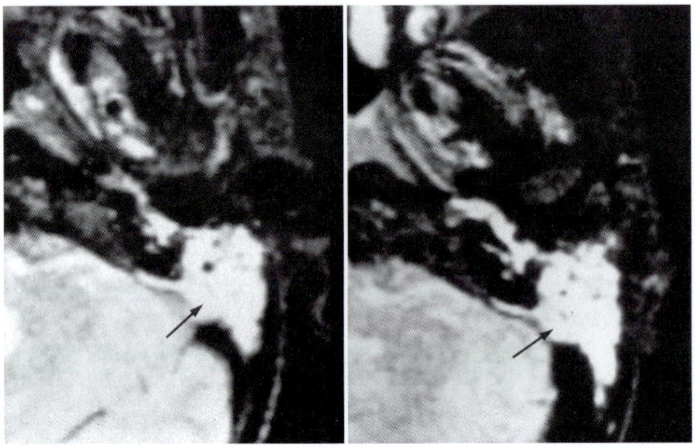

a．通気前　b．通気後

図 B-13　耳管カテーテル通気治療を 3 回行った前（a）後（b）の中耳の MRI（11 歳，男児．滲出性中耳炎）
治療前後で中耳貯留液（矢印）に変化はみられなかった.

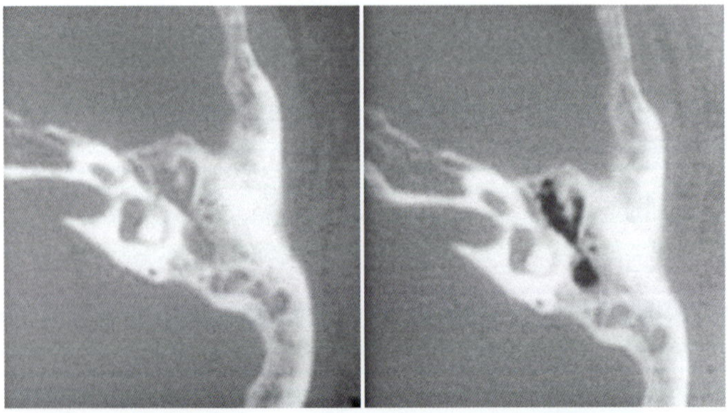

a．通気前　b．通気後

図 B-14　耳管カテーテル通気治療を週 3 回 2 週間行った前（a）後（b）の中耳の CT 像（53 歳，女性．滲出性中耳炎）
この例では粘液融解剤の内服を併用したが，滲出性中耳炎は改善した.

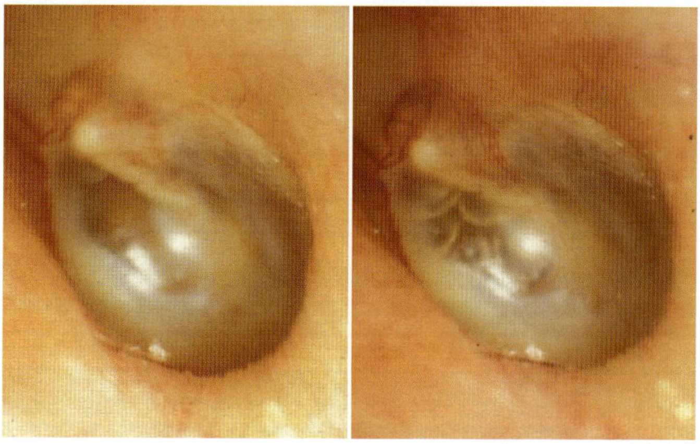

a．通気前　　　　　　　　　　　b．通気後

図 B-15　耳管通気前後の鼓膜所見

通気前(a)に比べて，通気後(b)では鼓膜を通して中耳に気泡がみられる．

像をみると，多くの例で貯留液の減少はみられたものの，治癒までは至らない例がほとんどであり，耳管通気が中耳の換気を促進して滲出性中耳炎耳の治療に有効に働くか否かについてはなお不確実といわざるを得ません．最近では風船を用いて自己通気をする方法もみられますが，まだ一般には普及していません．

Ⅲ 検査としての意義

耳管通気は治療としての意義のほかに検査としての意義も考慮すべきです．その意義は滲出性中耳炎の診断と耳管狭窄・閉塞の診断です．

まず滲出性中耳炎の診断はすなわち中耳貯留液の診断と言い換えることができますが，通気後の鼓膜所見で気泡などの出現から診断できる場合があり（図 B-15），また中耳貯留液がある場合の通気音は断続音になることから診断できることもしばしばです．

また耳管狭窄・閉塞の診断は鼓室形成術の適応決定にとって重要であり[4)]，耳管通気はやや不確実ではありますが手軽に行える利点があり，耳管機能検査前のスクリーニングには適した検査といえます．

（髙橋晴雄）

文　献

1）髙橋晴雄ほか：滲出性中耳炎に対する耳管通気の意義．耳鼻臨床．87：735-740，1994．
2）Takahashi H, et al：Histopathology of tubotympanum of children with otitis media treated with ventilation tubes. Ann Otol Rbinol Laryngol. 101：841-847, 1992.
3）Takahashi H, et al：Viscosity of effusion in the middle ear and Eustachian tube in patients with otitis media with effusion. Auris Nasus Larynx. 17：11-16, 1990.
4）髙橋晴雄：換気能から見た中耳疾患の病態と治療．日耳鼻．117(4)：340-344，2014．

Q.6 外耳道異物はどのように取ったら良いですか？

回答

成人の異物と小児の異物では種類が異なり，また小児の場合は摘出時に暴れたりすることで鼓膜や外耳道の損傷の可能性もあり，摘出に難渋する場合も珍しくありません．

摘出のポイントは以下の通りです．

①外耳道を正確に観察する．

②異物の種類と存在場所を確認する．

③痛みを最小限にするための麻酔の選択

まず外耳道を顕微鏡や拡大耳鏡でよく観察して異物の位置，外耳道との隙間の有無，鼓膜との距離などを正確に把握します．多くの場合は無麻酔で摘出できますが，痛みがある場合はリドカイン液を皮下に注射して痛みをとってから摘出します．イオン麻酔は外耳道皮膚への鎮痛効果はほとんどありません．患者が小児の場合など暴れるときは無理せず全身麻酔下での摘出が望ましいでしょう．

解説

Ⅰ 外耳道の観察法

まず外耳道を丁寧に観察して異物との関係を把握する必要があります．外耳道の診察には耳鏡を用いますが，外耳道の大きさに合わせてできるだけ大きい耳鏡で観察するのが良いでしょう．耳鏡先端を外耳道に押しつけると痛みを訴えるので注意が必要です．また可能な限り顕微鏡や拡大耳鏡などで拡大して観察することが望ましいです．

Ⅱ 外耳道異物の種類

外耳道では鼻腔やのどなど他部位ではほとんどみられない昆虫などの生物がみられることがひとつの特徴です．生物の異物ではコガネムシ，蛾，クモ，ゴキブリなどが多く，無生物の異物では玩具，綿，植物，食物，紙類が多くなっていますが，報告によりその比率は様々です．小児ではおもちゃなどが多く，生物の異物は成人に多い傾向があります[1)~3)]（図 B-16）．

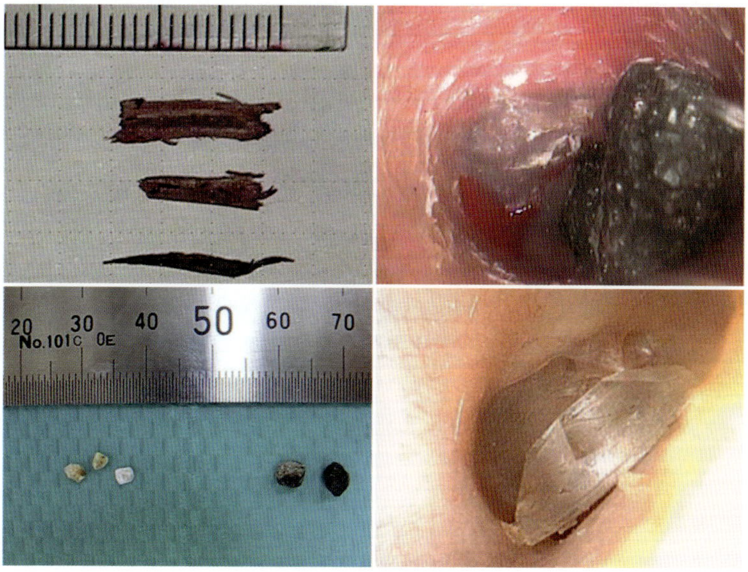

図 B-16　外耳道異物

a：木片．脚立から転落して右側頭部が木にぶつかり受傷した．
b：小石．9 歳，自閉症の児．耳に石を入れる癖があった．
c：細かく複数の小石．b と同じ症例．再び耳に石を入れ受診した．
d：ビーズ．9 歳，女児．検診で耳内異物を指摘された．いつ入れたかは不明

異物の存在により外耳道および鼓膜に炎症所見を認める症例も多く，生物の異物では鼓膜穿孔を合併した症例もときにみられます[3]．

Ⅲ　異物をいつ摘出したら良いか

外耳道異物は摘出に緊急を要しない場合が多いですが，実際は夜間や休日救急で受診する場合も多くみられ，十分でないスタッフ，器具で治療に当たらざるを得ないこともあります．

1．早期に摘出が必要な場合

まだ生きている昆虫などの場合，外に出ようと暴れて外耳道や鼓膜を傷つける恐れがあり，早めに殺虫してその後に摘出する必要があります．また，ボタン型電池は湿潤な外耳道内では数時間で周囲の組織に電流と腐食により漏出した金属，電解質により破壊するので長時間の放置は避けるべきです．

2．比較的早期に摘出が必要な場合

プラスチックの玩具などの外耳道や鼓膜を傷つける可能性の低い異物は，すぐに摘出しなくても翌日などで問題はありません．

3．専門医に紹介が必要な場合

異物と外耳道壁の間に隙間がない場合や，患者が暴れて処置により外耳道や鼓膜に損傷が起こる可能性が高い場合は専門医に紹介するのが望ましいです．

Ⅳ 異物摘出の実際

1．麻酔と摘出器具

成人の場合は，ほとんど無麻酔で摘出できますが，小児の場合は恐怖や痛みから暴れることも多く，全身麻酔下で摘出することもあります．無麻酔で小児の異物を取る場合は1回目で失敗するとその後暴れてその後の摘出に難渋することが多いので，まず顕微鏡や拡大耳鏡などで異物の種類や状態，外耳道内での位置などを把握した後，摘出方法について十分なシミュレーションを行ったうえで臨むのが良いでしょう．また，体動により外耳道皮膚に異物や器具が当たり痛みを生じるので，小児では適切な抱き方でなるべく2人で保持し(図 B-17)[4]，それでも難しければ臥位にてバスタオルやネットで体幹，四肢を固定して処置を行う必要があります．成人でも耳内の処置は恐怖を伴うことが時々みられるので，頭部を助手が保持して急な動きに対応することが望ましいです．

1）麻酔方法

摘出時に痛みが強い場合は，局所麻酔の併用が望ましいです．外耳道の麻酔は1％リドカイン(出血を減らすためエピネフリン入りが良い)を26 G程度の細い針と1 m*l*の細い注射器を用いて外耳道入り口後壁および前壁の皮下に注射します．細い注射器を用いることでゆっくりと麻酔液を浸潤させることができ，外耳道の皮膚を損傷させて麻酔液が流れ出ることを避けることができます．麻酔液が鼓膜輪を超えて注入されるとめまいを起こすことがあるので，麻酔量に注意する必要があります．

2）摘出器具

摘出器具としては異物鉤，鑷子，耳垢鉗子などがあります(図 B-18)．これらの器具を使い分けて摘出を行います．

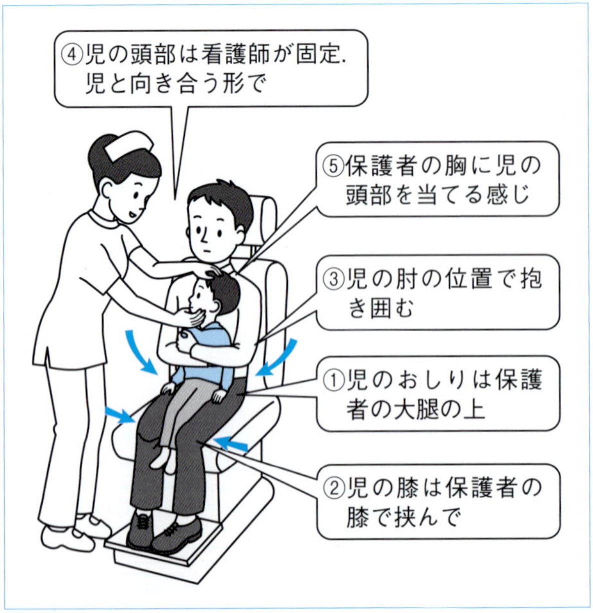

(文献4より引用改変)

図 B-17
小児処置時の適切な固定法

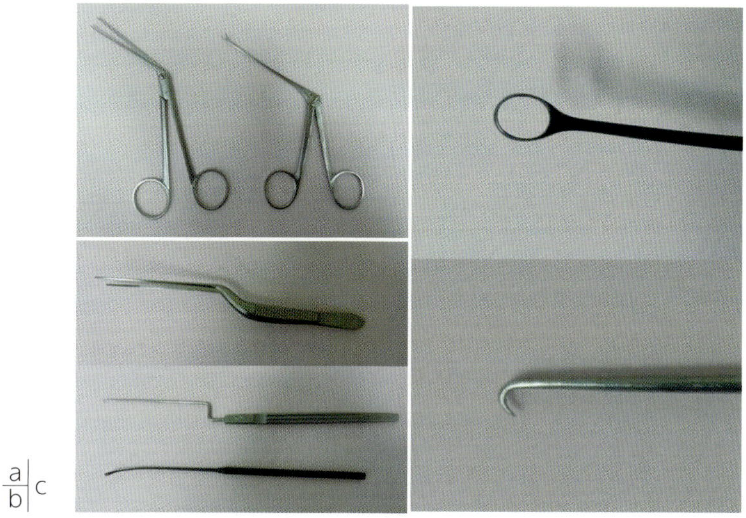

図 B-18　異物摘出に用いる器具

a：耳垢鉗子(左)，麦粒鉗子(右)．異物を挟んで摘出する．耳垢鉗子は根元から開き，麦粒鉗子は先端のみ開く構造になっている．

b：膝状鑷子(上)，異物鉤(中)，耳用ループ(下)．異物鉤は異物を先端のとがったフックで引っかけて引きずり出すための器具．耳用ループは球形の異物などを先端のリングで引っかけて引きずり出すための器具

c：耳用ループ(上)と異物鉤(下)の先端

2. 昆虫などの生物の摘出

生きている状態で無理に摘出を試みると生物が動き，外耳道や鼓膜を傷つけ痛みを伴うことがあり注意が必要です．昆虫の場合はアルコール滴下，4%リドカイン滴下，8%リドカインのスプレーの噴霧，オリーブオイル滴下などによりまず動かなくします．最近ではリドカインスプレーの噴霧がよく試みられているようです[5)]．しかし鼓膜穿孔を伴っている可能性があるなら薬物の注入は避けるべきです．リドカインは，内耳毒性はありませんが内耳麻酔によるめまいの可能性があり注意が必要です．

小さい羽虫などの場合は，細い吸引管で吸引すると一瞬で取れるため，患者の苦痛も少なく良い方法です．

3. 異物鉤を用いる方法

異物鉤は先が鋭くとがり，フック状になった鉤です．横向きに異物と外耳道の隙間に差し込み先端を異物より深部へと導きます．奥まで到達したことを確認してから90°回転させて先端を異物に引っかけて外に引きずり出します．小児に多い異物としてBB弾(おもちゃの鉄砲の玉)，ビーズなど球状の異物がありますが，これらは鉗子でつかもうとすると滑って中に押し込んでしまうことがあります．通常外耳道は上下に長いので，このような球状の異物の場合は異物と外耳道上壁の隙間が比較的通りやすくなっています[6)]．この方法は異物と外耳道の間にわずかな隙間もない場合や異物が鼓膜と接している場合，異物の表面が滑って引っかからない場合は使用できません．

4. 接着剤を用いる方法

瞬間接着剤により異物と紐などを固定して引きずり出す方法です．出血や耳垢が異物表面を覆っていると接着できないので，表面が汚染されていないことを確認して接着を行います．接着剤が多すぎると外耳道まで接着されるので注意が必要です．また，通常のアロンアルファ®のプラスチック製品に対する接着力はあまり強くありませんのでプラスチック専用の接着剤を用いたほうが接着力が強いでしょう．

5. 外耳道洗浄による摘出

砂や小石などの，細かく複数ある異物の場合は体温に温めた生理食塩水の水流で洗い流すと摘出が可能です(図 B-16-c)．温度が高すぎたり低すぎたりすると，めまいを起こすので温度を確認することが重要です．鼓膜穿孔がある場合は中耳腔内に異物を流し込む可能性があるので確認の後で行うのが良いでしょう．また最近はポリビニルアルコール(PVA)製のビーズによる異物の報告もあります．PVA は親水性が非常に強く，洗浄により外耳道に固着する場合があり注意が必要です[7)]．またボタン電池異物の場合，電流，あるいは電池内容物で皮膚の壊死を誘発することがあるため洗浄を行ってはいけません．

6. 特殊な異物の除去

シアノアクリレート(アロンアルファ®)を外耳道に流し込み異物となった報告がみられます[8)]．シアノアクリレートはアセトンで溶解しますが，凝固後長時間を経過した場合は高分子重合体樹脂を形成し，この状態ではアセトンによるアロンアルファの溶解は不可能です[9)]．メーカーのホームページによると指に着いた場合は湯につけてもむようにすると取れるとの記載があるので，参考になるかもしれません．

また補聴器のイヤモールドの印象剤による異物の場合は外耳道内を充満しており，全く隙間がないことがあり，分解して摘出するなどの方法が考えられます．この場合鼓膜との接触や，中耳腔内への侵入に関して十分注意する必要があります[10)]．

(戸川彰久)

文　献

1) 中村陽祐ほか：外耳道異物例：クモの巣異物を含む 75 例の臨床的検討．耳鼻臨床．105(11)：1033-1037，2012.
2) 奥　雅哉ほか：当科における異物症例の検討．奥　雅哉：耳鼻臨床 補．96：194-198，1998.
3) 石川浩男ほか：外耳道異物 83 症例の検討．耳鼻臨床．91(9)：899-904，1998.
4) 丸山裕美子：幼小児反復性中耳炎．MB ENT．113：5-11，2011.
5) 平出文久：外耳道有生異物(昆虫)の除去法．耳展．24：65-66，1981.
6) 高木　明：外耳道異物の異物除去法．耳鼻臨床．101(5)：410-411，2008
7) 柳内　充ほか：外耳道ポリビニルアルコール異物例．耳鼻臨床．101(8)：587-589，2008.
8) Abadir WF, et al：Removal of superglue from the external ear using acetone：case report and literature review. J Laryngol Otol. 109：1219-1221, 1995.
9) 柿木章伸ほか：アロンアルファ® 外耳道異物例．耳鼻臨床．93(1)：15-18，2000.
10) 堀　祥子ほか：イヤーモールドの鋳型による中耳・外耳道異物症例．Otol Jpn．15(3)：253-257，2005.

Q.7 耳かき鼓膜穿孔はどうしたら良いですか？

回答 耳かきによる鼓膜穿孔は外傷性鼓膜穿孔の原因として最多です．親が耳掃除をしているときに子どもがぶつかって受傷する場合が多いようです．耳かき鼓膜穿孔による症状は受傷直後では出血，耳痛があり，その後難聴や耳閉感が持続することが多いです．

鼓膜穿孔のみの場合は通常緊急性はなくまず自然閉鎖を待ちます．8 割以上の患者は自然閉鎖します．難聴に伴い回転性めまいがある場合は耳小骨連鎖の破壊，さらにはアブミ骨底板の損傷による外リンパ瘻の可能性を考えるべきで，早急に聴力検査やCT などの画像検査を行って診断と治療を検討するべきです．

解説

Ⅰ どのようなときに鼓膜穿孔を疑うか

耳かきによる鼓膜穿孔は直達性鼓膜外傷のうちで最多であり，耳掃除中に子どもがぶつかってきて受傷する場合が多くなっています．また，親が子どもの耳掃除をしている最中に兄弟がぶつかって受傷する場合や，子どもの耳かきをしている最中に子どもが痛がり急に動いたときの受傷もよくみられます．

耳かき外傷により鼓膜のみが損傷した場合，症状としてまず問題になるのは難聴です．鼓膜穿孔の大きさにより難聴は高度になります．耳小骨に離断が生じている場合は 50 dB 程度(大きめの声でないと聞こえにくい程度)の難聴が生じます．耳痛は一時的なものが多く，診察時にはすでに収まっている場合がほとんどですが，必要があれば鎮痛剤の処方を行います．耳出血もたいていは処置をすることなく止まってしまい止血困難となることは珍しいです．その他耳閉感，めまい，嘔気，耳鳴，味覚障害などの症状を示します．

Ⅱ 外傷性鼓膜穿孔の閉鎖

耳かきによる鼓膜穿孔の場合 8 割以上は自然閉鎖が期待できますが，感染を起こした場合など穿孔が閉鎖せず残ることがあります．穿孔が閉じるまでは風呂の湯などが外耳道内に入らないように指導を行い，最終的に穿孔が残存した場合は手術治療の適応となります．

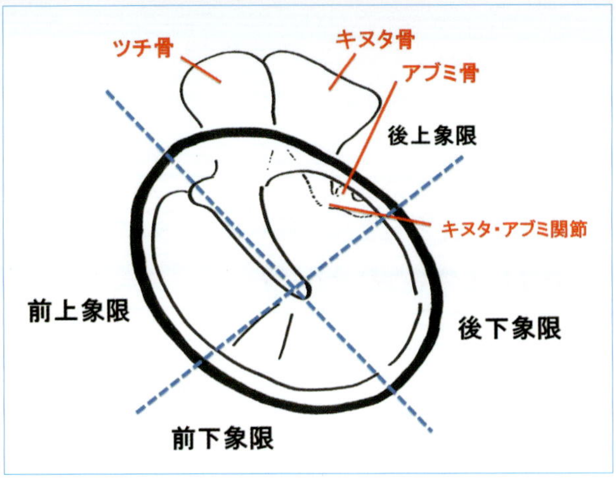

図 B-19　左鼓膜と耳小骨の位置
耳小骨後上象限に集まっているので鼓膜後上部の損傷は
耳小骨病変を疑う必要がある.

およそ2，3か月待ってから鼓膜形成術を行う場合が多いようです.

＜外来での鼓膜形成術＞

鼓膜穿孔が閉鎖しない場合，穿孔縁の新鮮化が必要です．8%キシロカインを含ませた小綿球を鼓膜上にのせて鼓膜の麻酔を行います．ローゼン針や炭酸ガスレーザーなどを用いて鼓膜穿孔縁を新鮮にして上皮が伸びやすくします．鼓膜の再建材料として側頭筋膜や軟骨膜を用いての閉鎖が一般的ですが，それ以外にキチン膜，スリーエムテープ，コラーゲンスポンジなどの人工物を使うこともあります．これらの再建材料を鼓膜の裏からあて，フィブリン糊で固定を行います．再建材料として用いた筋膜などを足がかりに，新たな血流がのびて鼓膜が再生します.

Ⅲ　どのような場合に耳小骨離断を疑うか

鼓膜上，耳小骨は後上象限に集まっているので，この付近に穿孔がみられた場合，耳小骨離断を疑う必要があります(図 B-19).

斎藤ら[1]は，88 例の外傷性外リンパ瘻症例の耳小骨離断部位は，キヌタ・アブミ関節が45.4%，アブミ骨骨折あるいは陥入が36.3%，ツチ・キヌタ関節が9.1%であったと報告しており，佐竹ら[2]はアブミ骨脚の単独骨折は珍しく，多くはキヌタ・アブミ関節の離断を伴い，高頻度でアブミ骨の変位を認めるとしています．耳小骨離断を疑われた場合，積極的に試験的鼓室開放術を行うべきでしょう.

Ⅳ　どのような場合に外リンパ瘻を疑うか

- キヌタ・アブミ関節周辺の穿孔を伴う場合
- めまいがある場合

日本人の場合は外耳道がS状に弯曲しているため，通常耳かきによる鼓膜穿孔は鼓膜前部に多く，後部の損傷は稀といわれています[3]が，キヌタ・アブミ関節周辺の穿孔を伴う場合，めまいがある場合は外リンパ瘻の存在を疑う必要があります(図 B-19).

外リンパ瘻は卵円窓または正円窓，あるいは先天性奇形の1つとされる内耳・中耳間の骨裂隙である fissura antefenestram から外リンパが中耳内に漏出する病態の総称です[4]．鼓膜後上象限の穿孔，受傷後骨導聴力閾値の上昇を認めるもの，さらに難聴の進行のみられるもの，めまいを伴うものは注意が必要です．めまいは回転性の場合も浮動性の場合があります．

外リンパ瘻の診断には瘻孔症状検査がありますが，耳小骨連鎖離断を伴う場合は圧刺激が内耳に伝わりにくく，瘻孔症状は陽性にならない場合もあり注意が必要です[4]．最近では外リンパに特異的に存在する蛋白である Cochlin-tomoprotein（CTP）の測定による外リンパ瘻の診断が報告されています[5]．

一般に外リンパ瘻に伴う難聴は，外リンパの漏出が難聴をきたすのではなく，強大な衝撃が内耳膜迷路，感覚細胞に傷害を与える結果，難聴が出現すると考えられています[6]．外リンパ瘻の場合は一般的に早期に手術を行う必要があります．試験的鼓室開放術を行い，リンパの漏れがあった場合は内耳窓を閉鎖します．手術は通常耳内切開で行います．特発性外リンパ瘻の場合は正円窓からの漏れが多いですが，耳かきによる外リンパ瘻の場合は卵円窓からの漏れが多くなっています．リンパの漏れている部分を軟骨片や筋膜を用いて閉鎖し，フィブリン糊で固定します．アブミ骨が前庭内に深く陥入している場合は無理にアブミ骨底板骨折例に対して手術を行った場合，聴力の予後は必ずしも良くありません．これは，①受傷時の内耳への衝撃が大きく膜迷路の損傷を伴っていることが多い，②手術操作により内耳障害をきたす可能性がある，③術後に再建耳小骨の変位や外リンパ瘻の再発をきたすことがある，などのためと考えられます．

＜耳かき外傷後顔面神経麻痺＞

遅発性に起こる報告があり，注意が必要です[7]．その機序として，折れた耳かきが顔面神経水平部上に当たり，顔面神経が浮腫をきたした直接的影響，または耳かき外傷により起こった鼓室内の炎症が顔面神経に波及した間接的影響などが遅発性の麻痺をきたしたものと推察されています．治療はステロイドホルモンを中心とした薬物治療を行いますが，改善が思わしくなく誘発筋電図（electroneuronography）が低値の場合，顔面神経減荷術を考慮する必要があります．顔面神経減荷術は側頭骨内で顔面神経が通っている顔面神経管と呼ばれる骨の管を削開して開放する手術で，顔面神経の圧迫をとり神経への血流の改善をはかり神経の変性を止める効果があります．

（戸川彰久）

文 献

1) 斎藤慶子ほか：CT で前庭に気泡を認めた外傷性外リンパ瘻の 1 症例. JOHNS. 18：1837-1841，2002.
2) 佐竹純一ほか：外傷性鼓膜穿孔の臨床的観察. 臨床耳科. 10：128-129，1983.
3) 小島博己ほか：耳かき外傷による耳小骨損傷の治療経験. 日耳鼻. 102：339-346，1999.
4) 小川　郁：外リンパ瘻を伴う鼓膜裂傷. MB ENT. 5：33-39，2001.
5) Ikezono T, et al：Cochlin-tomoprotein (CTP) detection test identifies traumatic perilymphatic fistula due to penetrating middle ear injury. Acta Otolaryngol. 131 (9)：937-944, 2011.
6) 北尻真一郎ほか：耳かき外傷によるアブミ骨底板骨折例. 耳鼻臨床. 94：17-20，2001.
7) 瀬野悟史ほか：遅発性顔面神経麻痺をきたした耳かき外傷例. 耳鼻臨床. 98(8)：617-620，2005.

C．聴覚

Q.1 新生児聴覚スクリーニングとは何ですか？

回答 新生児聴覚スクリーニングとは，生後早期に，聴覚に障害があるかどうかを簡便な方法で発見し，もし障害が疑われた場合，それに対処することを目的とした検査のことです．

先天性の聴覚障害がある場合には，非常に軽い場合を除いて，子どもの言語の発達やコミュニケーションに大きな影響を及ぼします．以前は，子どもの先天性聴覚障害を早期に発見・診断することは難しいとされ，乳児期以降に診断されることがほとんどでした．しかし近年，熟練者でなくとも，ベッドサイドで自然睡眠下に検査できる簡易の聴覚検査機器が開発され，スクリーニングとして新生児に聴覚検査を行うことができるようになったのです．

解説

Ⅰ 早期に聴覚障害を診断する意義

先天性に聴覚障害がある場合，耳から得られる情報に制限が生じるために，言語の発達が遅れ，コミュニケーションや情緒，社会性の発達にも大きな影響を及ぼすことが懸念されます．両側中等度以上の聴覚障害の発生頻度は 1,000 人に対し 1～2 人とされ，生後早期に聴覚障害を見つけることで適切な援助や指導を開始することが可能となり，患児のみならず家族の QOL も高まります．

しかし，聴覚の障害は外見に現れないためわかりにくく，音に対する子どもの反応や，言語の発達も非常に個人差が大きいために，日常生活の中で聴覚障害を生後早期に発見することは非常に困難です．

Ⅱ 小児の聴覚障害の診断について

日本では戦後，公的に乳幼児の検診が整備され，聴覚障害についても，アンケート方式で疑わしい例をチェックする仕組みとなっていました．しかし，この方法では，保護者や検者の主観に大きく影響されやすく，真の聴覚障害が 0～3 か月といった早期に発見されることは非常に稀でした．重度の聴覚障害でも，1～3 歳になって発見されることも多く，程度が中等度の場合は，就学後に診断されることも少なくありませんでした．小児に実施できる聴覚の検査法に簡便なものがなかったということも一因でした．

聴覚を他覚的に正確に判定できるようになったのは，1970年にJewettら[1]により聴性脳幹反応（ABR）検査が発見されてからのことでした．この検査は新生児を含めた小児にも実施可能ですが，小児の場合は入眠下に検査を行わなければならず，ある程度熟練した技師や医師による実施および結果判定を必要とし，スクリーニングには適しませんでした．

Ⅲ 新生児聴覚スクリーニング検査法

その後，専門的な知識がなくても聴覚障害の有無を自動的にチェックできるようなABRのアルゴリズムがハーバード大学耳鼻科のThortonらにより考えられ（自動ABR）[2]，米国のNatus®社によって製品化されました．また，耳音響放射（OAE）という，蝸牛内で発生した音響を外耳道内で記録する検査法もKempにより開発され[3]，これを用いたスクリーニング機器も製品化されました．

どちらの検査も，新生児期に自然睡眠下で，ベッドサイドで短時間に実施可能であり，非常に簡便に聴覚のチェックを行うことができるようになりました．現在は主にこの2つの方法を用いた検査機器によって，新生児聴覚スクリーニング検査は行われています．この検査はあくまで精密検査を行う児を選ぶためのスクリーニング法であり，直ちに聴覚障害を診断する検査ではないことに留意することが重要です．

Ⅳ 新生児聴覚スクリーニング検査の実際

聴覚障害の早期診断・早期支援を行うためには，早期に検査を行う必要があります．日本においては出生後5日間程度の入院が普通ですので，入院中に検査を実施することが望まれます．自動ABR，OAEのどちらの方法を使ったスクリーニング検査機器でも，検査結果は「PASS（パス）」あるいは「REFER（レファー，要再検）」の2択で表示されます．

現在の母子健康手帳には，先天性代謝異常検査と並んで，新生児聴覚スクリーニング検査結果を記載する欄があります．検査を実施した医療機関は，その実施年月日，検査法および検査結果をその欄に記載するか，結果のコピーを貼付するよう保護者に指導します．

Ⅴ 新生児聴覚スクリーニング検査結果への対応

1．「PASS（パス）」の場合

スクリーニング検査の感度は理論的には99％とされ，結果が「PASS」であれば，原則として検査時点では聴力に異常がないことを意味します．しかし，進行性難聴，遅発性難聴や，中耳炎・ムンプスなどによる難聴を退院後に発症する可能性はあり，また非常に稀ですが聴覚障害があるにもかかわらず「PASS」となるケースもあるため，今後も聴覚の発達に注意が必要であることを説明します．

2. 「REFER(要再検)」の場合

もし1回目の検査で「REFER」の結果となった場合には，入院中もしくは生後1か月くらいまでに日を変えて再検査を実施します．成長に伴い覚醒時間が長くなり，睡眠していても少しの刺激で覚醒して，検査実施が困難となってしまうからです．

複数回検査を実施した結果，いずれも「REFER」であった場合には，速やかに精密聴力検査機関へ紹介します．精密検査機関として日本耳鼻咽喉科学会が全国で約160の施設を選定しています[4]．

保護者への説明は必ず医師が行い，「REFER」の結果は直ちに聴覚障害を意味するものではないこと，反応が不十分なために小児の聴覚の専門医において精密検査を受ける必要があることを，時間をかけて十分に説明し，理解してもらうことが重要です．

Ⅵ 日本における新生児聴覚スクリーニングの状況

欧米では，1990年代より新生児聴覚スクリーニング検査が広まりました．このスクリーニングにより，聴覚障害児の良好な言語発達が期待できるのみならず，療育，教育にかかるコストも軽減されるため，欧米では公的な実施に積極的で，米国では現在全州でスクリーニングが法制化され，95%以上の新生児が聴覚スクリーニングを受けています．イングランド，ベルギー，オーストラリア，オランダ，ポーランドなどでも，公費負担でスクリーニングが実施されている状況にあります．

それに対し日本においては，新生児聴覚スクリーニングは厚生労働省により2000年にモデル事業として予算化され，一部の自治体で試験的に開始されましたが，全国的に国の補助で実施されるまでには至らず，モデル事業は2004年で終了となり，国庫補助金による助成は2007年に廃止され，未だに法制化や義務化はされていません．現在も自治体として公的にスクリーニングを実施しているのは，岡山県，秋田県，福島県などごく一部の自治体に限られ，他の多くの地域では自費のスクリーニング検査として行われている状況です．

産科分娩施設における聴覚スクリーニング機器の導入件数は増加しており，日本産婦人科医会の平成25年の調査[5]によれば，分娩施設のうち約88.3%が聴覚スクリーニング検査を実施しています．しかし，全例実施施設は46.6%であり，他は希望者のみ実施となっている現状です．日本においても，全国一律の，公的補助による，全出生児の早期聴覚スクリーニング検査の実施が望まれます．

（新正由紀子）

文　献

1) Jewett DL, et al：Auditory-evoked far fields averaged from the scalp of humans. Brain. 94：681-696, 1971.
2) Herrmann BS, et al：Automated Infant Hearing Screening Using the ABR：Development and Validation. Am J Audiol. 4：6-14, 1995.
3) Kemp DT：Stimulated acoustic emissions from within the human auditory system. J Acoust Soc Am. 64：1386-1391, 1978.
4) 一般社団法人日本耳鼻咽喉科学会ホームページ：新生児聴覚スクリーニング後の精密聴力検査機関リスト．http://www.jibika.or.jp/citizens/nanchou.html
5) 新生児聴覚検査の実態調査報告．日本産婦人科医会，2014.

Q.2 精密聴力検査とは何ですか？

回答

新生児聴覚スクリーニング検査は，直ちに聴覚障害を確定診断する検査ではありません．検査の結果「REFER(要再検)」となったとしても，実際には聴覚に障害がない例も存在します．早期支援や保護者の心理的負担軽減のためにも，スクリーニングで「REFER」となった場合には，速やかに専門機関へ紹介し，精密聴力検査の実施を依頼しなければなりません．

精密検査機関では，耳鼻咽喉科的診察と各種の検査を並行して行い，実際の聴力を判定します．必要な場合には療育機関や早期支援機関に紹介し，支援を開始します．

解説

Ⅰ 新生児聴覚スクリーニング検査の偽陽性

日本耳鼻咽喉科学会の調査[1)~3)]によると，新生児聴覚スクリーニングで「REFER(レファー，要再検)」とされ，精密聴力検査を受けた例のうち，後に正常聴力と診断された偽陽性率はほぼ40%前後ということでした．「REFER」となった10人のうち4人が実は正常聴力であったということになります．新生児期は中耳の換気がうまく働かなかったり，脳幹が発達過程にあるために，反応が不十分で「REFER」と表示されると考えられています．「REFER」の結果は直ちに聴覚障害を意味するものではないため，小児聴覚の専門医を受診し，精密検査を受ける必要があることを保護者に正しく理解してもらい，必要以上に不安にさせないことが重要です．

Ⅱ 精密聴力検査機関

新生児聴覚スクリーニング後の聴覚障害の診断，治療，支援の十分な実績と経験があり，適切な対処を行うことのできる精密聴力検査専門機関として，日本耳鼻咽喉科学会は全国の各都道府県で約160の施設を選定し，ホームページ上で公開しています[4)]．また，これらの施設の調査を定期的に行い，改訂もしています．一般的な耳鼻咽喉科の診療所では，小児の難聴やその対処に不慣れなことも多いためです．もしスクリーニングで「REFER」となった場合には，このリストに含まれる施設に紹介することが望まれます．

Ⅲ　精密聴力検査実施時期

言語の発達には臨界期があり，聴覚に障害があって適切な時期に支援が受けられなければ，十分な言語力を得ることが困難になります．聴覚障害児への早期発見，早期支援の有効性に関しては，1998年のYoshinaga-Itanoら[5]による報告があり，米国では，『生後1か月までにスクリーニングを終え，生後3か月までに精密診断を実施し，生後6か月までに支援を開始する』という，聴覚障害の早期発見・早期支援のための「1-3-6ルール」というガイドラインがあります(early hearing detection and intervention；EHDI)[6]．

聴覚障害にも様々な程度がありますので，必ずしもこれに厳密に従わなければならないわけではありませんが，早期の診断が早期の支援に結びつくことや，保護者の心理的な負担の軽減のためにも，スクリーニングで「REFER」となった場合には，速やかに精密検査機関に紹介することが望ましいでしょう．

Ⅳ　精密聴力検査の方法

小児の聴覚障害の確定診断は，以下の複数の方法を用いて実施し，総合的に判断されます．新生児期，乳児期は脳や聴覚が発達途中の段階にあるため，検査は繰り返し行われることもあります．

1．耳鼻咽喉科的診察

生後早期は外耳道に皮膚落屑物や中耳に羊水の貯留がみられることがあり，耳処置を丁寧に行って鼓膜の所見をとります．

2．聴性脳幹反応(auditory brainstem response；ABR)

音に対する聴性反応の電気生理学的検査で，クリック音を聞かせ，聴神経や脳幹で誘発される電気的反応を頭皮上でとらえることで，聴覚閾値の上昇があるかどうかを判定します．次の行動反応聴力検査とならんで最も重要な検査となります．反応閾値は2～4 kHzの聴力を反映し，低音域の聴力評価は困難で，周波数特異性が低いことに注意が必要です．

3．聴性行動反応聴力検査(behavioral observation audiometry；BOA)

乳幼児の音への聴性行動を指標にした検査です．具体的には，強大音へのモロー反射や眼瞼反射(眼瞼をギュッと閉じる)などの原始反射と，条件付けによる反応(聴性行動反応)があり，出生直後から3か月頃までは原始反射が，生後3，4か月になると大脳皮質活動の発達とともに，音への聴性行動反応が観察されます．小児の覚醒状態や気分など，さらには検査者の経験によっても結果が変化する恐れがあり，疑わしい場合には複数回検査を行って判断します．

4．耳音響放射(otoacoustic emission；OAE)

内耳では，音波の振動が有毛細胞と呼ばれる細胞によって電気振動に変換され，脳に伝えられます．この際，入力した音は単純に変換されるのではなく，有毛細胞の機械的な伸

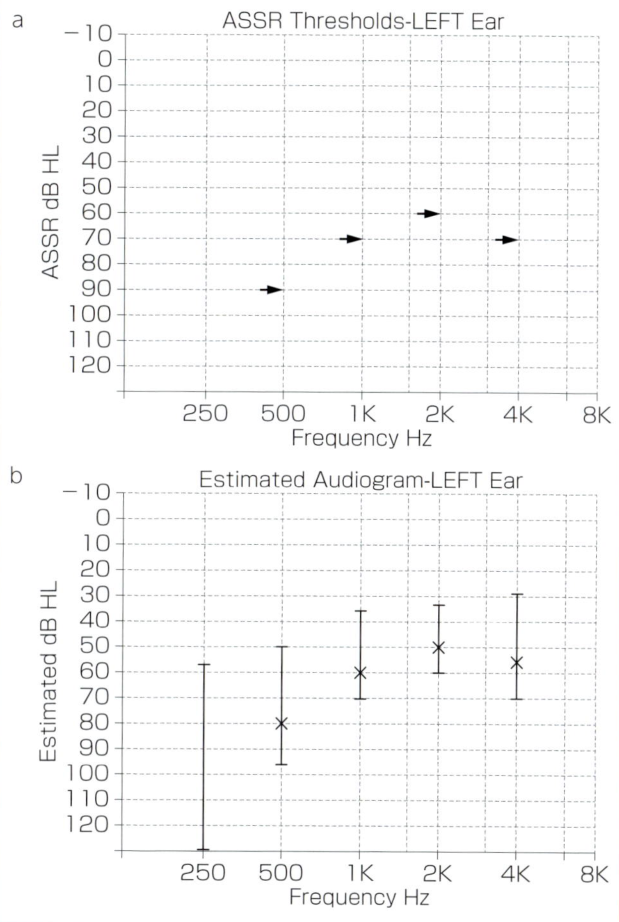

図 C-1
聴性定常反応(ASSR)検査の例
a：ASSR 検査の閾値
b：ASSR の閾値より推定された純音オージオグラム

縮の働きによって修飾されます．このときに，入力した音以外の音が，こだまのように耳内から返ってくることがあり，これを記録したものを耳音響放射(OAE)といいます．内耳の有毛細胞の機能を反映するとされているため，auditory neuropathy など後迷路性難聴の場合には，耳音響放射で良好な反応があっても，聴性脳幹反応では無反応を示すといった乖離がみられます．

5. 聴性定常反応(auditory steady-state response；ASSR)

刺激音に AM/FM 複合音を用いて，250〜4,000 Hz の聴力を左右別に周波数別に判定できる検査法です．乳幼児の場合は，聴性脳幹反応と同様に睡眠導入剤で入眠させて検査を行います．聴性定常反応の結果と実際の聴力レベルとにはある程度の差があり，必ずしも正確に聴力レベルを反映せず，また睡眠状態によっても 15 dB 程度は変化します[7]．聴性定常反応閾値から聴力レベルを推定する際には，幅を持って考える必要があります(図 C-1)．

6. ティンパノメトリー

外耳道の気圧を変化させて，中耳のコンプライアンス(鼓膜，中耳伝音系の可動性)の変

表 C-1　乳児の聴覚発達チェック項目

0 か月児	1．突然の音にビクッとする（モロー反射） 2．突然の音に眼瞼がギュッと閉じる（眼瞼反射） 3．眠っているときに突然大きな音がすると眼瞼が開く（覚醒反射）
1 か月児	4．突然の音にビクッとして手足を伸ばす 5．眠っていて突然の音に眼をさますか，または泣き出す 6．眼が開いているときに急に大きな音がすると眼瞼が閉じる 7．泣いているとき，または動いているとき声をかけると，泣き止むかまたは動作を止める 8．近くで声をかける（またはガラガラを鳴らす）とゆっくり顔を向けることがある
2 か月児	9．眠っていて，急に鋭い音がすると，ピクッと手足を動かしたりまばたきをする 10．眠っていて，子どものさわぐ声や，くしゃみ，時計の音，掃除機などの音に眼をさます 11．話しかけると，アーとかウーと声を出して喜ぶ（またはにこにこする）
3 か月児	12．眠っていて突然音がすると眼瞼をピクッとさせたり，指を動かすが，全身がピクッとなることはほとんどない 13．ラジオの音，テレビのスイッチの音，コマーシャルなどに顔（または眼）を向けることがある 14．怒った声や，やさしい声，歌，音楽などに不安そうな表情をしたり，喜んだり，またはいやがったりする
4 か月児	15．日常のいろいろな音（玩具，テレビの音，楽器音，戸の開閉など）に関心を示す（振り向く） 16．名を呼ぶとゆっくりではあるが顔を向ける 17．人の声（とくに聞きなれた母親の声）に振り向く 18．不意の音や聞きなれない音，珍しい音に，はっきり顔を向ける
5 か月児	19．耳もとに目覚まし時計を近づけると，コチコチという音に振り向く 20．父母や人の声，録音された自分の声など，よく聞き分ける 21．突然の大きな音や声に，びっくりしてしがみついたり，泣き出したりする
6 か月児	22．話しかけたり歌をうたってやると，じっと顔を見ている 23．声をかけると意図的にサッと振り向く 24．テレビやラジオの音に敏感に振り向く
7 か月児	25．となりの部屋の物音や，外の動物のなき声などに振り向く 26．話しかけたり歌をうたってやると，じっと口もとを見つめ，ときに声を出して答える 27．テレビのコマーシャルや，番組のテーマ音楽の変わり目にパッと向く 28．叱った声（メッ！コラッ！など）や，近くで鳴る突然の音に驚く（または泣き出す）
8 か月児	29．動物のなき声をまねるとキャッキャッ言って喜ぶ 30．機嫌よく声を出しているとき，まねてやると，またそれをまねて声を出す 31．ダメッ！コラッ！などというと，手を引っ込めたり，泣き出す 32．耳もとに小さな音（時計のコチコチ音など）を近づけると振り向く
9 か月児	33．外のいろいろな音（車の音，雨の音，飛行機の音など）に関心を示す（音のほうにはっていく，または見まわす） 34．「オイデ」，「バイバイ」などの人のことば（身振りを入れずにことばだけで命じて）に応じて行動する 35．となりの部屋で物音をたてたり，遠くから名を呼ぶとはってくる 36．音楽や，歌をうたってやると，手足を動かして喜ぶ 37．ちょっとした物音や，ちょっとでも変わった音がするとハッと向く
10 か月児	38．「ママ」，「マンマ」または「ネンネ」など，人のことばをまねて言う 39．気づかれぬようにして，そっと近づいて，ささやき声で名前を呼ぶと振り向く
11 か月児	40．音楽のリズムに合わせて身体を動かす 41．「…チョウダイ」というと，そのものを手渡す 42．「…ドコ？」と聞くと，そちらを見る 43．となりの部屋で物音がすると，不思議がって，耳を傾けたり，あるいは合図して教える
12～15 か月児	44．簡単なことばによる言いつけや，要求に応じて行動する 45．目，耳，口，その他の身体部位をたずねると，指をさす

（文献 8 より）

化を測定します．滲出性中耳炎や伝音障害の有無の鑑別に用います．

7．聴覚発達チェックリスト

診察や検査の前後にも，乳幼児の聞こえの反応を実際に直接観察します．保護者(母)には，家庭や日常生活での音に対する反応の観察，記録に基づいて，聴覚発達チェック項目[8]を記入してもらいます(**表 C-1**)．子どもの最も身近にいる保護者の観察が真実を現していることがあり，聴力判定の非常に重要な手がかりの一つとなります．

(新正由紀子)

文　献

1) 平成 19 年度「新生児聴覚スクリーニング後の精密聴力検査機関の実態調査に関する報告」．日耳鼻．111：463-467，2008．
2) 平成 21 年度「新生児聴覚スクリーニング後の精密聴力検査機関の実態調査に関する報告」．日本耳鼻咽喉科学会全国調査報告書．2010．
3) 平成 23 年度「新生児聴覚スクリーニング後の精密聴力検査機関の実態調査に関する報告」．日本耳鼻咽喉科学会全国調査報告書．2012．
4) 一般社団法人日本耳鼻咽喉科学会ホームページ：新生児聴覚スクリーニング後の精密聴力検査機関リスト．http://www.jibika.or.jp/citizens/nanchou.html
5) Yoshinaga-Itano C, et al：Language of early and later-identified children with hearing loss. Pediatrics. 102：1168-1171, 1998.
6) Principles and Guidelines for Early Hearing Detection and Intervention Programs. Executive Summary. JCIH Year 2007 Position Statement. 2007.
7) 伊藤　吏ほか：ASSR 反応閾値に対する睡眠ステージの影響. Audiology Japan. 54：407-408, 2011.
8) 田中美郷ほか：乳児の聴覚発達検査とその臨床および難聴児早期スクリーニングへの応用. Audiology Japan. 21：52-73, 1978.

C．聴覚

Q.3 聴性脳幹反応（ABR）が無反応の場合の難聴は重いのですか？

回答 必ずしも重いとはいえません．聴性脳幹反応（auditory brainstem response；ABR）（図 C-2）はクリック刺激であるため，刺激音の周波数帯は 2～6 kHz の複合したノイズであることを考える必要があります．刺激音圧は 100 dBHL の大きな音から 5 dB までの音を段階的に出すことができます．乳幼児の検査の場合，発達によって ABR が改善することがしばしばあり，1 回の検査で「聞こえていない」と伝えてはいけません．難聴の診断にはⅤ波が聴感上の閾値の近くまで出現するため，他覚的な聴力評価に用いています．ABR でⅠ，Ⅱ波のみが出現する場合では，発達とともにⅤ波が出現することもあります．このように乳幼児では，ABR は閾値が高い場合も反応がない場合もその後出現してくることがあり，フォローアップ ABR が必要です．難聴の診断には ABR だけでなく耳音響放射（OAE），行動反応聴力検査を同時に行い，総合的に判断します．

解説

ABR は多くの病院では臨床検査技師が行うため，最近の耳鼻咽喉科の医師は自分で検査した経験が乏しく記録だけを見て判断することになると思われます．著者の場合，ABR の我が国導入の頃より自分自身で記録した件数は 3 千を超えます．難聴だけでなく小児神経疾患，脳死の判定などに参加してきましたので，ABR について熟知しています．最近の耳鼻咽喉科の若い世代は ABR が無反応であると，うっかり「聞こえていません」と伝え，母親が絶望的な気持ちになって受診することが少なくありません．ABR は無反応の場合，クリック刺激によるものにすぎないことの理解が必要です（図 C-3）．それ以外の音に対する反応がわからないのです．低・中音域が正常であることもあり得るのです．

乳幼児では中耳が滲出性中耳炎であったり，脳の発達が未熟なため反応が悪く出ることが少なくないため，ティンパノメトリー，耳音響放射（OAE）検査，聴性定常反応（ASSR）検査，行動反応聴力検査の併用によって妥当な判断をしなければなりません．L-I カーブは伝音難聴が平行移動，感音難聴では強大音で正常波形，音圧を少し下げただけで無反応となり，L-I カーブがⅤ波の潜時が急に延長することなどの理解が必要です（図 C-4）．

（加我君孝）

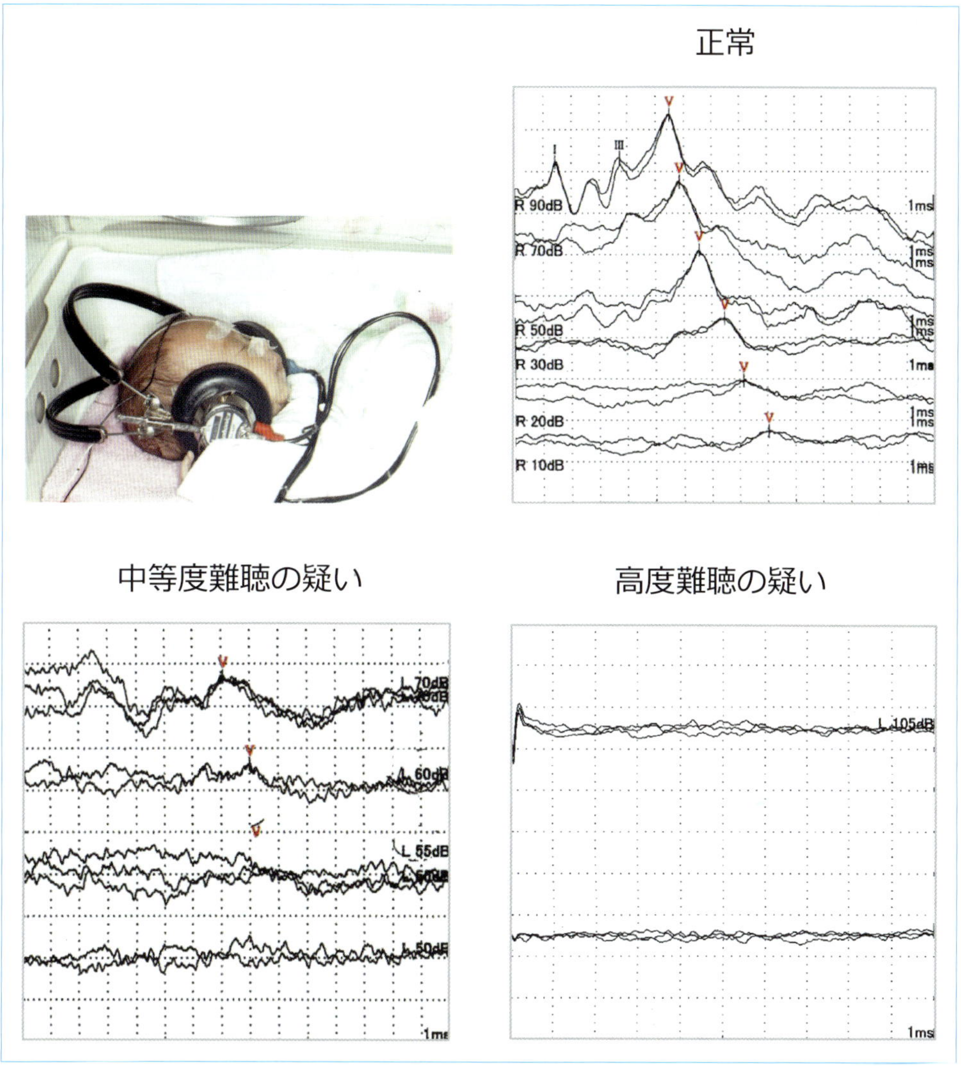

図 C-2　聴性脳幹反応

1 秒間に 10 回音刺激を与え，2,000 回加算の脳幹の脳波を表示するⅤ波を閾値検査に用いる．

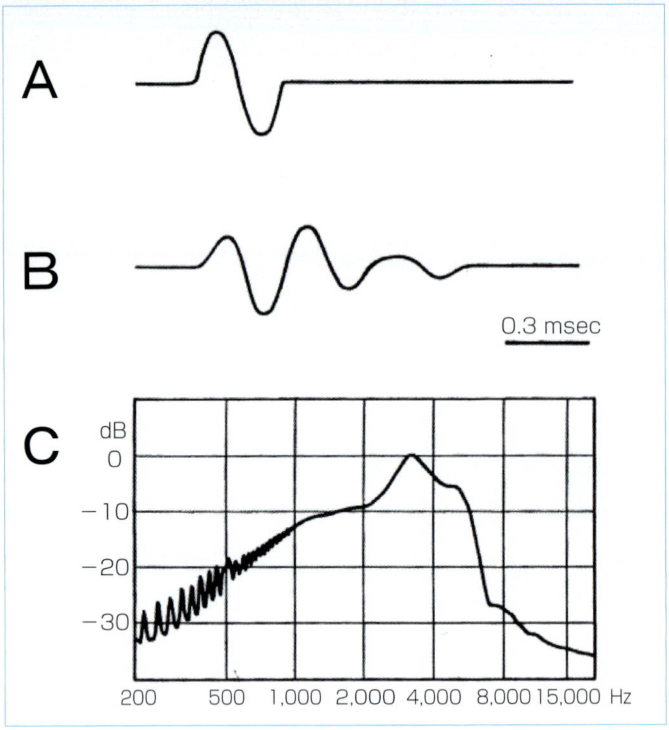

図 C-3　クリック音の電気信号波形，音響波形および周波数分析の結果

A：3,000 Hz の正弦波 1 周期の電気信号波形
B：ダイナミックレシーバー（TDH-39 を使用）を通した音響波形
C：本検査音の周波数と分析結果
＊なお，音響波形の記録と周波数分析は，NBS-9A カップラとコンデンサマイクロホン（MR-103 を使用）を介して行った．

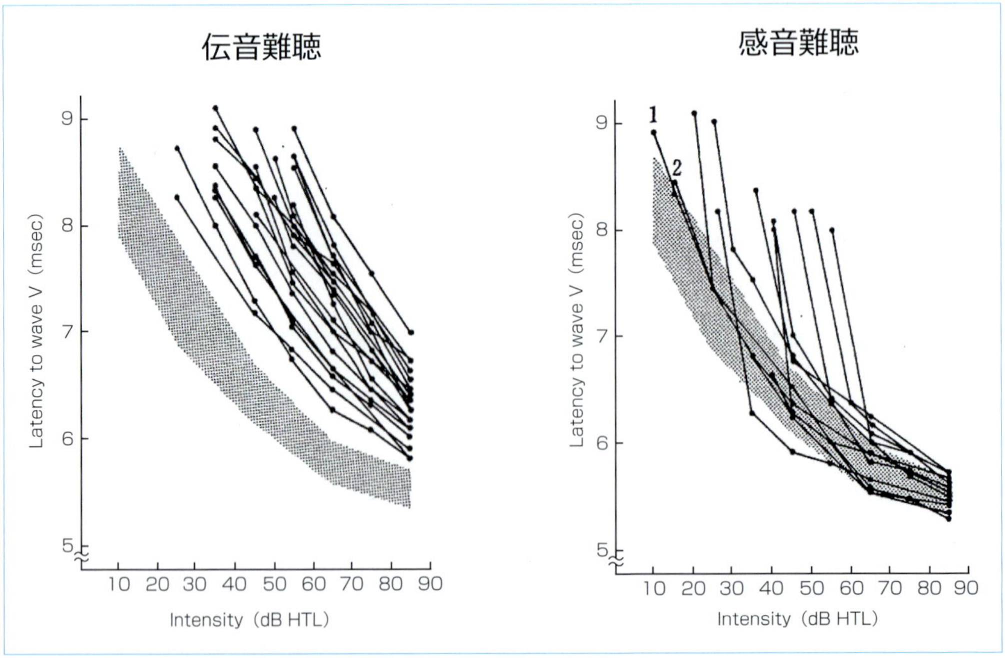

図 C-4　伝音難聴と感音難聴の Latency-Intensity Curve（L-I カーブ）

L-I カーブは，伝音難聴では平行移動し，感音難聴は 90 dB の強刺激では正常潜時を示し，閾値付近で潜時が延長する．

Q.4 耳音響放射(OAE)とは何ですか？

回答

耳音響放射(otoacoustic emission；OAE)には，DPOAE(distortion product OAE：歪成分耳音響放射)，TOAE(transient OAE：過渡的耳音響放射)，SOAE(spontaneous OAE：自発性耳音響放射)の 3 種類があります．臨床で使われるのは歪成分耳音響放射が主流となっています．

F_1と F_2の異なる音を聞かせると，耳内よりエコーとして $2F_1-F_2$ の音が出現します(図 C-5)．この現象を利用して DP-gram が描かれます(図 C-6)．他覚的聴力検査法の一つとして新生児聴覚スクリーニングに使われていますが，滲出性中耳炎や軽度の感音難聴であっても反応がノイズレベルの範囲に入ります．良好な反応であれば末梢聴力が良い可能性がありますが，ノイズレベルの反応であれば，どの程度の難聴か推理することはできません．したがって歪成分耳音響放射が反応がない場合，「聞こえていません」と言ってはなりません．耳音響放射は，外有毛細胞の収縮によって生み出される極めて小さなこだまのような音をマイクで拾い，増幅して描記するもので，エコーと言われます．聴性脳幹反応(ABR)が内有毛細胞に由来することから，ABR 無反応であっても外有毛細胞由来の耳音響放射が良好な反応を示す auditory neuropathy の診断に欠かすことができません．

解説

耳音響放射は他覚的聴力検査のために見いだされたものではありません．西洋音楽の世界では結合音という 2 つあるいはそれ以上の異なる音を鳴らすと違う音が小さく聞こえる現象は昔から知られていました．

図 C-7 に音楽の世界で良く知られている耳音響放射から生み出される音の組み合わせを示しました．天才的な物理学者で医学者のヘルムホルツは一般式で示しています(図 C-8)[1]．この結合音の中の $2F_1-F_2$ および過渡的耳音響放射を聴力検査に応用したのが，Imperial College of London の聴覚研究所の David Kemp 博士で 1978 年のことです．

過渡的耳音響放射よりも歪成分耳音響放射の判定のほうが容易なので広く使われています．欠点は伝音性でも感音性でもわずかな聴力の閾値上昇でも無反応になるので，そのよ

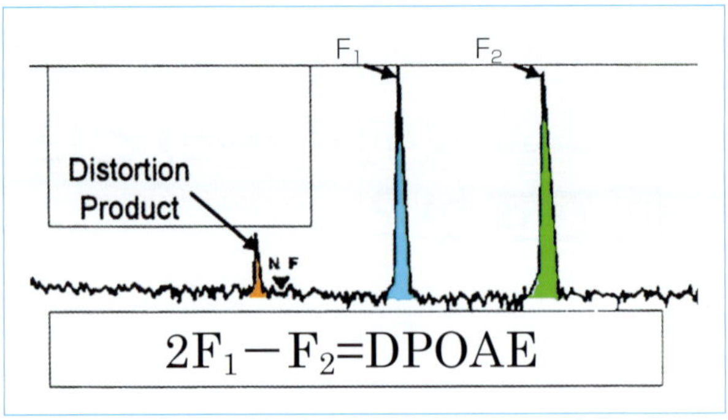

図 C-5　臨床で用いられている歪成分耳音響放射（DPOAE）の原理

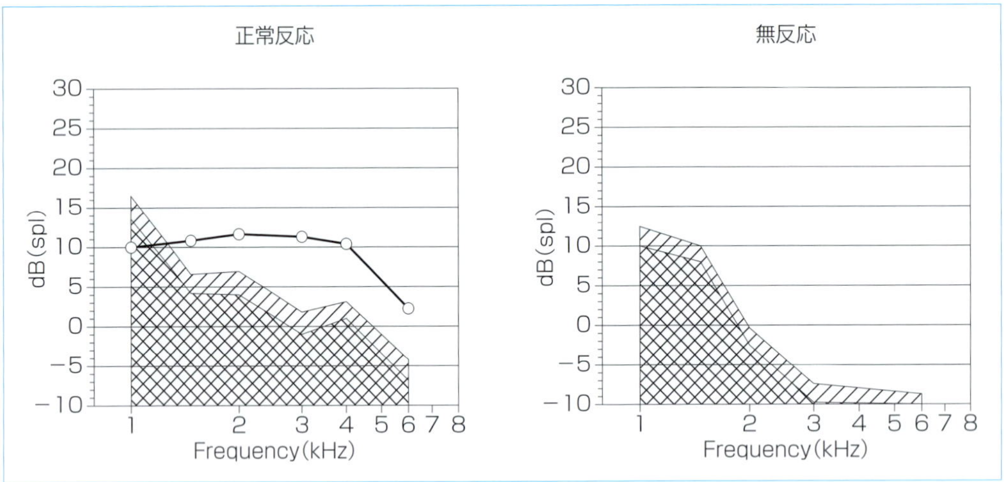

図 C-6　DP-gram
正常反応と無反応の比較

f, 2*f*, 3*f*, 4*f*, 等 *F*, 2*F*, 3*F*, 4*F*, 等	*f* と *F* との「純血種」の子孫
f−*F*, *f*−2*F*, *f*−3*F*, 等 *F*−*f*, *F*−2*f*, *F*−3*f*, 等 *f*−*F*, *f*+2*F*, *f*+3*F*, 等 *F*−*f*, *F*+2*f*, *F*+3*f*, 等	*f* と *F* との「雑種」の子孫
2*f*−*F*, 2*f*−2*F*, 2*f*−3*F*, 等 2*F*−*f*, 2*F*−2*f*, 2*F*−3*f*, 等 2*f*+*F*, 2*f*+2*F*, 2*f*+3*F*, 等 2*F*+*f*, 2*F*+2*f*, 2*F*+3*f*, 等	*f* と *F* とのより複雑な子孫

図 C-7　様々な存在の知られる結合音（DPOAE）の組み合せ

$$\frac{d^2x}{dt^2}+n^2x+\alpha x^2+2\delta\frac{dx}{dt}+f'\sin pt+g'\sin(qt+c\ )=0$$

（文献 1 より）

図 C-8　ヘルムホルツによる結合音（耳音響放射）の一般式

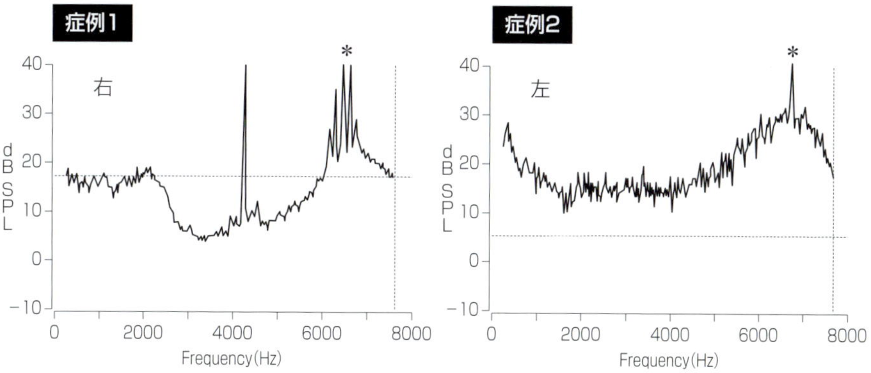

（文献 2 より）

図 C-9　自発性耳音響放射の周波数分析の例

症例 1 は約 4 kHz，症例 2 は約 6 kHz の自発性耳音響放射を示している（＊印）．

うな場合 ABR 検査に進めることが必要です．耳音響放射や ABR のような他覚的検査に行動反応聴力検査も同時に行うことで，正しい聴覚の評価ができます．

自発性耳音響放射は小児で耳から音が放射される稀な例があり，外部にまで聞こえることがあります．このような自発耳音響放射が記録して初めてわかります（図 C-9）[2]．

（加我君孝）

文　献

1）簑島　高：音楽生理学，音楽之友社，1973．

2）Kaga K, et al：Spontaneous otoacoustic emissions in two infants. Acta Otolaryngol. 129(4)：399-404, 2009.

Q.5 先天性難聴の原因には何が考えられますか？

回答 先天性難聴の原因としては，遺伝子の関与，胎児期の感染が主なものです．遺伝子検査，画像検査などを施行しても原因不明のものも残されています．遺伝性難聴の中では劣性遺伝の非症候性難聴例が最も多く，その場合の大部分は家族には難聴者がいません．

解説

出生 1,000 人に 1 人の割合で高度難聴児が生まれてくるとされていますが，そのうちの 50％以上は遺伝子が関与しているといわれています．その他に胎児期の感染が原因のもの，原因不明のものがあります．先天性難聴の原因について Morton らの報告では，最も多いものが遺伝的原因であり，遺伝性難聴も非症候群性のものと症候群性があります．次いで先天性サイトメガロウイルス（CMV）感染による難聴で，その他に環境要因などがあると

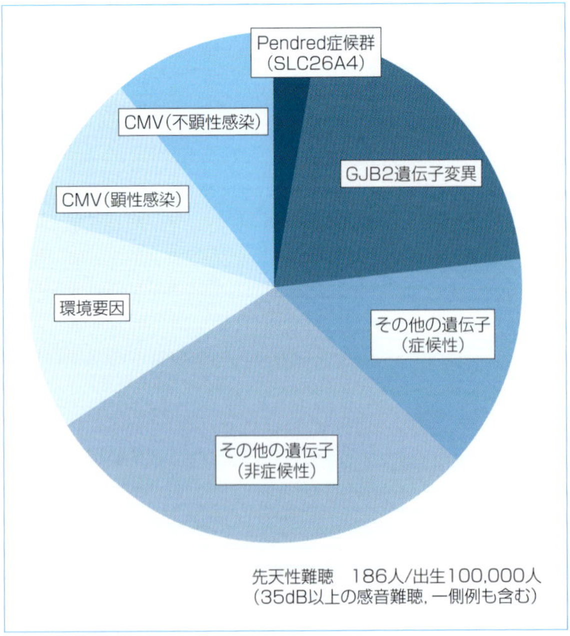

（文献 1 より）

図 C-10
米国における先天性難聴の原因の推定
文献等から推定された，一側性難聴も含む 35 dB 以上の難聴症例（英国の 40 dB 以上の両側性難聴例は 1.33/1,000 人）

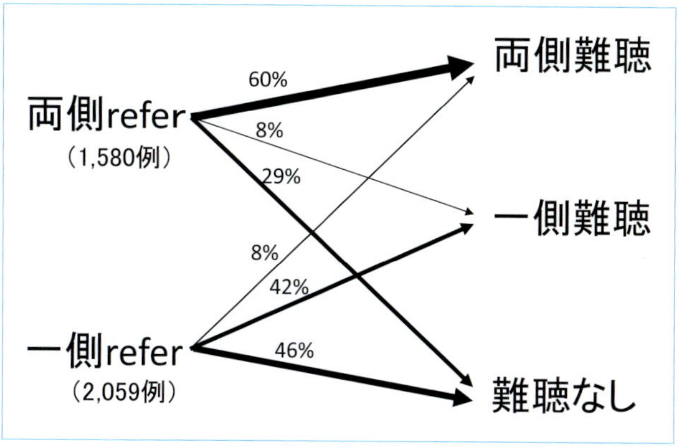

(文献 2 より)

図 C-11　新生児聴覚スクリーニング後の精密聴力検査機関での精密聴力検査結果

一側 refer 例の約半数は精密検査の結果「難聴なし」であるが，「両側難聴」の診断となる例もみられている．

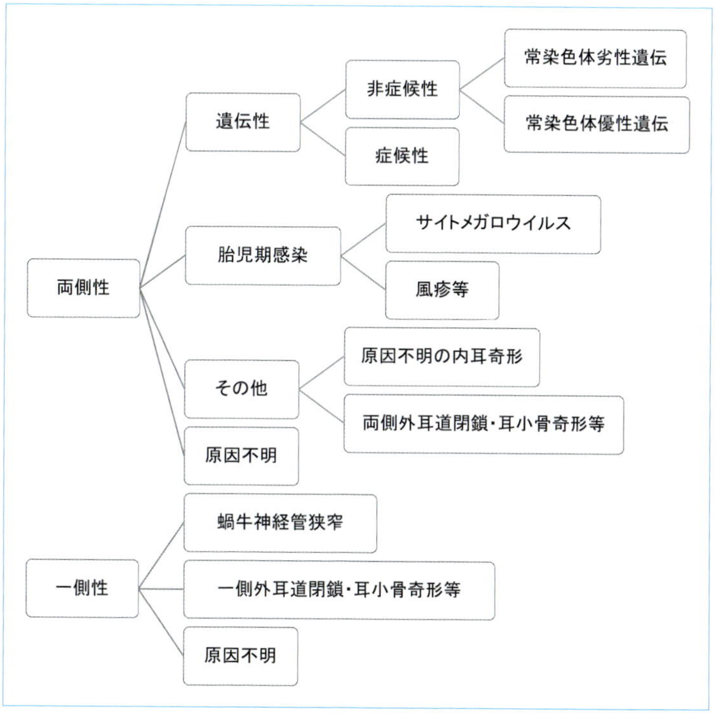

図 C-12　先天性難聴の原因

図は両側性か一側性かに分けて，代表的な原因を挙げているが，実際には一側性難聴で遺伝性難聴や先天性サイトメガロウイルス感染症による難聴でその後両側性難聴となる場合などもある．

いわれています(図 C-10)[1]．

先天性難聴は出生時からみられる難聴ですが，新生児聴覚スクリーニングが実施されるようになり，先天性両側性高度難聴だけではなく，軽中等度難聴や一側性難聴まで発見されるようになってきました．特に先天性一側性難聴は，以前は先天性か後天性か不明な場合がほとんどでしたが，新生児聴覚スクリーニングにより明確となりました．先天性の伝音難聴の場合もあります．

先天性難聴児の早期発見のために，産科で新生児聴覚スクリーニングが行われています．新生児聴覚スクリーニング後の精査医療機関に1歳未満で新生児聴覚スクリーニング後に受診した児の検査結果では，両側要精査でも難聴なしとの診断例がある一方，一側要精査例の9%は両側難聴の診断となっています(図C-11)[2]．両側パスであっても1歳までに両側難聴の診断となる例もあります．その他，進行性難聴や遅発性難聴もあり，新生児聴覚スクリーニングで発見される先天性両側性難聴以外にも乳児期あるいは小児期から補聴器などが必要となる難聴児はいます．

以下に，代表的な原因疾患(図C-12)について解説します．

I 遺伝性難聴

先天性難聴の原因で最も頻度が高いのですが，その大部分が常染色体劣性遺伝形式によるため，検査をして初めて診断されることがほとんどです．2012年より先天性難聴の遺伝子解析が保険収載されました．2014年現在では日本人に多い13遺伝子46変異に関しての検査ですので，検査で遺伝子変異が検出されなかった場合，遺伝子が関与していない場合と，遺伝子が関与していても検査に含まれない遺伝子である場合，検査で含まれる遺伝子の異なる部分の変異の場合があります．

1．非症候群性難聴

非症候群性難聴は難聴のみを症状とするもので，遺伝性難聴の70%を占めます．そのうちの約80%は劣性遺伝で，約20%は優性遺伝です．その他X連鎖遺伝形式をとるものもあります．非症候性の中で比較的頻度の高い遺伝子，特徴的な遺伝子について以下に挙げます．

1）*GJB2* 遺伝子

先天性難聴の原因遺伝子として最も頻度の高い常染色体劣性遺伝形式の遺伝子です．日本人における保因者は約2%とされており，高度の先天性難聴患者の約10%がこの遺伝子変異による難聴ということになります．*GJB2* 遺伝子は13番染色体長腕に位置しギャップ結合蛋白(コネキシン26)をコードする遺伝子であり，内耳のカリウムイオンの維持に重要な働きを担っています．

GJB2 遺伝子変異による難聴の特徴は，先天性でほぼ進行せず，難聴以外の症状はありません．近年では，新生児聴覚スクリーニングをパスする例も報告されており[3]，1歳頃までは進行する可能性があることがわかりました．難聴の程度は軽度から重度まで様々ですが，遺伝子型と難聴の程度はある程度相関関係がありますので，遺伝子検査により難聴の程度を推測することができます．難聴の原因が内耳に限られており，補聴器，人工内耳の効果も高いとされています．

2）*SLC26A4* 遺伝子

前庭水管拡大を伴い，難聴が変動および進行する劣性遺伝の難聴です．7番染色体長腕に存在します．前庭水管拡大は，CTで診断可能です(図C-13)．両側性難聴ですが左右差

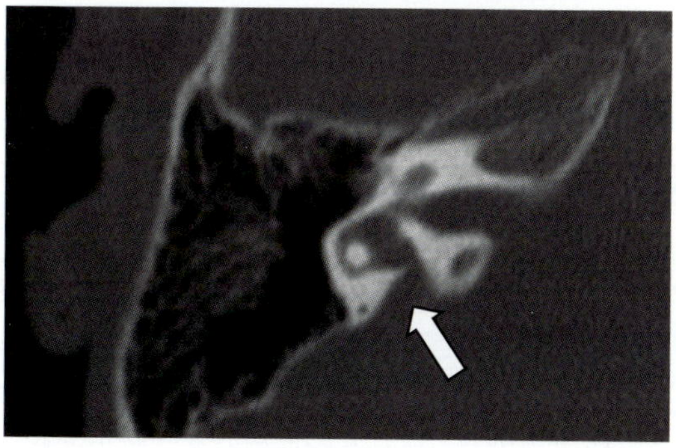

図 C-13
前庭水管拡大症例（CT 水平断）
前庭水管の拡大を認める．通常は 1 mm 以下で，1.5 mm 以上は異常である．蝸牛の低形成を合併していることもある．

を認めることもあり，また，進行性ですので新生児期には両側正常である場合や一側は正常である場合もあります．*GJB2* 遺伝子の次に多くみられる原因遺伝子ですが，その一部は甲状腺腫を伴う症候性難聴であるペンドレッド（Pendred）症候群です．聴力は高音障害例が多く，低音部には A-B gap が認められることもあります．頭部外傷や感冒などを契機に聴力悪化，めまい発作がみられることが多いとされていますが，誘因なく聴力の悪化する例もあります．

3）*CDH23* 遺伝子

現在の保険診療における検査では検査対象となっていませんが，比較的頻度の高い劣性遺伝形式の遺伝子です．10 番染色体長腕に位置し，ミスセンス変異の場合は非症候性難聴の場合がほとんどですが，ナンセンス変異やフレームシフト変異の場合は症候性難聴であるアッシャー（Usher）症候群となります．高音漸傾あるいは高音急墜型の聴力を示すことが多く，進行します．

4）*OTOF* 遺伝子

比較的稀な劣性遺伝形式の遺伝子ですが，auditory neuropathy を呈する難聴で，見出される頻度が高いことが知られています．本遺伝子による難聴の場合は，通常の内耳性難聴と比較すると補聴器の有効性が低く，視覚情報の活用も重要となります．人工内耳の有効例も報告されています．

5）常染色体優性遺伝形式をとる難聴遺伝子

非症候性難聴を示す優性遺伝形式をとる遺伝子は多数存在し，非症候性難聴患者の 20% 程度を占めるといわれています．軽～中等度難聴を示す例が多いようですが，重度難聴の場合もあります．浸透率はほぼ 100% で，両親のどちらかが優性遺伝形式の難聴の場合は，50% の確率で子どもは難聴になります．突然変異の場合もあります．

2. 症候群性難聴

遺伝性難聴の 30% を占め 400 種類を超える疾患群が知られています[4]．ミトコンドリア遺伝による難聴などもありますが，通常は新生児期には難聴はみられず成人以降に徐々に進行します．

1）アッシャー（Usher）症候群

網膜色素変性症を合併する常染色体劣性遺伝の感音難聴です．Type 1，2，3 に分類され，type 1 は先天性に高度難聴で早期に網膜色素変性症を発症，type 2 は小児期より難聴を発症し，type 3 は思春期以降に発症します．網膜色素変性症により，夜盲症，視野狭窄が進み視力が失われますので，type 1 では視力障害が進む前に人工内耳埋め込み術を検討する必要があります．

2）ワールデンブルグ(Waardenburg)症候群

優性遺伝形式ですが，突然変異で起きている場合もあります．症状から type 1〜4 に分類されています．Type 1 では先天性難聴に虹彩異色症，前額部の白髪，内眼角の解離を伴い，type 2 は type 1 の内眼角解離を伴わないもの，type 3 は内眼角解離と腕の異常を伴い，type 4 はヒルシュスプリング病を伴うものとされていましたが，遺伝子解析が進み遺伝子変異と臨床症状が一致しない症例が多く報告されています．

3）鰓弓耳腎(Branchio-Oto-Renal；BOR)症候群

頸瘻，耳瘻孔，外耳奇形などの鰓原性奇形，難聴，腎尿路奇形を三主徴とする症候群で，常染色体優性遺伝形式をとり，*EYA1* 遺伝子変異が約 40％の頻度で認められますが，その他の原因遺伝子や原因不明の例もあります．同一家系内でも表現型は様々です．

4）トリーチャー・コリンズ(Treacher Collins)症候群

常染色体優性遺伝の疾患ですが，約 60％は突然変異によるものと報告されています．小顎症，下眼瞼の欠損，小耳症，頬骨弓の低形成などを伴い，外耳道閉鎖や耳小骨奇形による伝音難聴がみられます．

Ⅱ 胎児期の感染による難聴

1．先天性サイトメガロウイルス(CMV)感染

不顕性感染例が多いため，原因不明の難聴とされている中に先天性サイトメガロウイルス感染による難聴が含まれています．未感染の妊婦が増加しており，今後増加する可能性が高い難聴です．詳細は別項(C．聴覚 Q7(p. 62))を参照して下さい．

2．先天性風疹症候群(CRS)

免疫のない女性が妊娠初期に風疹に罹患すると，風疹ウイルスが胎児に感染して生じます．発生頻度は 50〜80％と報告されています[5]．不顕性感染もありますので母親が無症状であっても先天性風疹症候群は発生することがあります．

先天性風疹症候群の三大症状は先天性心疾患，難聴，白内障です．母親が顕性感染した妊娠月別の発生頻度は，妊娠 5 か月までで 80％と高率で，他の症状(心，眼)と比較すると妊娠後期でも高いと報告されています[5]．先天性サイトメガロウイルス感染と同様，遅発性や進行性難聴もあります．現在，サイトメガロウイルス難聴に対する抗ウイルス薬などのような有効な治療方法は報告されていません．

Ⅲ 原因不明の内耳奇形

SLC26A4 遺伝子変異による前庭水管拡大や，*POU4F3* 遺伝子変異による内耳奇形など原因の同定されている内耳奇形もありますが，原因不明の内耳奇形による難聴があります．

Ⅳ 外耳道閉鎖症・耳小骨奇形など

外耳道閉鎖症の場合，出生時より難聴の診断がつきます．両側外耳道閉鎖であれば，両側難聴ですが，外耳道閉鎖は一側だけでも対側の耳小骨奇形により両側難聴の場合もあります．外耳は異常なく耳小骨奇形だけの場合もあります．遺伝性，症候性のものが多く報告されていますが，単独にみられることもあります．

Ⅴ 先天性一側難聴

新生児聴覚スクリーニングが実施されるようになり，先天性一側性の難聴が診断されるようになりました．一側難聴であれば言語発達にも問題なく，特に何もすることはないという考え方でしたが，近年一側難聴児においても問題が発生しうることが報告されています．騒音下での聞き取りは不良ですので，学校生活をはじめとする集団生活での支障が生じることは十分にあります．

また，前述のように新生児聴覚スクリーニングで一側 refer であっても，精査機関での検査で両側難聴と診断される例が少なからず存在すること，遅れて両側難聴となる例もあるので原因診断をして，その後の経過を予測する必要があります．

1. 蝸牛神経管狭窄

先天性一側性難聴の原因として最も頻度が高い疾患です[6]．蝸牛神経管狭窄の原因は不明ですが，他の合併症，内耳奇形を伴わない単独でみられる症例がほとんどです．側頭骨CT 水平断と再構成による冠状断から診断されます(図 C-14)．対側もやや狭窄があり，経過中に両側難聴となった例の報告もありますが，通常対側は正常であり難聴の進行はみられません．

2. 内耳奇形(前庭水管拡大等)

内耳奇形のうち，前庭水管拡大は遺伝性難聴であり通常は両側の前庭水管拡大がみられますが，出生時には一側難聴の場合もあります．3 歳頃までに両側高度難聴となった症例も多く，新生児聴覚スクリーニング一側 refer 例で最も注意すべき疾患です．前庭水管拡大は前述の *SLC26A4* 遺伝子変異によるものが多いのですが，どのような場合に新生児期

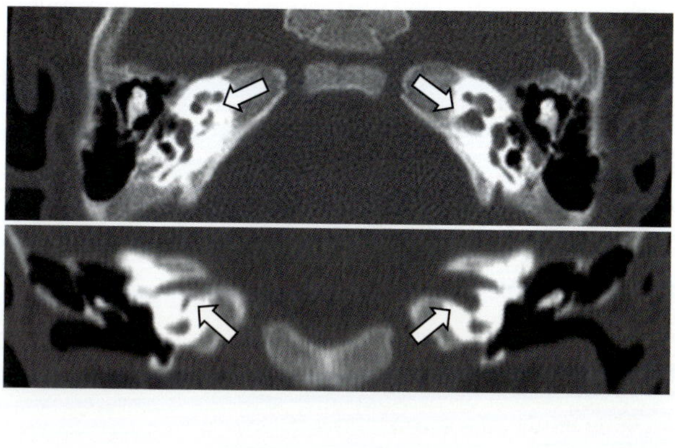

図 C-14
右蝸牛神経管狭窄例の CT
a：水平断．右蝸牛と内耳道が連続していない．
b：冠状断．右蝸牛神経管は左蝸牛神経管と比較して細い．

に一側難聴を呈するのかは不明です．聴性脳幹反応（ABR）などの検査で，一側性の中等度から高度難聴の場合に疑うべき疾患と考えています．

前庭水管拡大以外の内耳奇形を認める例もありますが，その場合はほとんど一側性の奇形で良聴耳には奇形がみられません．聴性脳幹反応は無反応あるいは重度の難聴の場合が多いようです．

3. 先天性サイトメガロウイルス感染

出生時期に一側難聴の場合もあります．一側性難聴で側頭骨 CT に異常を認めない場合に疑います．良聴耳も難聴になる可能性があることを保護者に説明し，定期的な経過観察が必要となります．

4. その他，原因不明

先天性風疹感染症例など，他のウイルス感染などが疑われますが，原因不明の症例もあります．先天性サイトメガロウイルス感染同様，定期的な経過観察が必要です．

Ⅵ 周産期に起きる難聴

厳密には先天性難聴ではありませんが，出産時に問題があり難聴となることもあります．それ以前に新生児聴覚スクリーニングを実施されていれば後天性難聴と診断されますが，新生児聴覚スクリーニングを実施していない場合は先天性難聴であったのか，周産期の問題で生じた後天性難聴かの鑑別が困難な場合もあります．

（仲野敦子）

文献

1) Morton CC, et al：Newborn hearing screening—A silent revolution. N Engl J Med. 354：2151-2164, 2006.
2) 福祉医療・乳幼児委員会：平成 25 年度「新生児聴覚スクリーニング後の精密聴力検査機関の実態調査」に関する報告．日耳鼻．117：746-748，2014.
3) Minami SB, et al：GJB2-associated hearing loss undetected by hearing screening of newborns. Gene. 532：41-45, 2013.
4) 宇佐美真一ほか：遺伝性難聴の分類と診断のポイント．宇佐美真一編．14-23，きこえと遺伝子—難聴の遺伝子診断と遺伝カウンセリング—，金原出版，2006.
5) 日本周産期・新生児医学会ホームページ：先天性風疹症候群（CRS）診療マニュアル. http://www.jspnm.com/Teigen/docs/CRSver7.pdf
6) Nakano A, et al：Cochlear nerve deficiency and associated clinical features in patients with bilateral and unilateral hearing loss. Otol Neurotol. 34：554-558, 2013.

Q.6 騒音下でのことばの聞き取りはどうなりますか？

回答

ことばの聞き取りは90%が子音を手がかりとしています[1)]．騒音(雑音)下では，健聴者でも子音が聞き取りにくくなるため，ことばの聞き取りが低下します．子音は母音よりもエネルギーが弱く雑音の影響を受け，ことばを知覚する手がかりを変形するためです．また，聴覚障害者・高齢者・小児(低学年まで)の場合は，健聴者と比べ，ことばの聞き取りにより影響を及ぼす傾向にあります．

しかし，私たちは混み合った店内や電車の中など，ある程度の騒音下でも会話することができます．これは柔軟で適応的なヒトの音声知覚の特徴で，ロバストネス(robustness，頑健性)と呼ばれる高度な情報処理能力によって実現されています．

解説

I S/N 比とことばの聞き取り

騒音とは，騒がしくて不快感を起こす音のことで，日常生活で「静か」と感じるのは45 dB以下です．通常，望ましい音のレベルは40〜60 dB以下といわれます．日常生活は，常に音で満たされており，静かと思われる室内にいても，外部からの騒音(交通騒音，近隣からの漏れ聞こえる生活音など)と内部からの騒音(電気製品のモーター音，音響機器の音，話し声など)があります．信号量(signal，音声)を雑音量(noise，騒音)で割った比を信号対雑音比(signal to noise ratio，S/N比)といいます．S/N比が大きいとは，聞きたい音声が大きく聞きやすく，S/N比が小さいとは聞きたい音声が小さく，聞き取りが難しくなる状態を示します．

図C-15に雑音が聞き取りに及ぼす影響を示します．標準語音聴力検査で用いる67-s語表を使用し，単音節の聞き取りを行った結果を示します．被検者の前後1 mの距離にスピーカーを設置，前方からは語音(signal)，後方からはスピーチノイズ(noise)を提示しました．健聴成人6例(平均年齢33歳)と静粛下の語音明瞭度80%以上の中等度難聴者(平均聴力レベル60 dB，34歳男性)，人工内耳装用者(両側装用，片耳は先に装用を開始した側，40歳女性)についての雑音レベルと語音の聞き取りの関係を示します．健聴者では−10 dBS/N比で90%以上の聞き取り能力がありますが，聴覚障害者では＋10〜15 dBのS/N比の条件が確保されなければ，本来の聞き取り能力が発揮されないことがわかります．

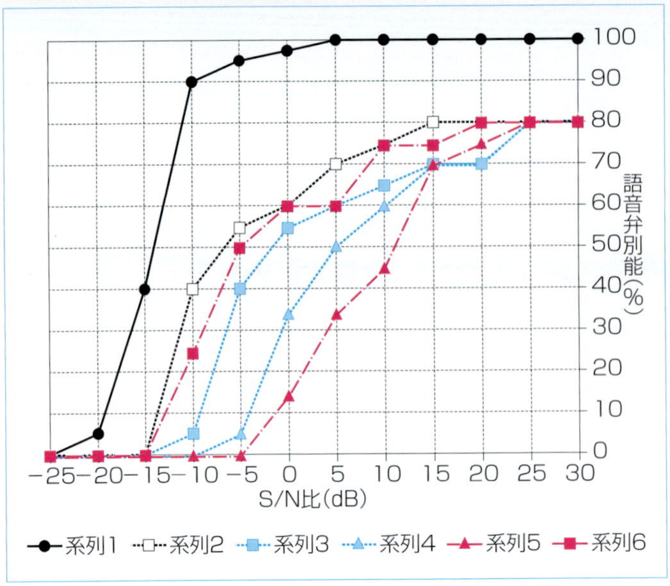

図 C-15　雑音が聞き取りに及ぼす影響（1）

標準語音聴力検査で用いる 67-s 語表を使用し，単音節のことばの聞き取りを行った．
被検者の前後 1 m の距離にスピーカーを設置，前方からは語音（signal），後方からはスピーチノイズ（noise）を提示した．
健聴成人 6 名（平均年齢 33 歳）と静粛下の語音明瞭度 80％以上の中等度難聴者（平均聴力レベル 60 dB，34 歳男性），人工内耳装用者（両側装用，片耳は先に装用を開始した側，40 歳女性）についての騒音レベルと語音の聞き取りの関係を示す．

系列 1：健聴成人 6 名の平均値（平均年齢 33 歳）
系列 2：中等度難聴者（平均聴力レベル 60 dB，34 歳男性），裸耳
系列 3：中等度難聴者（平均聴力レベル 60 dB，34 歳男性），両側補聴器装用下
系列 4：中等度難聴者（平均聴力レベル 60 dB，34 歳男性），片側補聴器装用下
系列 5：人工内耳装用者（40 歳女性）　両側装用下
系列 6：人工内耳装用者（40 歳女性）　片側装用下
2・3・4，5・6 はそれぞれ同一の聴覚障害者

雑音とことばの聞き取りは，検査条件や個人差によって報告される数値も異なります．十分なコミュニケーションが成り立つためには，S/N 比が＋6 dB 必要で，S/N 比 0 dB では単語明瞭度は 50％になるという記載もあります[2)3)]．いずれにしても聴覚障害者では，より大きな S/N 比が必要となります（図 C-16）[3)]．

子どもの場合，健聴児でも言語発達の完全でない児童の場合は，成人よりも高い S/N 比が求められます．S/N 比が小さい環境では，低学年ほど聞き取りが低下し，S/N 比が大きい環境では，どの学年も聞き取りに差は生じないと報告されています．多くの児童が問題なくことばを聞き取る S/N 比は，6 年生で 10 dB，3 年生で 16 dB，1 年生で 20 dB 以上必要です（図 C-17）[4)]．また高齢者の場合，多くの人で高音域の聴力低下があり，子音の識別に困難をきたし，さらには耳鳴や補充減少によりマスキングがかかり，大きな音は不快で小さな音は聞こえない，さらに処理能力の低下といった特性があるため，騒音下で聞きたい情報を取り出すのは難しく，高齢者でもより大きな S/N 比が必要となります．

Ⅱ　音声の知覚

音声言語としての情報は，声帯の周期的信号の有無，調音による声道の形状変化に伴う

図 C-16
雑音が聞き取りに及ぼす影響(2)

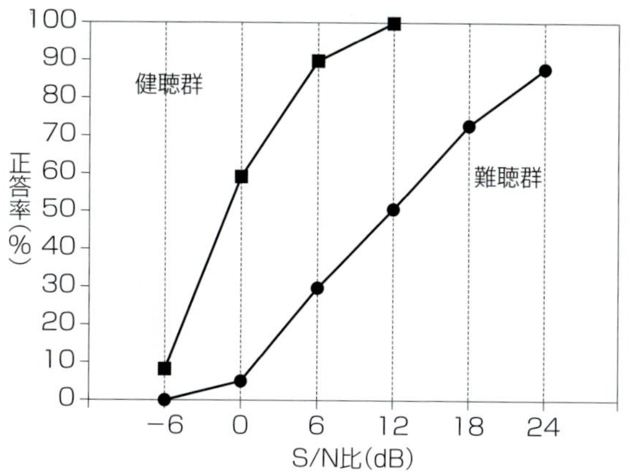

(文献 3 より)

図 C-17
雑音が聞き取りに及ぼす影響(3)
学年ごとの差
健聴児でも言語発達の完全でない児童の場合は，成人よりも高い S/N 比が求められる．S/N 比が低い環境では，低学年ほどことばの聞き取りが低下し，S/N 比が高い状況では，どの学年もことばの聞き取りに差は生じないことがわかる．

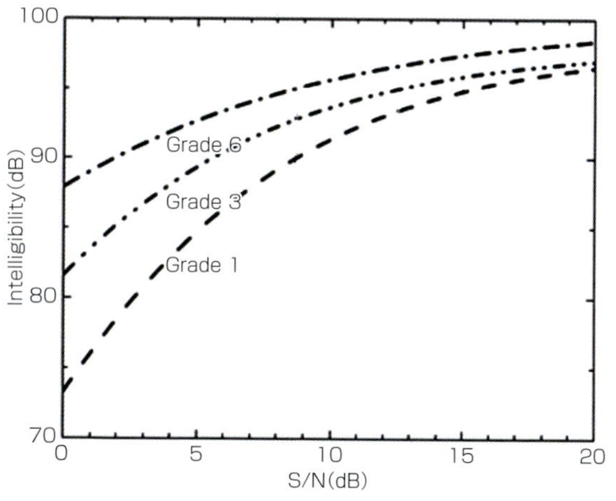

(文献 4 より)

共振・半共振の特性や持続と遷移に関する時間の主に 3 つで特徴づけられます．これらで生成された音声信号の振幅スペクトル包絡の時間変化が，言語的な意味を形成するのに重要な役割を果たします．特に母音はフォルマントという，いくつかの特定の周波数領域上に大きなエネルギー成分を持ち，このフォルマントの中心周波数の分布が，母音の種類の識別に利用されています[5]．自動音声認識では，音声のスペクトル包絡を特徴量とすることが主流で，雑音のパワースペクトルが音声のパワースペクトルを上回れば，正確なスペクトル包絡を得られず認識が困難となります[6]．ヒトにおいても，高雑音下では特徴となるフォルマントが変形してしまうため，同様に知覚することが困難となります(図 C-18)．

しかし，ヒトの聴覚機構は柔軟であり自動音声認識が困難であっても，S/N 比の大きさ，また雑音の種類によっては聞き分けが可能です．これはなんらかの手がかりを元にスペクトル包絡以外の音響特徴を手がかりにしています．現在まで音声明瞭度，マスキング，音韻修復，聴覚フィルタなど雑音下での音声知覚の研究が多く行われています．雑音下における音声知覚は，ヒトの柔軟な適応処理能力(ロバストネス)が発揮され，高次の効果(知覚統合)が大きく寄与していると考えられています[7]．

歪んだ音声を知覚する場合，影響する要因として，背景雑音の量，周波数スペクトルの

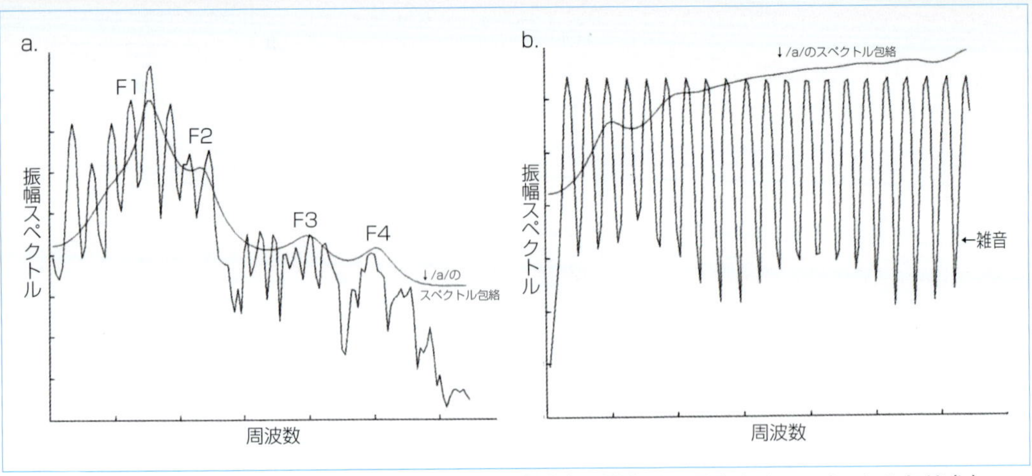

図 C-18　母音/a/のスペクトルとスペクトル包絡(a)と雑音下の母音/a/のスペクトル包絡(b)

a：音声は空気の振動で伝わる．母音/a/について空気の振動をマイクロフォンで電気的に捉えて視覚的に表示することで音声の波形を見ることが可能となる．/a/の音声波形をフーリェ解析という手法を用い周波数分析し，単純な純音の組み合わせに分解することで周波数スペクトルを求めることができる．グラフは，波形を構成する周波数成分を横軸で表し，それぞれの周波数成分の強さ(振幅)を縦軸にとって振幅スペクトルを表している．この周波数スペクトルについての傾向を見るために細かいスペクトルの上下の動きを無視して１本のなめらかな曲線にしたものをスペクトル包絡という．声道の共振によって，スペクトル包絡にもピーク部分(共振)が現れる．これが音声の特徴で，何を発声しているのかによってピーク値のパターンが異なる．スペクトル包絡のピーク(共振周波数)がフォルマント周波数といい，低い周波数側から順に第１フォルマント(F1)，第２フォルマント(F2)，第３フォルマント(F3)…と示す．このフォルマントが母音を識別する重要な役割を果たしている．

b：高雑音と/a/も同様に周波数分析し振幅スペクトルとして示したもの．雑音の影響で/a/のフォルマントが変形してしまい，F1のピークがわかる程度でF2以下は明確でなく雑音に埋もれてしまっており「あ」と弁別することが困難となる．

変化，ピーククリッピングによる下記に示す通りの妨害効果が挙げられます[2)]．

背景雑音の量は，S/N比が負であっても，特に聞き手が内容を知っている場合や音声と雑音が空間内の別々の方向から出されている場合は，音声の了解が可能なことがあります．

周波数スペクトルの変化は，例えば電話線は，限られた範囲の周波数しか通しません．低域通過フィルタを用いて1,800 Hz以上の周波数成分をすべて取り除いた場合，文章の明瞭度は67%ですが，通常の会話は完全に了解できます．逆に1,800 Hz以下の周波数成分をすべて取り除いても同程度の明瞭度となります．文章明瞭度を90%にするためには，1,000～2,000 Hzの周波数帯域があれば十分とされています．

ピーククリッピングは，音声波形のピークをカットすることで，電話や補聴器(アナログ)など聴覚的な伝達システムには一般的に用いられており，波形は矩形パルス系列に変換し強大音が直接耳に入らないように制限をかけています．過大な負担がかかると，極端にクリップレベルがもとの波形の1～2%しかないこともあり，その結果，音声波形は矩形パルス列に変わり，ひどい歪みによって音声の質や自然さは損なわれますが，単語明瞭度で80～90%得ることができます．

このように音声の情報処理は，1つの側面のみで処理するのではなく，多重的で，ヒトの音声知覚は実用的で，多種多様な条件下でも機能できるように作られているようです．

表 C-2　補聴援助システムの分類：音響情報の伝達・代替方法による分類

1．補聴機器が必要な補聴援助システム	
無線式	FM 補聴システム，デジタル無線方式補聴システム（Bluetooth 含む），赤外線補聴システムなど
有線式	外部延長マイク，集音マイクなど
磁気誘導システム（ループシステム）	集団用ループ：常設型，移動型，簡易型（携帯型，卓上型） 個人用ループ：ヘッドホン型，首かけ型，耳かけ型，パッド型
2．補聴機器が不要な補聴援助システム	
増幅式補聴システム	音場増幅装置（拡声装置：指向性スピーカー，携帯用スピーカー），音量増幅装置（電話関連，集音装置など）
感覚代行機器	振動またはフラッシュライトで知らせる火災報知器，電話着信，玄関チャイム，赤ちゃんの泣き声，目覚まし時計，嗅覚で知らせる火災報知器など 手話，筆談，ファクシミリやメール，字幕放送など
3）拡声システム	FM システム，デジタル無線方式システム

Ⅲ S/N 比を向上させるには

補聴器あるいは人工内耳装用者は，実際の生活場面で数 m から場合によっては 10 m 以上離れて音を聞くことがあり，使用条件によってはとりわけ厳しい音響機器といえます．聴覚障害者がより良い条件の S/N 比でことばを聞く改善策として，補聴援助システムの導入が挙げられます．周囲の雑音を排除して，聞きたい音をよりきれいに聞こえるようにし（S/N 比の向上），部屋の壁などに反射した音によって音が歪まないようにクリアな音として聞く（残響時間の短縮）ことができます．補聴援助システムは，直接音声を伝送する方法が多く用いられています．補聴援助システムの伝達・代替方法による分類を表 C-2 に示します．

（中村雅子）

文　献

1）白石君男：聴覚に関わる社会医学的諸問題「学校教育における音響環境と聴覚補償」．Audiology Japan．55：207-217，2012．
2）B. C. J. ムーア：第 8 章　音声知覚．大串健吾監訳．306-307，聴覚心理学概論，誠新書房，1994．
3）藤田郁代監，中村公枝ほか編：第 4 章　聴覚障害の指導・訓練　1．聴覚補償機器　C．補聴援助システム．205-210，標準言語聴覚障害学　聴覚障害学，医学書院，2010．
4）Sato, H, et al：Evaluation of acoustical conditions for speech communication in working elementary school classrooms. JASA. 123（4）：2064-2077, 2008.
5）西村竜一：S3 群（脳・知能・人間）2 編（感覚・知覚・認知の基礎）　2 章　聴覚と音声　2-5　音響信号の解析　2-5-4　音声知覚．電子情報通信学会　知識の森（知識ベース）．http://www.ieice-hbkb.org/files/S3/S3gun_02hen_02.pdf
6）石塚健太郎ほか：雑音下母音聴取における雑音のスペクトル構造の影響．NTT コミュニケーション科学基礎研究所ホームページ．http://www.kecl.ntt.co.jp/icl/signal/ishizuka/presentations/SP200102_viewgraph.pdf
7）筧　一彦：音声知覚の頑健性—前語彙的過程を中心として—．Fundamentals Review．3（1）：9-20，2009．

Q.7 サイトメガロウイルス感染症があると難聴になりますか？

A 回答 先天性サイトメガロウイルス感染症は正常出産 1,000 人に 3～4 人といわれています．その中で難聴の発生は先天性サイトメガロウイルス感染症陽性の約 10 人に 1 人です．また先天性難聴の約 20％は先天性サイトメガロウイルス感染症であるとの報告もあります[1)]．

先天性サイトメガロウイルス感染症の難聴には，両側性や一側性があります．難聴の程度は中等度難聴の場合もありますが，ほとんどは両側性の高度感音難聴です．また先天性だけでなくサイトメガロウイルスの再活性化による進行性，遅発性などのパターンがあり経過観察が重要となります．難聴の診断は聴性脳幹反応（ABR）が中心となりますが伝音・感音難聴の鑑別にも注意しなければなりません．

解説

Ⅰ 早期診断

先天性サイトメガロウイルス（CMV）感染症は胎内感染の中でも最も頻度が高くよく知られている疾患です．サイトメガロウイルスによる先天性感染が重症である場合は，難聴，低出生体重，小頭症，脳の石灰化，肝脾腫などを合併するため本疾患を疑いやすいです．しかし，約 90％は不顕性感染であり，ほとんど所見がないためすべての新生児の診断は困難であるのが現状です．中でも難聴は頭位が小さい小頭症の次に比較的発生しやすい所見です．図 C-19 に先天性サイトメガロウイルス感染症の診断方法を示します．生後 3 週以内は尿を使用しリアルタイム PCR 法（ポリメラーゼ連鎖反応：polymerase chain reaction）で検査します．生後 3 週以降は後天性も考慮せねばならず，出産時に 95％以上の新生児が行っているガスリー検査（先天性代謝異常検査）で使用した乾燥ろ紙に付着した乾燥血液か臍帯血を使用します[2)]．

新生児難聴の早期発見を目的とし，産科を中心に 2000 年より各地で盛んに行われている新生児聴覚スクリーニング（NHS）は現在全国で約 73％の受診率となっています．最近，産科で新生児聴覚スクリーニングとサイトメガロウイルス検査の両方を検査項目に入れている病院もあります．先天性サイトメガロウイルス感染症陽性例に対しては難聴以外に留意しなければならないのが神経学的所見です．先天性サイトメガロウイルス感染症で聴力

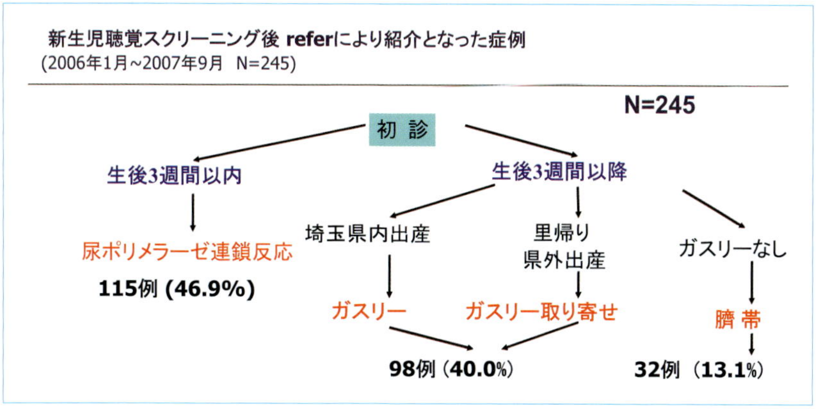

図 C-19　サイトメガロウイルス検査法
先天性サイトメガロウイルス感染症の診断方法は，初診の時期で異なる．

正常群の頭部 MRI 所見は正常が約 80% であり，異常所見といっても頭部 MRI で大脳皮質下白質に異常な T2 延長が軽微にある程度でした．しかし難聴群では両側大脳半球白質に広汎な T2 延長を呈することが多く，さらに脳回形成異常，のう胞状変化，大脳白質容積減少などを高頻度に認めました[3]．

Katano ら[4]はモルモットサイトメガロウイルスの先天感染で胎児の内耳を抗体で染めウイルスの感染部位を同定しました．サイトメガロウイルスは外リンパ領域とラセン神経節に限局して感染しており，コルチ器官を含め内リンパ領域で抗原は検出されませんでした．ラセン神経節で抗原を発現している細胞が神経細胞か否かは明らかにされていません．

Ⅱ 治　療

先天性サイトメガロウイルス感染症診断後の治療については，従来は症候性の先天性サイトメガロウイルス感染症に対してのみ行われていた薬物治療(ガンシクロビルを中心とした点滴静注または内服)も，サイトメガロウイルス検査陽性で両側高度感音難聴と診断された症例に対して，保護者の同意のもと治療が行われる場合もあります．治療は我が国には指針がなく米国のガイドラインに沿うことが一般的です．原則入院管理とし抗ウイルス薬(ガンシクロビル(GCV：デノシン®など))を 6 週間，体重あたり 12 mg を 1 日投与量とし点滴する場合，抗ウイルス剤(バンガンシクロビル(VGCV：バリキサ®など))を 6 か月，体重あたり 32 mg を 1 日投与量とし外来で経過観察する場合があります．血中濃度を測定し濃度が高ければ内服治療で十分であるとの報告もあります．今後多施設での検討で治療についての指針が出ることが望まれます．参考に表 C-3 に治療前後の聴力を示します[3]．治療を行った 11 例中 3 例(27%)で聴力の改善を認めました．図 C-20 に聴力改善の典型例を示します．

Ⅲ 難聴診断の留意点

症候性の先天性サイトメガロウイルス感染症は新生児集中治療室(NICU)などに入院す

表 C-3　治療前/治療後の聴力

治療開始年齢		右聴力(ABR)		左聴力(ABR)		R-ASSR	L-ASSR	
		前	後	前	後			
1 F	3 か月	70(90)	60	60(100)	50			
2 F	1 か月 3 週	60	NR	NR	NR	110 dB	110 dB	
3 F	1 か月	NR	NR	80	NR			
4 F	4 か月 2 週	50	30	20	20			
5 F	1 か月 2 週	NR	NR	90	90	>120 dB	>120 dB	人工内耳
6 M	1 か月 2 週	70	20	NR	60			
7 F	1 か月 2 週	50(90)	60	20	20			
8 M	23 日	NR	NR	NR	100			
9 F	11 か月	NR	NR	NR	NR	>120 dB	>120 dB	
10 F	1 年	NR	NR	NR	NR			人工内耳
11 F	1 年 10 か月	80	100	NR	NR	110 dB	120 dB	人工内耳

F は女児，M は男児．（　）内の数字は治療中最も悪化した時の聴力を示す．
NR は 100 dB で no response の略．
治療後聴力は 6 週間治療の直後から 6 か月までの測定値

		初診日	2日目	11日目	25日目	38日	95日
血液ポリメラーゼ連鎖反応 (copies/μgDNA)		2 (単核球中)		(−)	(−)	(−)	(−)
尿ポリメラーゼ連鎖反応 (copies/mL)		5.2×10^5		1.2×10^4	8.9×10^3	(−)	(−)
唾液ポリメラーゼ連鎖反応 (copies/mL)		7.3×10^6					(−)
聴性脳幹反応	(右)	70dB		30dB	20dB	20dB	20dB
	(左)	NR		80dB	80dB	60dB	40dB
治療			ガンシクロビル 12mg/kg/day			バンガンシクロビル 28mg/kg/day	

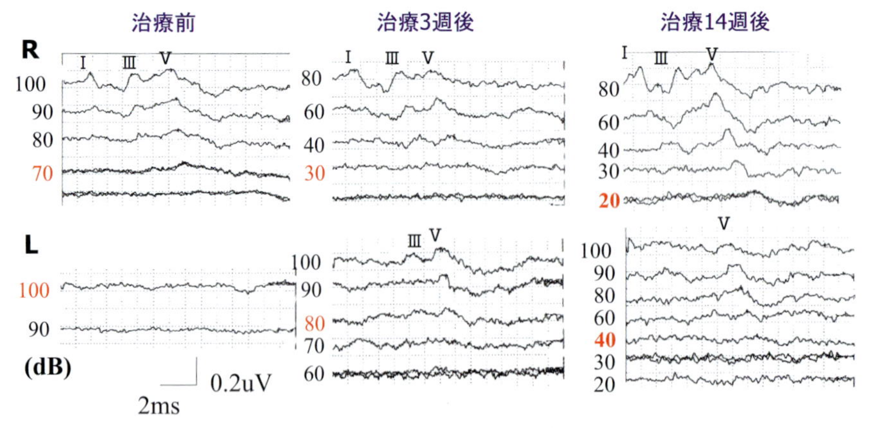

a
b

図 C-20　治療前後の聴性脳幹反応(ABR)
a：治療経過
b：ABR の変化

ることが多く診断は聴性脳幹反応(ABR)を中心に行われます．しかし新生児期は中耳間葉系遺残や乳突洞の含気不全，発育不良などによる伝音難聴の場合も多く，聴力が変動することも念頭におかなければなりません．経過観察は3歳頃までが望ましいです．特に1歳までは遅発性難聴の可能性があり，2か月に1度は耳音響放射(OAE)などで検査することが望ましいでしょう．

先天性サイトメガロウイルス感染症による遅発性難聴の診断は厄介です．出生時に行った新生児聴覚スクリーニングがパスしても後に難聴が出現するタイプは，先天性サイトメガロウイルス感染症のほかに新生児遷延性肺高血圧(persistent pulmonary hypertension；PPHN)，先天性横隔膜ヘルニア，前庭水管拡大症，一部の遺伝子異常などがあります．先天性サイトメガロウイルス感染症陽性で難聴のない群の15%は乳児期後半遅発性難聴をきたすとの報告もあります．

(坂田英明)

文　献

1) 鍋谷達夫：先天性サイトメガロウイルス感染(CMV)と聴覚障害．小児耳．28(3)：169-173，2007.
2) 坂田英明ほか：サイトメガロウイルス．周産期医学．39(6)：789-794，2009.
3) 大石　勉：先天性サイトメガロウイルス感染症における難聴治療．埼小医セ誌．30(1)：18-27，2013.
4) Katano H, et al：Pathogenesis of cytomegalovirus-associated labyrinthitisin a guniea pig model. Microbes Infect. 9：183-191, 2006.

C. 聴覚

Q.8 EABRとは何ですか？

回答

EABRはelectrically evoked auditory brainstem responseの略語です．

EABRは聴神経の電気的刺激により誘発される脳波のうち，10 msec以内に出現する速反応（fast response）のことをいいます．その電気刺激による反応波が，脳幹までの聴覚路神経核に由来すると考えられることから電気刺激聴性脳幹反応と呼ばれます．

臨床的には，聴覚誘発電位による人工内耳の他覚的検査として，人工内耳動作確認，聴神経機能確認に大変有効です．

解説

Ⅰ EABR（電気刺激聴性脳幹反応）とは

EABRは電気的聴神経刺激により誘発される脳幹までの神経反応です．音刺激により誘発されるABR（聴性脳幹反応）波と同様に，EABRの波はⅠ～Ⅴ波に区別されますが，Ⅰ波は刺激のアーチファクトと重なり隠れてしまいます．Ⅰ波とⅡ波はそれぞれ聴神経の末梢部と基部に由来し，Ⅲ波は蝸牛神経核，Ⅳ波は上オリーブ複合体，Ⅴ波は外側毛帯と下丘に由来すると考えられています[1]．EABRのそれぞれの潜時はABRに比べると1～1.5 msec早くなります[2]．

Ⅱ 測定方法

基本的な記録電極の位置は，関電極（＋）を頭頂部に，基準電極（－）を刺激と対側の乳様突起（または耳朶），前額部に接地電極を置きます[3]．電極間抵抗を5 kΩ以下とします．記録電極は前置増幅器を中継し，信号加算器につなぎます．

人工内耳を用いて刺激する場合は，その会社ソフトウェアのABR機能を用い，スピーチプロセッサを通して10～50 Hzの刺激頻度で刺激します[4]．トリガーパルスはプログラミングインターフェイスを通して信号加算器と同期し測定を開始します．フィルタ帯域は100～1,000 Hzを用い，加算回数は1,000回とします．

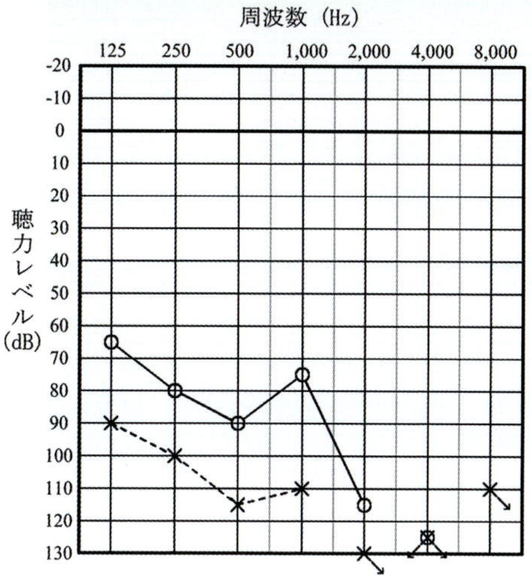

図 C-21
症例 1：人工内耳前の純音聴力
右高度難聴，左重度難聴を示す．

Ⅲ　人工内耳刺激 EABR

臨床的には，人工内耳手術を行った患者に対して，EABR はその人工内耳動作確認，聴神経機能確認，マッピング補助，行動閾値の検証などに役立ちます．

聴覚誘発電位による人工内耳の最も汎用される他覚的検査として，ECAP（electrically evoked compound action potentials：電気刺激複合活動電位）があります．ECAP は聴神経線維の反応までしかわかりませんが，EABR は脳幹の聴覚伝導路の反応を調べることができます．特にラセン神経節が存在しない蝸牛軸欠損タイプの内耳奇形では，ラセン神経節を電気刺激しての電気誘発複合電位を利用する ECAP は十分に得られませんが，EABR は蝸牛軸欠損タイプでも内耳壁に存在する神経組織を刺激し，聴性脳幹反応を拾い聴神経反応を確認することができます．

症例 1：内耳奇形のない先天性難聴

新生児聴覚スクリーニング refer にて見つかり，精査でサイトメガロウイルス感染による先天性難聴と診断されました．補聴器装用にて療育を開始しましたが，難聴が進行し（図 C-21），左は補聴器装用効果を認めないため，3 歳時に左人工内耳埋込手術（メドエル社コンツェルト FLEX 28）を行いました．

術中の EABR 所見を示します（図 C-22）．内耳奇形のない症例では，基底回転電極からの刺激は頂回転，中回転部からの刺激よりも EABR 閾値が高く，振幅は小さく，潜時も長

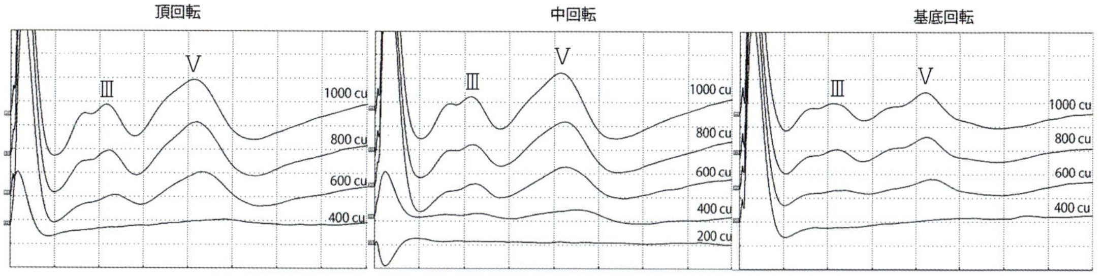

図 C-22　症例 1：術中 EABR
良好な EABR 反応を示す．

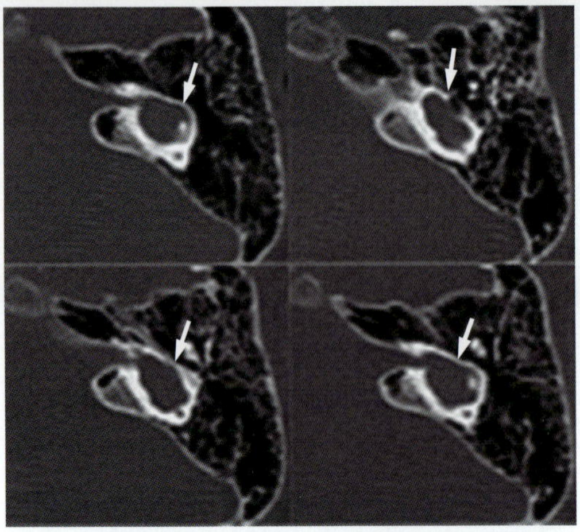

図 C-23　症例 2：左側頭骨 CT
蝸牛と前庭が一塊となり単一の嚢胞状空洞を形成

くなります．これは基底回転部ではラセン神経節までの距離が頂回転，中回転部よりも遠いことに関係していると思われます．本児の術後人工内耳装用効果は大変良好です．

症例 2：common cavity

新生児聴覚スクリーニング refer にて見つかり，精査で内耳奇形（両側 common cavity）による先天性重度難聴と診断されました（図 C-23）．補聴器装用効果を認めないため，1 歳 10 か月で右人工内耳手術，4 歳 8 か月で左人工内耳手術を行いました．両回とも人工内耳埋込手術を transmastoid labyrinthotomy アプローチにて行い，gusher（外リンパ噴出）を認めました．

2 回目の手術時（メドエル社コンツェルト スタンダード）の EABR を示します（図 C-24）．蝸牛軸欠損タイプの内耳奇形では ECAP での反応を認めることができないことが多く，本症例でも ECAP では全く反応を認めませんでした．EABR ではすべての電極で明瞭な反応を認めています．蝸牛軸のあるタイプのように，電極の位置で閾値，潜時，振幅に明らかな差はありません．本児も良好な人工内耳装用効果を認めています．

（南　修司郎）

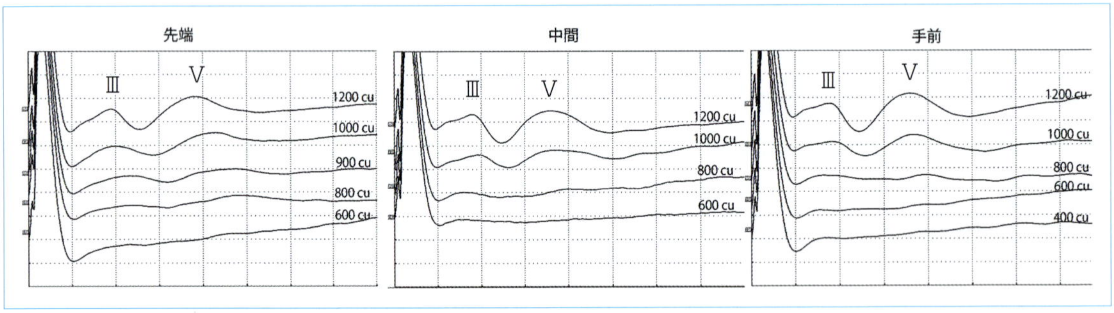

図 C-24　症例 2：術中 EABR
良好な EABR 反応を示す．

文　献

1) Hall JW：Handbook for Auditory Evoked Responses, Allyn & Bacon, Boston, MA, 1992.
2) van den Honert C, et al：Characterization of the electrically evoked auditory brainstem response (ABR) in cats and humans. Hear Res. 21 (2)：109-126, 1986.
3) Thai-Van H, et al：The pattern of auditory brainstem response wave V maturation in cochlear-implanted children. Clin Neurophysiol. 118 (3)：676-689, 2007.
4) Gordon KA, et al：Toward a battery of behavioral and objective measures to achieve optimal cochlear implant stimulation levels in children. Ear Hear. 25 (5)：447-463, 2004.

Q.9 幼小児の進行する難聴の原因は何ですか？

回答 遺伝子変異によって進行性の難聴が生じやすい傾向にあります．進行性難聴をみたら，まず，ほかに合併症がないか，出生後の状態はどうであったか，を確認する必要があります．合併症がある場合，症候群性の難聴を疑い，遺伝子検査や先天性母胎感染などを考えます．また，合併症に対して出生直後に呼吸器を使用したり，何らかの手術を受けている場合は薬剤性難聴なども考えます．原因がたくさんありますので，児の情報を十分に収集し，見当をつけたうえで検索を始めることも大切です．

解説

小児の難聴では，先天性の難聴と後天性に生じる遅発性難聴や進行性難聴などがあります．5，6歳以上の児では，いつから，どのように聞こえにくくなったかを自分で訴えることが可能ですが，1，2歳では反応が乏しくなってきたことに気がつかれて初めて診断されることが多いです．通常は何らかの難聴があって，定期的に観察している間に聴力低下してくることが少なくありませんが，約40%は4歳以下で進行しており，4歳以上で聴力低下したのは5.7%のみであったとする報告もあります[1]．定期的に注意深く観察することと，難聴の原因別にどのような経過をたどる可能性があるかをよく家族にも説明しておくことが重要です．

表C-4に進行性難聴の原因を示します．遺伝子変異によるものが最も多い原因と考えられていますが，そのほかに解剖学的な異常や母胎ウイルス感染によるもの，さらに周産期の障害が挙げられます．また，症候群性の難聴では，症候群に特徴的な聴力低下がみられることもあります．

I 遺伝子変異

先天性難聴の50%は遺伝性の関与がいわれていますが，家族歴がなく弧発例で常染色体劣性遺伝形式をとる場合が多くみられます．

表 C-4　進行性難聴をきたす代表的な疾患と難聴出現年齢

0〜5 歳	遺伝性難聴（常染色体劣性遺伝） 胎児期異常 先天性サイトメガロウイルス感染 先天性風疹症候群 ムコ多糖症
5〜10 歳	遺伝性難聴（常染色体優性遺伝） アルポート症候群 マーシャル症候群 ヌーナン症候群
10〜20 歳	耳硬化症 アッシャー症候群 ミトコンドリア疾患 ダウン症候群 ターナー症候群 騒音性難聴
全年齢	細菌性髄膜炎 耳毒性薬物 前庭水管拡大 腫瘍

1. 常染色体優性遺伝疾患[2)]

1）*KCNQ4*

蝸牛内のカリウムイオンリサイクルの障害により生じる難聴であり，学童期以降に主に高音部が障害される難聴です．

2）*COCH*

めまいや耳鳴りを伴う高音部が障害される難聴です．常染色体優性遺伝形式の難聴では一般的に言語獲得期以降に難聴が発症し，進行する傾向が高いとされています．

2. 常染色体劣性遺伝疾患

1）*GJB2*

遺伝子変異による先天性難聴の中で最も頻度の高い変異であり，日本人の先天性難聴の約 25%に認められます．高度〜中等度の難聴を呈し，聴力の変動も少ないですが，新生児聴覚スクリーニングにて出生直後は聴力が正常であったにも関わらず聴力が増悪してきている症例も報告されています[3)]．

2）*CDH23*（カドヘリン 23）

有毛細胞の感覚毛の乱れで難聴が生じ，徐々に感覚毛の結びつきが弱まる結果，難聴が進行すると考えられています．主に高音部が障害される難聴です．

3. ミトコンドリア遺伝子（母系遺伝）

1）ミトコンドリア 1555A>G

アミノグリコシド系の抗菌薬を使用したことで聴力が急速に低下することで知られています．外来を訪れる感音難聴の 3%に認められるとされています．両側対称性に高音部の聴力障害が認められます．少量のアミノグリコシド系抗菌薬を少量使用しただけでも聴力低下はみられますが，投与の既往がなくても難聴が進行する例もあります[2)]．

2）ミトコンドリア脳筋症（MELAS）

言語習得期後より両側進行性に，後迷路性の難聴が生じます．このため聴性脳幹反応（ABR）ではⅤ波が消失していても，純音聴力検査ではほぼ正常に反応が認められることもあります．しかし，時間の経過とともに聞こえなくなってきます．

Ⅱ 症候群性難聴[1)]

1）アルポート（Alport）症候群

腎疾患としては，糸球体基底膜にあるⅣ型コラーゲンの遺伝子変異が原因とされており，

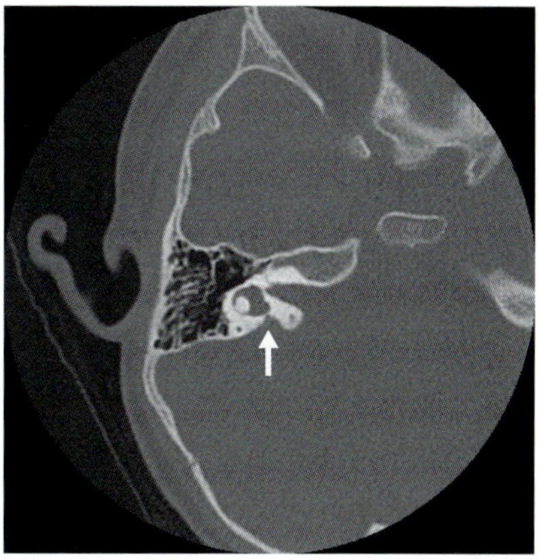

図 C-25　前庭水管拡大（SLA26A4，ペンドレッド症候群）
側頭骨 CT または MRI にて診断が可能である．矢印は前庭水管拡大の部位を示す．

多くは血尿が認められます．*Col4A3*，*Col4A4*，*Col4A5* が原因遺伝子とされており，85% は X 染色体優性遺伝であり X 染色体を 1 つしか持たない男性のほうが早くから発症し，症状も重いことが多いです．難聴も腎症状の増悪に平行して低下してきます．

2）*SLC26A4*

側頭骨 CT にて前庭水管拡大がみられ（図 C-25），思春期以降に甲状腺腫を合併しやすい疾患であり，ペンドレッド（Pendred）症候群と呼ばれます．難聴の特徴として，高音障害型の感音難聴であり，低音部では A-B gap を伴います．また前庭水管拡大があると，頭部への衝撃を契機に急速に聴力低下やめまいを伴うことがありますが，頭部打撲などの誘因がなくても，ストレスなど頭蓋内圧亢進で進行することもあります．甲状腺腫は思春期以降に腫脹してくるため，幼少時のうちは明らかではないことが多いです．

3）BOR 症候群（鰓弓性瘻孔，難聴，耳介奇形，腎疾患）

常染色体優性遺伝疾患であり，*EYA1* 遺伝子や *SIX* 遺伝子の変異が原因の 1 つとして報告されています．出生直後から難聴を呈しますが，良くなったり悪くなったりを繰り返しながら徐々に低下してくることが多いです．側頭骨 CT にて前庭水管拡大が認められ，頸瘻や腎奇形などを伴います．

4）ターナー（Turner）症候群[4)]

滲出性中耳炎を繰り返しやすいため，幼少期は伝音難聴を呈することが多いです．しかし，思春期を過ぎるころから約 40～60% の割合に徐々に感音難聴を生じることで知られており，成長ホルモン分泌不全，エストロゲンの分泌不全などが原因の 1 つとして推測されています．

5）ダウン（Down）症候群

大脳皮質神経細胞において 20 歳を過ぎるとシナプスの加齢に伴う著明な減少が認められることで知られています．10 歳代後半より約 1/3 の割合で，高周波数を中心に進行性の感音難聴が始まるとされています[4)5)]．

Ⅲ　母胎ウイルス感染

20 年前は風疹ウイルス感染による感音難聴が多くみられていましたが，欧米ではワクチン行政により撲滅宣言が出されるようになり，代わりにサイトメガロウイルス感染による感音難聴が増加しています．

1. 先天性サイトメガロウイルス(CMV)感染

1) 症候性サイトメガロウイルス感染

先天性サイトメガロウイルス感染児のうち，小頭症，胎内発育遅延，神経疾患など明らかな症状が認められるのは10〜15%であり，うち30%は肝機能不全，感染症などで死亡します．またほとんどが神経疾患を有しており，22〜65%に感音性難聴を合併します．そのうちの約50%が生後2〜70か月(平均生後33か月)までの間に聴力が低下しはじめる遅発性難聴であるとされています[6]．非症候性サイトメガロウイルス感染では10〜15%に難聴が認められます．また，約50%が生後2〜70か月までの間に難聴の増悪が認められます．また，18.2%の児は出生直後には難聴の兆候がなく，25〜62か月の間に聴力が進行したとの報告もあります．難聴の進行は6歳までに生じることが多いですが，思春期まで続くこともあります．

2) 非症候性サイトメガロウイルス感染

出生時に明らかな症状がないものの6〜15%に感音難聴を合併し，その多くは遅発性難聴であるとされています．聴力低下し始める時期は平均生後44か月と報告されています[6]．内耳リンパ液からはCMV-DNAが検出されることから，ウイルスの内耳組織への直接攻撃や免疫学的機序による炎症性障害，またはウイルスが難聴関連遺伝子を傷害する可能性が示唆されています．このため，胎内で感染したウイルスは内耳にとどまり，慢性的な炎症が長期間続くことに対する免疫反応が進行性・遅発性難聴を起こすと推測されています．

2. 先天性風疹症候群

妊娠中，特に妊娠初期に罹患すると先天性風疹症候群と呼ばれ，胎児発育不全，白内障，先天性心疾患などの症状がみられます．多くの臨床症状は妊娠8週までに罹患した場合に高い頻度でみられ，8週以降の感染では徐々に出現頻度は低下します．しかし難聴の出現率は妊娠8週以降も90%と高く，軽度-重度難聴で両側性，一側性のこともあります[7]が，妊娠早期に罹患するほど難聴の程度も重度であるとされています．2〜3歳になって遅発性難聴を起こす症例も報告されています．

Ⅳ 周産期の障害

表C-5に難聴の危険因子とされている要因を示します．Joint committee on infant hearing(JCIH)ではNICUに5日以上滞在した場合は，難聴のハイリスク児として厳重な聴覚管理が必要であるとしています．我々の検討でも新生児期の呼吸器感染や敗血症の既往，先天性横隔膜ヘルニアの基礎疾患がある場合は聴力障害が進行してくる可能性が高くなりました[8]．しかし，遷延性肺高血圧(PPHN)が既往にあった場合や，新生児期の脳の可塑性がある時期に筋弛緩薬や抗菌薬の使用をしたことなど，進行性および遅発性難聴においては様々な原因が考えられています．このため，こうした症例では定期的に聴力検査を

表 C-5　新生児の難聴危険因子

- 家族内難聴
- 胎内感染：風疹，サイトメガロウイルス
- 頭蓋顔面の奇形
- 低出生体重児：1,500 g 未満
- 高ビリルビン血症
- 聴器毒性薬物の使用
- 細菌性髄膜炎
- 仮死：1 分 4 以下　5 分 6 以下
- 人工換気：5 日以上
- 症候群

行うことが望ましく，また出生直後の聴力検査結果が正常であっても言語発達遅滞などがみられて疑わしかった場合は，躊躇せずに再度聴力の評価を行う必要があります．

V 薬剤性難聴

進行性難聴を呈する薬物として，前述のアミノグリコシド系薬物や，サリチル酸，ループ利尿薬，シスプラチン（ブリプラチン®，ランダ®）などが挙げられます．シスプラチン製剤は投与量に比例して進行性難聴を呈し，放射線治療により作用は増強されるといわれています．薬剤による難聴では，高音急墜型の難聴が認められるため，幼少時は見つかりにくく頻回の検査が必要となります．また，サ行，タ行の聞き取りが悪いため，構音障害が生じやすくなります．

（守本倫子）

文　献

1) Lucas D：13 Progressive hearing loss. 260-287, Paediatric audiological medicine, 2nd ed, Wiley Blackwell, 2009.
2) 宇佐美真一：日本人難聴患者に見出される難聴遺伝子．宇佐美真一編．42-84，きこえと遺伝子─難聴の遺伝子診断と遺伝カウンセリング─，金原出版，2006.
3) Minami SB, et al：GJB2-associated hearing loss undetected by hearing screening of newborns. Gene. 532：41-45, 2013.
4) 守本倫子：小児期に注意すべき聴覚障害．外来小児科．14：138-142，2011.
5) 山下道子ほか：ダウン症候群・乳幼児の聴力経過の検討．耳鼻．56：138-143，2010.
6) Dahle AF, et al：Longitudinal investigation of hearing disorders in children with congenital cytomegalovirus. J Am Acad Audiol. 11：283-290, 2000.
7) 佃　朋子ほか：近年発生した先天性風疹症候群の臨床的検討. Audiology Japan. 42：682-688，1999.
8) Morimoto N, et al：Risk factors for elevation of ABR threshold in NICU-treated infants. Int J Pediatr Otorhinolaryngol. 74：786-790, 2010.

C．聴覚

Q.10 補聴器と人工内耳の違いは何ですか？

回答 補聴器も人工内耳も共に，聴覚障害者の聞き取りを補助することを目的とした補装具です．補聴器は音を増幅する機器であり，鼓膜を刺激します．人工内耳は音を電気信号に変換し聴神経を刺激する機器です．共に装用後の聴覚リハビリテーションが重要です．

解説

I 補聴器と人工内耳の違い（表 C-6）

1．補聴器

補聴器は，聴覚障害者の聞き取りを補助することを目的とした音の増幅器です．入力部，増幅部，出力部，電源の 4 つの部分から構成されます．2005 年 4 月 1 日に改正された薬事法により，補聴器は管理医療機器に分類され，補聴器を販売する場合，厚生労働省の規定する管理者の届出が必要となります．

補聴器の適応は，①一側または両側に軽度以上の難聴があり，②その難聴により生活に不自由があり，③その不自由を改善したい意志があること，この 3 点がすべてそろった場合と考えています[1]．

2．人工内耳

人工内耳は聴覚障害者の蝸牛に電極を留置し，音信号を電気信号に変換，聴神経を刺激することで聴覚を補助する器具です．人工内耳はマイクロホン，音声分析装置，刺激電極，電波の送・受信機から構成されます．刺激電極と受信機は手術的に体内に埋め込む体内部であり，マイクロホン，音声分析装置，送信機は体外部となります．人工内耳は高度管理医療機器に分類されます．1998 年 4 月に日本耳鼻咽喉科学会から示された，成人に対する人工内耳の適応基準では，純音調力は両側とも 90 dB 以上の重度難聴者で，かつ補聴器の装用効果の少ないものとされ，つまり人工内耳の前に，必ず補聴器を装用することになります．

表 C-6　補聴器と人工内耳の違い

	補聴器	人工内耳
刺激方法	音響刺激	電気刺激
適応	軽度～高度難聴	高度～重度難聴 補聴器にて装用効果を認めないもの
手術	必要ない	必要
費用	5～50 万円程度 身体障害者福祉法に基づく交付制度あり	約 400 万円(本体価格，入院費，手術代込) 健康保険，高額医療費用制度，育成医療，更正医療の助成あり
行動の制限	外すことにより制限はなくなる	体当たり系スポーツ，MRI 撮影，電気メスを用いた手術，25 m 以上の潜水

Ⅱ　聴覚リハビリテーション

補聴器と人工内耳ともに，装用すればすぐに聞こえるようになるわけではなく，聴覚リハビリテーションが必要となります．難聴になると，音が脳に届きにくくなり，難聴の脳に変化してしまいます．急に音を入れると難聴の脳は不快に感じやすいため，少しずつ音を大きくしていきながら音に慣らしていく必要があり，これが補聴器による聴覚リハビリテーションです[2]．人工内耳の場合は，言語聴覚士が個人に合わせて人工内耳をプログラムしていく「マッピング」と呼ばれる作業を行います．具体的には T レベル(かすかに聞こえ始めるとき)と C レベル(大きい音だが不快でないとき)を測定します．人工内耳の音入れ時には「雑音，音」にしか聞こえない場合もありますが，次第に，ただの雑音から「ロボットみたいな声」となり，慣れてくると「人間らしい声」に変わってきます．これは，徐々に脳が新しい音を学習して覚えていくことによって言葉として理解できるようになる過程です．補聴器も人工内耳も使えば使うほど聴覚リハビリテーションが進み，上達していきます．患者自身が「自分の聞こえは自分が作る」という意欲を持ち，担当の言語聴覚士と協力し補聴器フィッティングや人工内耳マッピングを行うことで，より聞こえの環境は改善していくと考えています[3]．

Ⅲ　残存聴力活用型人工内耳

近年，補聴器と人工内耳療法の機能を併せ持った「残存聴力活用型人工内耳(electric acoustic stimulation；EAS)」が開発されました(**図 C-26**)．これは高音急墜あるいは漸傾型の聴力像を呈する難聴患者を対象とし，残存聴力のある低音部は音響刺激で，重度難聴の高音部は電気刺激で音を送り込みます．本邦でも 2014 年 7 月に保険償還され，臨床での実施が可能となりました．**図 C-27** に日本耳鼻咽喉科学会が示した EAS ガイドラインを載せます[4]．

（南　修司郎）

文　献

1) 鈴木大介ほか：当科補聴器外来における比較試聴システムの試み．Audiology Japan. 57 (3)：181-188, 2014.
2) 岡崎　宏ほか：補聴器の初期調整時の装用時間と音に対する慣れの検討．Audiology Japan. 57 (1)：71-77, 2014.
3) 三邉武幸ほか：聴覚に関わる社会医学的諸問題「聴覚障害に対するリハビリテーション」．Audiology Japan. 57 (4)：221-229, 2014.
4) 日本耳鼻咽喉科学会：新医療機器使用要件等基準策定事業(残存聴力活用型人工内耳) 報告書．2014.

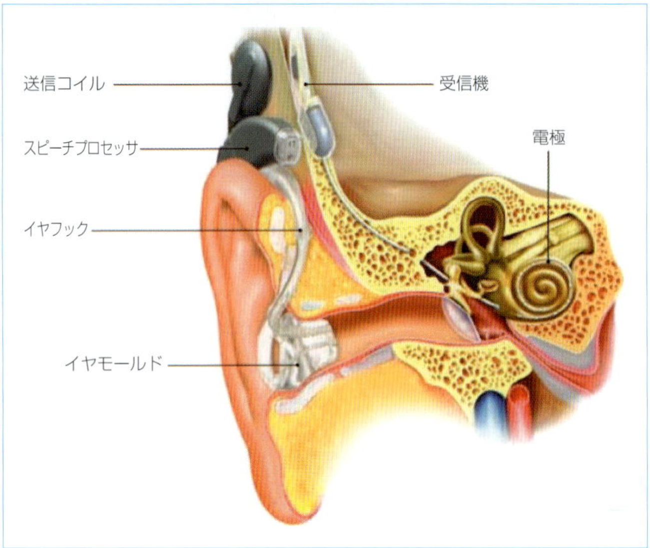

(メドエル社 HP より改変)

図 C-26
EAS システム
体内装置は電極の形状以外は従来の人工内耳と変わらない．一方，体外装置はスピーチプロセッサが補聴器と人工内耳の両方の機能を備えている点が通常の人工内耳と異なる．

下記の 4 条件すべてを満たす感音難聴患者を適応とする．

1)-1，純音による左右気導聴力閾値が下記のすべてを満たす（下段の図）．
　125 Hz，250 Hz，500 Hz の聴力閾値が 65 dB 以下
　2,000 Hz の聴力閾値が 80 dB 以上
　4,000 Hz，8,000 Hz の聴力閾値が 85 dB 以上
　※ただし，上記に示す周波数のうち，1 か所で 10 dB 以内の範囲で外れる場合も対象とする．

1)-2，聴力検査，語音聴力検査で判定できない場合は，聴性行動反応や聴性定常反応検査（ASSR）等の 2 種類以上の検査において，1)-1 に相当する低音域の残存聴力を有することが確認できた場合に限る．

2) 補聴器装用下において静寂下での語音弁別能が 65 dB SPL で 60％未満である．
　※ただし，評価は補聴器の十分なフィッティング後に行う．

3) 適応年齢は通常の小児人工内耳適応基準と同じ生後 12 か月以上とする．

4) 手術により残存聴力が悪化する（EAS での補聴器装用が困難になる）可能性を十分理解し受容している．

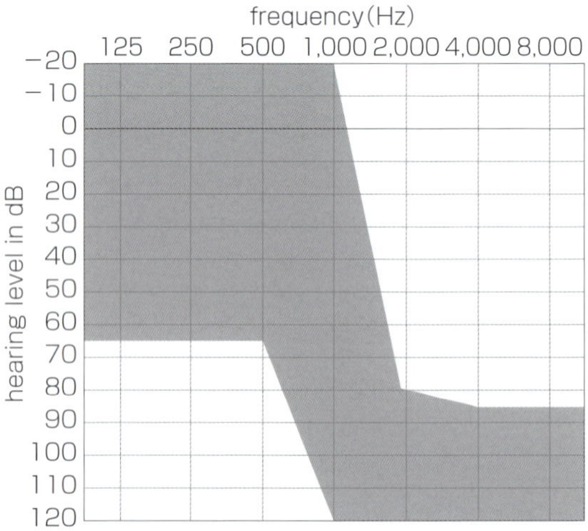

残存聴力活用型人工内耳（EAS）の適応となる聴力像（灰色部分）

（文献 4 より）

図 C-27　残存聴力活用型人工内耳 EAS（electric acoustic stimulation）ガイドライン
高音急墜，漸傾型の難聴患者が対象となる．

C．聴覚

Q.11 ダウン症児の難聴の特徴は何ですか？

回答 滲出性中耳炎や慢性中耳炎，さらに真珠腫などを起こしやすいため，伝音難聴になります．内耳奇形（蝸牛低形成や蝸牛神経低形成など）による感音難聴も認められます．さらに出生後しばらくの間，脳の発達が未熟なことによる中枢性難聴を呈することもあります．滲出性中耳炎や髄鞘化不全による難聴では，成長と共に改善してきますので，補聴器装用などの適応も慎重に評価したほうがよいでしょう．

また，成長しても慢性中耳炎に伴う耳漏の反復や，20 歳頃を過ぎると徐々に加齢性難聴が進行してくる可能性もあり，定期的な聴力評価が必要です．

解説

ダウン症候群は 800 人に 1 人の割合で出生し，知的障害，心疾患，十二指腸閉鎖などの内臓奇形に加え，中耳炎や難聴を伴い，知的・言語発達に影響を及ぼします．難聴は 38～78％に一側または両側に認められ 70％は伝音難聴，20％は感音難聴，10％が混合難聴とされています[1)]．ダウン症では，耳介奇形をはじめとした，外耳，中耳および内耳奇形を伴うことが多く，さらに中耳炎を起こしやすいことから，難聴の原因診断が難しいこともあります．

I 伝音難聴

1．滲出性中耳炎による伝音難聴

ダウン症児の約 40％近くに滲出性中耳炎を合併しやすいとされています[2)]．この理由として，以下の 4 つが挙げられます．

1）ダウン症では上気道感染を繰り返しやすい

T 細胞および B リンパ球の機能低下，好中球遊走障害によるとされています．

2）頭蓋骨が短形で鼻咽腔が狭い

常に上気道に鼻汁が貯留しやすく，感染を繰り返しやすくなります．

3）乳突蜂巣の発育が不良である

4）耳管機能不全

筋緊張低下により口蓋帆張筋の緊張も弱いことによりますが，耳管軟骨細胞の密度が疎

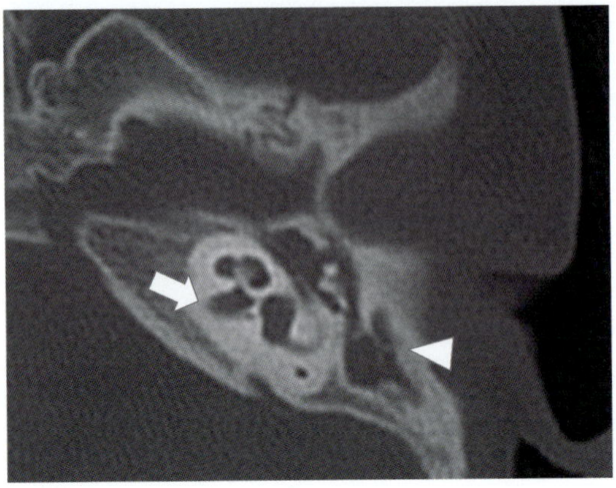

図 C-28
7 歳ダウン症女児の側頭骨 CT
内耳道および蝸牛神経低形成が認められる(⇧). 乳突蜂巣の発育が不良(△)であり, 中耳内には滲出液とみられる陰影が認められる.

で虚脱していることにもよるとされています[3].

2. 中耳奇形に伴う難聴

1) 先天性中耳奇形

ダウン症児の側頭骨病理所見では中耳腔に間葉組織の残存とそれによる卵円窓, 正円窓の閉鎖, 耳小骨の奇形などが報告されています. 間葉組織は健常児であれば 1 歳までに自然に吸収されるとされていますが, ダウン症などでは 4〜5 歳までに吸収されます. 耳小骨奇形では, キヌタ-アブミ関節やツチ骨-キヌタ関節の構造異常が報告されています[4].

2) 慢性中耳炎による中耳変形

幼少時に中耳炎に対して適切な治療を受けていなかった, または鼓膜チューブ留置後の鼓膜穿孔などから慢性中耳炎や中耳真珠腫を併発する例は少なくありません. 慢性的に感染を繰り返すことにより耳小骨の変形をきたし, 伝音難聴を生じます.

Ⅱ 感音難聴

1. 内耳奇形に伴う感音難聴

蝸牛の回転数が少なかったり, 半規管や前庭の奇形, 蝸牛神経低形成が認められます. 側頭骨 CT(図 C-28)により診断が可能です. 半規管などの奇形もあるため, 運動発達遅滞なども幼少時は顕著なことがあります.

2. 髄鞘化遅延に伴う中枢性難聴[5]

聴覚路は 5 歳まで髄鞘化が進むとされており, ダウン症の 23%に髄鞘化不全があったとする報告もあります. 聴性脳幹反応検査(ABR)では全く反応が得られないものの, 歪成分耳音響放射(DPOAE)では反応が得られることもあります. しかし, 外耳道が狭いため, 歪成分耳音響放射でも反応が不良になることも少なくありません.

Ⅲ 聴力の予後

1. 聴力の改善

出生直後に新生児聴覚スクリーニングなどで検査を行った場合，難聴が指摘されるにも関わらず，半年以内に聴覚閾値が改善する症例があることで知られています[6]．

1）髄鞘化不全

聴神経や脳幹の未成熟により，反応の同期が低下していることがあり，成長と共に発達，改善してきます．

2）中耳の環境改善

出生直後は中耳内に羊水が貯留していることがあり，また胎脂，間葉組織の消失により改善してきます．

2. 聴力の増悪

山下らは，新生児期に重症の黄疸を呈していた2例に難聴の進行が認められたと報告しています[7]．また，大脳皮質神経細胞において20歳を過ぎるとシナプスの加齢に伴う著明な減少が認められることで知られており，早期老人性難聴が認められるようになります[8]．

Ⅳ 検査方法

1. 他覚的聴力検査（聴性脳幹反応（ABR）および聴性定常反応（ASSR））

精神発達遅滞があるため，客観的に難聴があるかどうかの判断を行うためには必須です．聴性脳幹反応にてⅠ波潜時の延長がみられることがあり，これにより伝音難聴があるかどうか判断することも可能です．

2. 耳音響放射（DPOAE，TEOAE）

内耳機能の検査として聴力のスクリーニングに有用ですが，ダウン症の場合，外耳道がかなり狭いことや，滲出性中耳炎の合併も高頻度であるため，たとえ反応がみられなかったとしても難聴であるとの診断が困難です．

3. 側頭骨CT

慢性中耳炎や真珠腫の合併，さらに中耳・内耳奇形の診断に有用です．外耳道が狭くて，耳鏡では透見できなかった鼓室内の滲出液なども診断できます．中耳炎を反復していたことで乳突洞の発育が不良であることは少なくありません[3]．

Ⅴ 治　療

1. 伝音難聴

滲出性中耳炎に伴う伝音難聴に対して鼓膜換気チューブ留置術を行うことは一般的ですが，外耳道が狭く，さらに心疾患などの合併疾患を有することで全身麻酔のリスクが高い可能性もあります．難聴の程度により最初から補聴器装用指導が行われることもありますが，常時装用することは困難であることも少なくありません[8)9)]．新鍋は聴力が 60 dB 以上で言語発達への影響が大きい場合は早期に補聴器または鼓膜換気チューブ留置を判断し，40〜60 dB では 3 か月ごとに注意深く観察するべきとしています[3)]．乳幼児期の早期に滲出性中耳炎の治療を行っていたほうが，年長になってからの伝音難聴の率は減少するとの報告も複数あり[10)]，可能であれば乳幼児期に積極的な治療を行うべきと考えます．

2. 感音難聴

髄鞘化不全などでは，年齢と共に反応も改善してくる可能性があるため，補聴器装用には慎重に対応します．また，補聴器を装用させたとしても，精神発達遅滞を伴っているため，補聴器装用が困難であることや，経済的な負担になっていることも少なくありません[8)]．さらに，知的発達も遅れているため，補聴器装用することで言語発達するとは限らないことは養育者と認識を共有するべきです．

（守本倫子）

文　献

1) Northerns JL, et al：Down syndrome. In；Hearing in children, 5th ed. 95-96, Lippincott, 2002.
2) 守本倫子：全身疾患―染色体異常と滲出性中耳炎―．MB ENT．68：59-64，2006.
3) 新鍋晶浩：先天異常をもつ症例の病態とその対応―ダウン症. JOHNS. 30：83-88, 2014.
4) Fausch C, et al：The incudomalleolar articulation in Down syndrome (Trisomy21)：A temporal bone study. Otol Neurotol. 10.1097/MAO. 0000000000000456, 2014.
5) 守本倫子：内耳疾患 5)染色体異常．新生児．112-117，幼小児の耳音響放射と ABR，診断と治療社，2012.
6) 坂田英明：聴性脳幹反応．42-45，耳鼻咽喉科診療プラクティス 3 新生児・幼児・小児の難聴，文光堂，2001.
7) Driscoll C, et al：Tympanometry and TEOAE testing of children with Down syndrome in special schools. Aust NZ J Audiol. 25：85-93, 2003.
8) 山下道子ほか：ダウン症候群・乳幼児の聴力経過の検討，耳鼻．56(4)：138-143，2010.
9) 留守　幸ほか：当院におけるダウン症児の聴覚管理について．小児耳．25：35-39, 2004.
10) Raut P, et al：High prevalence of hearing loss in Down syndrome at first year of life. Ann Acad med Singapore. 40(11)：493-498, 2011.
11) McPherson B, et al：Hearing loss in Chinese school children with Down syndrome. Int J Pediatr Otolaryngol. 71：1905-1915, 2007.

Q.12 先天性盲聾の二重障害の原因は何ですか？

回答 先天性に聴覚と視覚の重複障害をきたしうる疾患としては，超低出生体重，先天性風疹症候群，先天性サイトメガロウイルス(CMV)感染症，チャージ(CHARGE)症候群，コケイン(Cockayne)症候群，ダウン(Down)症候群などがあります．聴覚・視覚障害とも，その程度は症例ごとに非常に幅があり，成長に伴ってそれぞれの障害が改善あるいは進行する可能性もあり，眼科や小児科など他診療科と密に連携することが重要になります．

解説

I 先天性盲聾について

人間の五感のうち聴覚と視覚は，どちらもそれぞれ人間のコミュニケーションと発達において非常に重要な役割を担っています．この2つの障害が重複した場合を「盲聾」といい，外界の情報を取り入れることが絶対的に不足するために，発達上および教育上非常に困難な状態となります．

頻度は非常に稀ですが，先天的に聴覚と視覚の両方を失うことがあります．全く見えない，聞こえないという場合もありますが，見えづらい，聞こえづらい場合や，どちらかは程度が軽い場合もあり，その程度は個人個人によって非常に幅があります．視覚・聴覚以外に，発達遅滞や肢体不自由，心疾患などの重篤な障害を合併することも少なくなく，他の診療科との連携も重要です．

成長に伴い，障害が改善あるいは進行する場合や，正確な視力や聴力の測定が困難な場合も多いのですが，残存している聴覚や視覚を積極的に活用して，適切な療育につなげるようにします．

II 先天性盲聾の原因疾患

1. 超低出生体重

出生時の体重が1,000 g未満のときを超低出生体重といいますが，日本における障害発生率の報告によると，未熟児網膜症による両眼失明の発生頻度は超低出生体重児の約2%

前後で，聴力障害の発生頻度と同程度となっていました[1)〜3)]．視覚・聴覚重複障害の頻度はさらに稀となりますが，どちらも非常に重症となる場合があります．超低出生体重児の新生児期死亡率は年々低下しており，今後も低出生体重児の視覚・聴覚重複障害については問題となるだろうと推測されます．

2. 先天性風疹症候群

先天性風疹症候群の三大主徴として，先天性心疾患・難聴・白内障があることは非常に有名です．風疹の予防接種が普及するまでは，その流行に伴って視覚聴覚の重複障害が発生することは稀ではありませんでした．先天性風疹症候群の場合も，視覚・聴覚障害とも，非常に重症となる場合があります．

近年その発生はおさえられていましたが，日本には風疹予防接種率の低い年齢層が存在しているため，2004 年から現在に至るまで，若年成人患者を中心に風疹の流行が地域的にみられています．その結果，先天性風疹症候群の患児も 2004 年以降認められ，2013 年には全国で 32 例も確認される事態となっています[4)]．妊娠可能年齢の女性で風疹に感受性を有する場合には，積極的に予防接種で免疫を付ける必要があります．

3. 先天性サイトメガロウイルス（CMV）感染症

サイトメガロウイルスの母子感染により生じる，胎内感染のなかで最も頻度が高い疾患です．重症の場合には黄疸，紫斑，精神運動発達遅滞，視力障害，難聴，低出生体重，小頭症，脳の石灰化，肝脾腫などを合併します．予後不良となる重症例も少なくありません．約 90％は不顕性感染であり，出生直後には無症状ですが，長期的には 15〜20％に進行性に難聴や精神発達遅滞が認められるとされています．

4. チャージ（CHARGE）症候群

眼コロボーマ，後鼻孔閉鎖・狭窄，中枢神経の異常，心疾患，発達遅滞，外陰部低形成，耳の異常，難聴などの多彩な臨床症状が合併する疾患で，その程度は非常に幅があります．2004 年に原因遺伝子（8 番染色体上の *CHD7*）が同定されました．外耳奇形，内耳奇形のいずれも合併する可能性があります[5)]．

5. コケイン（Cockayne）症候群

常染色体劣性遺伝形式の神経皮膚症候群のうちの一つで，DNA を構成する塩基の除去修復機構の遺伝的欠損により生じる疾患です．発育障害（低身長，るいそう），皮膚の日光過敏症状，老人様顔貌，腎障害に加え，多彩な神経症状を示し，知的障害，難聴，白内障，網膜色素変性などがみられます．

6. ダウン（Down）症候群

21 番染色体の全部または一部が過剰にあることで，精神遅滞，特徴的な顔貌，多発奇形など広範囲の徴候を示す，最も発生頻度が高い染色体異常です．耳症状としては，小耳，耳介異形成，伝音，感音，混合難聴，滲出性中耳炎などがみられます．眼症状としては，屈折異常（主に近視）が高率に認められ，斜視，眼振，睫毛乱生症，先天性白内障なども合併します．

（新正由紀子）

文　献

1）中村　肇ほか：超低出生体重児の 3 歳時予後に関する全国調査成績．日児誌．99：1266-1274，1995.
2）中村　肇ほか：超低出生体重児の 6 歳時予後に関する全国調査成績．日児誌．103：998-1006，1999.
3）中村　肇ほか：1990 年度出生の超低出生体重児 9 歳時予後の全国調査集計結果．分担研究報告書．厚生科学研究「周産期医療体制に関する研究」（主任研究者：中村　肇）．1999.
4）先天性風疹症候群（CRS）の報告　2014 年 10 月 8 日現在．感染症発生動向調査，国立感染症研究所．
5）安達のどか：CHARGE 症候群．MB ENT．138：58-64，2012.

C. 聴覚

Q.13 肺炎球菌とインフルエンザ菌の予防接種は髄膜炎難聴の予防に有効ですか？

回答 国内に導入されている肺炎球菌ワクチン（PCV13，プレベナー 13®）と，インフルエンザ菌ワクチン（Hib ワクチン，アクトヒブ®）は，2013 年 4 月より定期接種に導入されています．いずれも細菌性髄膜炎の予防に有効であり，髄膜炎難聴の予防に有効と考えられます．

解説

I 細菌性髄膜炎と難聴

侵襲性細菌感染症である細菌性髄膜炎は，小児の後天性難聴の原因として最も頻度の高い疾患の 1 つです．難聴は細菌性髄膜炎後の 9～13％に伴い，小児感音難聴のうちの 6％を占めるとされています[1)]．乳幼児における侵襲性細菌感染症の代表的起因菌は肺炎球菌とインフルエンザ菌です．肺炎球菌による難聴は 31％であるのに対して，インフルエンザ菌では 6％とされています[2)]．

細菌性髄膜炎による難聴の主な発生機序としては，炎症がクモ膜下腔から蝸牛小管を経由して外リンパ腔に達し内耳炎を発症するためとされていますが，他にも炎症が直接神経に波及すること，炎症によって二次的に発生する虚血性障害もその病態として考えられています．

蝸牛管の炎症により蝸牛骨化が髄膜炎発症 2 週間後より始まり，数年～数十年間かけて進行することがあります．難聴が後遺症として残った場合，難聴の程度に応じて補聴器装用が必要となりますが，補聴器で効果がない場合は人工内耳埋込術の適応を考慮します．ただし，骨化による内耳の内腔の狭窄・閉塞により電極の挿入が困難となり部分挿入となる，あるいは挿入自体が不可能となることがあるため，骨化の進行度合に合わせて人工内耳埋込術の時期を早める必要があります．

乳幼児の場合は自発的な訴えが困難な場合が多いため，家族や周囲の者でも難聴に気づくことが遅れるケースも少なくありません．また，正しく聴力を評価することも成人と比較すると困難です．髄膜炎後は，正確に難聴の有無やその程度を評価する必要があることに注意しなければなりません．

Ⅱ　細菌性髄膜炎と予防接種

肺炎球菌とインフルエンザ菌 b 型については，それぞれ 2010 年 2 月および 2008 年 12 月より，国内でも結合型ワクチンが販売開始され，2011 年に入り多くの自治体では公費助成で接種可能になりました．2013 年 4 月より定期接種に導入され生後 2 か月より接種が行われています．予防接種の普及により細菌性髄膜炎は著明に減少しており，後遺症の 1 つである難聴の予防にも有効であると考えられます．細菌性髄膜炎に対する予防接種の有効性について以下に述べます．

1．肺炎球菌ワクチン

肺炎球菌ワクチンとして，2013 年 11 月より PCV13(プレベナー 13®)が導入されました．PCV13 はそれ以前に接種されていた PCV7(2010 年 2 月より導入)に，さらに 6 種類の血清型を追加したワクチンです．

肺炎球菌はグラム陽性双球菌で，その周囲を覆う厚い莢膜がヒトからの貪食から逃れる作用を持っています．肺炎球菌は，この莢膜の型によって 90 種類以上の血清型に分類でき，その中でも特に重症感染症を引き起こしやすく，またはペニシリン耐性をきたしやすい 7 つの血清型(4，6B，9V，14，18C，19F，23F)が知られています．7 価の結合型肺炎球菌ワクチン(PCV7)は，その 7 種類の血清型を含む乳幼児用の肺炎球菌ワクチンです．このワクチンには，無毒化したジフテリアトキソイドが結合されており，細胞免疫反応を誘導するため，2 歳未満の乳幼児にも効果があります．

米国では 2000 年に 2 歳未満のすべての小児と重症肺炎球菌感染症のリスクを持つ患者に対して，PCV7 接種を推奨しました[3]．その結果，接種開始 5 年後の 2005 年には，5 歳未満の侵襲性肺炎球菌感染症(IPD)を接種開始前と比べて 77%減少させることに成功しました[4]．しかしながらその有効性が確認されている一方で，PCV7 に含まれていない血清型による重症感染症増加が報告[5]され，新たな問題が出現しました．そこで PCV7 に 1，3，5，6A，7F，19A が加えられた PCV13 が開発され，国内では 2013 年 11 月から導入されました．

2．インフルエンザ菌ワクチン

インフルエンザ菌ワクチンとして，2008 年 12 月より Hib ワクチン(アクトヒブ®)が導入されました．

インフルエンザ菌はグラム陰性桿菌であり，莢膜の有無により 2 つのグループに分けられます．莢膜を有する群は polyribosylribitol phosphate(PRP)と呼ばれる莢膜多糖体を産生し，それらは抗原性の違いからさらに a～f の 6 種類に分類されます．Hib とは血清型が b 型であるインフルエンザ菌のこと(*Haemophilus influenzae* type b)であり，Hib ワクチン導入以前は，インフルエンザ菌による重症感染症の 95%が Hib によるものであったとされています．Hib はヒトに対する病原性が強く，組織侵襲性も高いため，髄膜炎，肺炎，喉頭蓋炎，敗血症，骨髄炎，関節炎，蜂窩織炎，心外膜炎などの全身感染症の原因となり，特に髄膜炎はその半数以上を占めています．一方，菌血症を伴わない肺炎や気管支炎，中耳炎，鼻副鼻腔炎などの原因菌は無莢膜型であることが多いため，Hib ワクチンでは予防できません．

表 C-7　公費助成前後での小児期侵襲性細菌感染症の罹患率変化
(5 歳未満人口 10 万人あたり)

	2008～10 年	2011年	減少率(%)	2012年	減少率(%)	2013年	減少率(%)
肺炎球菌髄膜炎	2.81	2.09	26	0.76	73	1.10	61
Hib 髄膜炎	7.71	3.34	57	0.59	92	0.17	98

2010 年に公費助成される前の髄膜炎罹患率は肺炎球菌 2.81 人，Hib 7.71 人であったが，2013 年にはそれぞれ 1.10 人，0.17 人と減少した．しかしながら肺炎球菌は 2012 年と比べるとプラトーにとどまっていた．

(文献 7 より)

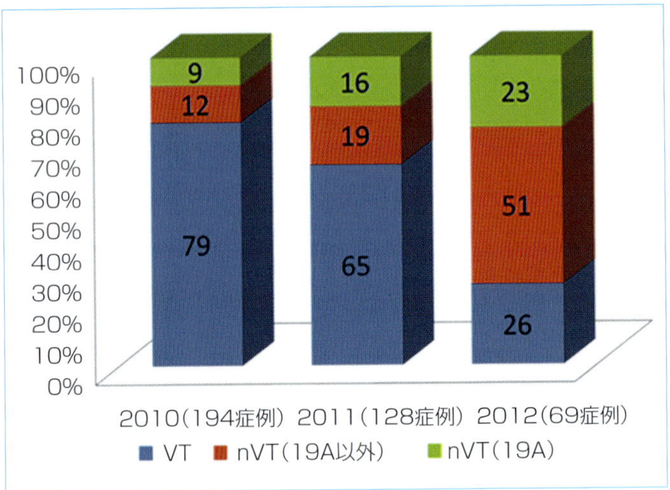

(文献 8 より)

図 C-29　IPD 症例から分離された肺炎球菌の血清型 2010～12 年
VT：vaccine serotype ワクチンに含まれる血清型
nVT：non-vaccine serotype ワクチンでカバーされない血清型
2010 年は VT が 79%を示していたが，2011 年には VT は 65%に減少し，nVT は 35%に増加していた．特に 19A の占める割合の増加が目立った(9→16%)．2012 年には nVT の増加はさらに顕著となり(74%)，VT は 26%だった．nVT の増加として，19A 以外の血清型の増加が主だった(19→51%)．

Hib ワクチンは 2008 年 12 月に国内で導入されましたが，その導入直前の 2007～08 年に日本で行われた細菌性髄膜炎の調査では，細菌性髄膜炎の原因菌の 57%が Hib であり，日本における最も頻度の高い細菌性髄膜炎の原因菌として報告されています[6]．

3. ワクチンが及ぼした影響

国内で両ワクチンが及ぼした影響に関して，2008～10 年の罹患率を基として，2013 年における罹患率の減少率を計算した厚生労働科学研究事業研究班の報告[7]によると，Hib 髄膜炎の減少率は 98%でしたが，肺炎球菌髄膜炎の減少率は 61%と，前年(減少率 73%)と比べてもほぼ横ばいにとどまりました(**表 C-7**)．これは PCV7 に含まれない血清型(non-vaccine serotypes：nVT)が増加したことによるものです．2010～12 年における侵襲性肺炎球菌感染症(IPD)症例から分離された菌の血清型を**図 C-29** に示します[8]．2010 年は

PCV7 に含まれる血清型（vaccine serotypes：VT）が 79％を示していましたが，2011 年にはVT は 65％に減少し，nVT は 35％に増加していました．特に血清型 19A の占める割合の増加が目立ちました（9→16％）．2012 年には nVT の増加はさらに顕著となり（74％），VT は 26％でした．nVT の増加として，19A 以外の血清型の増加が主でした（19→51％）．今後はより幅広い血清型をカバーする PCV13 の接種率向上が望まれます．

日本小児科学会では，両ワクチンとも 2 か月以上 7 か月未満までに接種開始し，計 4 回を 1 歳を超えた時期までに行うというスケジュールを推奨しています．どちらも計 4 回の接種を要することから，他の予防接種のタイミングも含めて予定を立てることが大切です．

（鈴木法臣・守本倫子）

文　献

1) Fortnum H, et al：Hearing impairment in children after bacterial meningitis：incidenceand resource implications. Br J Audiol. 27：43-52, 1993.
2) 守本倫子：小児期に注意すべき聴覚障害．外来小児科．14：138-142，2011.
3) Centers for Disease Control and Prevention（CDC）：Preventing pneumococcal disease among infants and young children-Recommendations of the Advisory Committee on Immunization Practices（ACIP）. MMWR Morb Mortal Wkly Rep. 49：1-38, 2000.
4) Centers for Disease Control and Prevention（CDC）：Invasive pneumococcal disease in children 5 years after conjugate vaccine introduction-eight atate, 1998-2005. Morb Mortal Wkly Rep. 54：893-897, 2005.
5) Ardanuy C, et al：Epidemiology of invasive pneumococcal disease among adult patients in Barcelona before and after pediatric 7-valent pneumococcal conjugate vaccine introduction, 1997-2007. Clin Infect Dis. 48：57-64, 2009.
6) Sunakawa K, et al：Childhood bacterial meningitis trends in Japan from 2007 to 2008. Kansenshogaku Zasshi. 84：33-41, 2010.
7) 厚生労働科学研究事業研究班：小児における侵襲性インフルエンザ菌，肺炎球菌感染症：2013 年．IASR．35：233-234，2014.
8) 厚生労働科学研究事業研究班：7 価肺炎球菌結合型ワクチン（PCV7）導入が侵襲性細菌感染症に及ぼす効果．IASR．34：62-63，2013.

C．聴覚

Q.14 子どものめまいの原因は何ですか？

回答 子どものめまいは成人とは全く異なります．一般に子どもといっても新生児，乳児期，幼児期，学童期など時期により対象となる疾患が異なります．また原因を考慮する際は先天奇形，腫瘍，感染症，血管障害，変性症，外傷，心因性などに病態を分けて診断する必要があります[1)]．一般的には起立性調節障害や頭痛に関連しためまいや心因性が中心ですが，小脳，特に前庭小脳が未熟であり発達途上であることを忘れてはなりません．検査は成人と異なり限られることも多いですが，子どものめまいは背景因子が複合的であり診断を決めつけないことが重要です．

解説

I 子どものめまいの特徴（表 C-8）

一般にめまい診断はわかりにくいのが特徴です．特に子どものめまいとなると本人からの情報も少なく検査も困難であるといいます．著者の施設を受診する子どものめまい患児には典型的なパターンがあります．まず小児科を受診し，「子どもが急にパニックのようになり回転性めまい発作を起こしました．脳が心配なので脳外科に行きました．MRI で異常はないので脳は大丈夫と言われ，てんかんかもしれないとして脳波をとりましたが異常なく，耳が原因かもしれないので耳鼻咽喉科に行きなさいと言われました．耳鼻咽喉科では子どもは検査ができないしよくわからない，立ちくらみや頭痛もあるようなので起立性調節障害でしょう」というのがしばしばある例です．

子どものめまいの診断は，検査が限られているため施設によって様々です．教科書的には起立性調節障害や頭痛に関連しためまい，心因性がほとんどとされることが多いです．しかし背景因子はそれだけでしょうか．

子どもは成長過程にあり極めて変動が激しいですが自然治癒力も強いため，比較的短期間に治ることも多いです．検査は困難なことが多いですが電気眼振図検査（ENG）が有用なこともあり，耳鼻咽喉科としては可能な限り行いたいところです．め

表 C-8 小児のめまい・平衡障害の特徴

- 成人のめまいとは異なる
- 訴えが不確実なため親からの問診が重要
- 年代や病態別に疾患を念頭におく
- 中枢神経系特に小脳が発達途上である
- 診断がまちまち，背景因子を決めつけない
- 画像検査は有用でないことが多い

表 C-9　病態からみた小児のめまい・平衡障害

先天奇形
内耳奇形，A-C 奇形，先天眼振，小脳低形成，前庭水管拡大
腫瘍
小脳，脳幹，松果体，橋グリオーム，星状神経膠腫
炎症・感染症
内耳炎，小脳炎，髄膜炎，ムンプス
心・血管障害
不整脈，心疾患(先天性，虚血性)，良性発作性斜頸
変性症
SCA
外傷
むちうち症候群(脳底動脈穿通枝障害)
その他

(文献 1 より)

表 C-10　年齢別にみられるめまい・平衡障害

年齢	疾患
新生児期 (出生～生後 1 か月)	出生外傷，先天奇形(内耳・小脳・心など)， 遺伝子異常
乳児期 (生後 1 歳まで)	運動・発達障害
幼児期 (生後 1～6 歳)	頭部外傷，脳腫瘍，急性小脳失調症， 小児良性発作性めまい，小児良性発作性斜頸， 心疾患，頭痛
学童期 (7 歳～)	起立性調節障害(OD)，頭部外傷，動揺病， 側弯症，顎関節症，早発脊髄小脳変性症， 頭痛，心因性

(文献 2 より)

まいに関与する脳は小脳，脳幹で，特に子どもで重要なのが小脳の前庭小脳すなわち下虫です[1]．めまいで小脳や脳幹に MRI や CT で器質的異常所見があることは稀であり，重要なのは小脳や脳幹の機能検査(電気眼振図検査)になります．子どもに電気眼振図検査？とよく言われますが，5 歳過ぎで十分に説明すれば可能なことも多いので可能な限り試みるべきです[2]．

Ⅱ　子どものめまい・平衡障害

子どものめまいは本人の訴えるめまい(知覚の異常)と平衡失調によるバランスの異常(運動制御の異常)の 2 つに大別できます．めまい感を訴えることができるのは，3 歳過ぎの幼児期頃からで，目が回った，地震がきたなどの回転感の訴えが多くなります．それ以前の時期では訴えはほとんどなく，母親が歩くのが遅い，転びやすいなどと訴えることになります．これは 3 歳頃までは小脳の前庭小脳が未熟なためです．

また乳幼児期はバランス機能の異常にも注意しなければなりません．単なる運動発達がゆるやかであるスロースターターである可能性もあります．したがって中枢神経系特に小脳が発達途上である時期のため，末梢の内耳(前庭と三半規管)平衡覚装置に異常はないか，また中枢神経系の髄鞘化遅延はないか，各年齢における運動発達（首のすわりや歩行など）と獲得の遅れはないかなどについても考慮しなければなりません[3]．

病態別にとらえた小児のめまい疾患を**表 C-9**[1]に，年齢別にみられるめまい疾患を**表 C-10** に示します[2]．

Ⅲ 年齢別に考慮する子どものめまい疾患

1．新生児期，乳児期（出生～生後 1 歳まで）のめまい・平衡障害（先天奇形）

先天奇形であるアーノルド・キアリ（Arnold-Chiari）奇形，ダンディー・ウォーカー（Dandy-Walker）症候群などに平衡障害が生じます．そのほか内耳奇形，進行性難聴を合併する前庭水管拡大症などを考慮します．また先天性風疹症候群，先天性サイトメガロウイルス感染症などの疾患が背景にあり感染症や外傷などを併発すると症状がより重篤になりやすいので注意します．内耳性以外では，小脳奇形に平衡障害が生じることがあります．小脳低形成は書字障害，バランス異常，動作が鈍いなどの症状が出ますが，通常，精神発達遅滞はありません．

2．幼児期（生後 1～6 歳）のめまい・平衡障害

1）脳腫瘍

幼児期に注意すべき疾患として決して見落としてはならないのが脳腫瘍です．特に小脳，脳幹腫瘍は「何となく最近転びやすい」などの訴えでわかることがあります．嘔吐がある，体重が増加しないなどの症状が出ると腫瘍が増大していることが多いのです．

2）感染症

ウイルスや細菌感染症としてのめまいには髄膜炎，小脳炎，中耳炎に合併する内耳炎，急性小脳失調症などが挙げられます．髄膜炎は比較的念頭におかれやすいのですが，小脳炎や内耳炎，急性小脳失調症は診断されにくい傾向があります．また，これらの疾患の中で小脳炎は後にふらふら感やふわふわ感などといった後遺症を起こすことが多いので注意が必要であり頻度も極めて高いのです．

3．学童期（生後 7 歳以降）のめまい・平衡障害

1）起立性調節障害（orthostatic dysregulation；OD）

学童期のめまいで最も多いのは，起立性調節障害（OD）による立ちくらみです．自律神経の調節異常が主原因です．シェロング（Schellong）テスト（臥位や起立直後，起立 10 分などでの血圧，脈拍変動を測定）と病歴聴取により診断は容易です．しかし，アレルギーや低血圧，動揺病などを合併していることが多く治療は慎重でなければなりません．

2）側弯症

側弯症は胸椎の変形で学童期にしばしばみられます．高度な側弯は矯正を要することもあり，平衡障害との関連については機序不明な点が多いですが病歴聴取や X 線で診断された場合は整形外科にも相談します．

3）心因性・頭痛

学童期は学校や家庭など人間関係や活動の幅も広がり，とかくストレスが多くなります．

さらに成長期でもあり身長や体重などの体の変化も激しくなります．この時期は頭痛，腹痛，心因性難聴など身体表現性障害も出やすく心理状態が不安定であったりする場合，心理療法士や小児精神科医に相談することもあります．頭痛は片頭痛，筋緊張性頭痛など様々ですが家族性であることも多く，合併症として考慮しなければならなりません．

成人でも同様ですが，めまいには常に器質的異常と機能的異常がしばしば混在しています．重要なことは，めまいの原因は常に複合的な背景因子が潜んでいるということに尽きます．

（坂田英明）

文 献

1）坂田英治：電気眼振図．48-52，めまいの臨床，新興医学出版社，2003.
2）坂田英明ほか：小児のめまい．日本平衡技会誌．3342-3351，2013.
3）加我君孝：めまいの構造，96-100，124-130，金原出版，1992.

C．聴覚

Q.15 Auditory neuropathy spectrum disordersとは何ですか？

回答 新生児聴覚スクリーニングで耳音響放射(OAE)正常で聴性脳幹反応(ABR)無反応を示す場合を，バックグラウンドやその後の経過を考慮せず一括してauditory neuropathy spectrum disorders(ANSD)といいます．この概念は2008年に米国のコロラド小児病院のグループが全米の関係者を集めた会議を開催し，ガイドラインとして提唱したものです(図C-30)[1]．

ANSDはautism spectrum disorder(自閉症スペクトラム障害)という表現を真似したものと考えられます．Auditory neuropathy(AN)は1996年，著者と米国のStarrが別々に発表したもので，当時は現在のように新生児聴覚スクリーニングにこの疾患の概念が広く世界的に使われるようになるとは予想できませんでした[2)3)]．ANSDはauditory neuropathyと同一とはいえません．Auditory neuropathyは歪成分耳音響放射(DPOAE)(＋)や聴性脳幹反応(－)が何年経っても変わらないのに対し，ANSDでは成長をフォローアップし検査を継続するとDPOAEも消失する感音難聴移行型が最も多く，auditory neuropathyと同一の症例は稀です(図C-31)．すなわちANSD≒ANなのです．

解説

ANSDを知るにはauditory neuropathyとは何かを知ることが必要です．1996年に発表されたこの新しい聴覚障害は，①純音聴力検査で低音障害型の中等度の難聴，語音聴力検査で最高明瞭度が50%以下，過渡的耳音響放射(TOAE)やDPOAE正常，蝸電図でCMと－SPは出現しますが，N_1は消失か小さな振幅，聴性脳幹反応無反応の多くは後天性の疾患です．したがって患者には言語は獲得されています(図C-32)．

しかしANSDは新生児・乳児を対象とした概念で，DPOAE(＋)，聴性脳幹反応(－)はいつまでも続きません．発達とともにDPOAEは無反応になる感音難聴移行型が最も頻度が高く，次に聴性脳幹反応が(－)から正常波形に変化する正常型があり，稀に真のauditory neuropathyがあります．このようにANSDは発達とともに変化するのでフォローアップが必要です．1回の検査で診断してはなりません．その後の可能性を両親に伝えることが必要です．

（加我君孝）

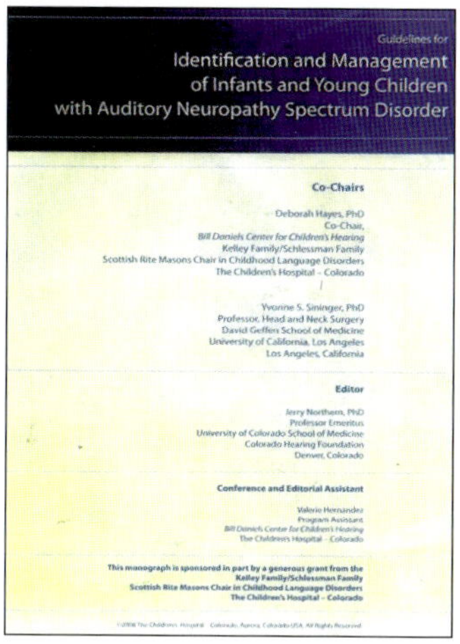

図 C-30
コロラド小児病院グループによる ANSD の冊子

（文献 1 より）

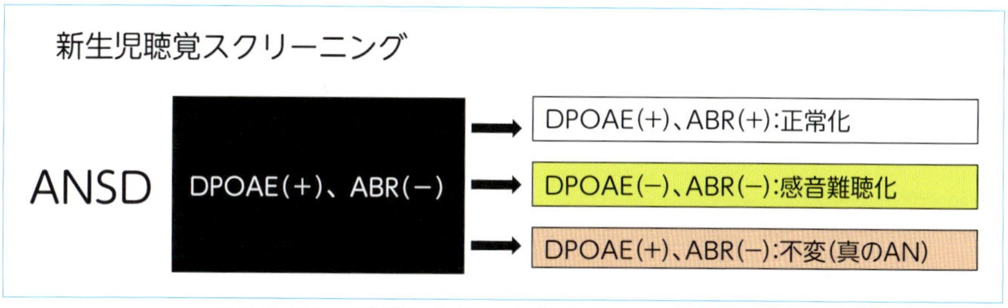

図 C-31　発達とともに変化する ANSD の反応

聴性脳幹反応無反応（−），DPOAE 正常（+）の新生児は，ANSD と診断されるが，発達とともに変化する場合が多く，少なくとも 3 つのタイプに分かれる．変化する場合は多くは 2〜3 歳までに生じる．

文　献

1) Guidelines for identification and management of infants and young children with auditory spectrum disorders. The Children's Hospital Colorado, 2008.
2) Kaga K, et al：Auditory nerve disease of both ears revealed by auditory brainstem responses, electrocochleography and otoacustic emissions. Scand Audiol. 25：233-238, 1996.
3) Starr A, et al：Auditory neuropathy. Brain. 119：741-753, 1996.

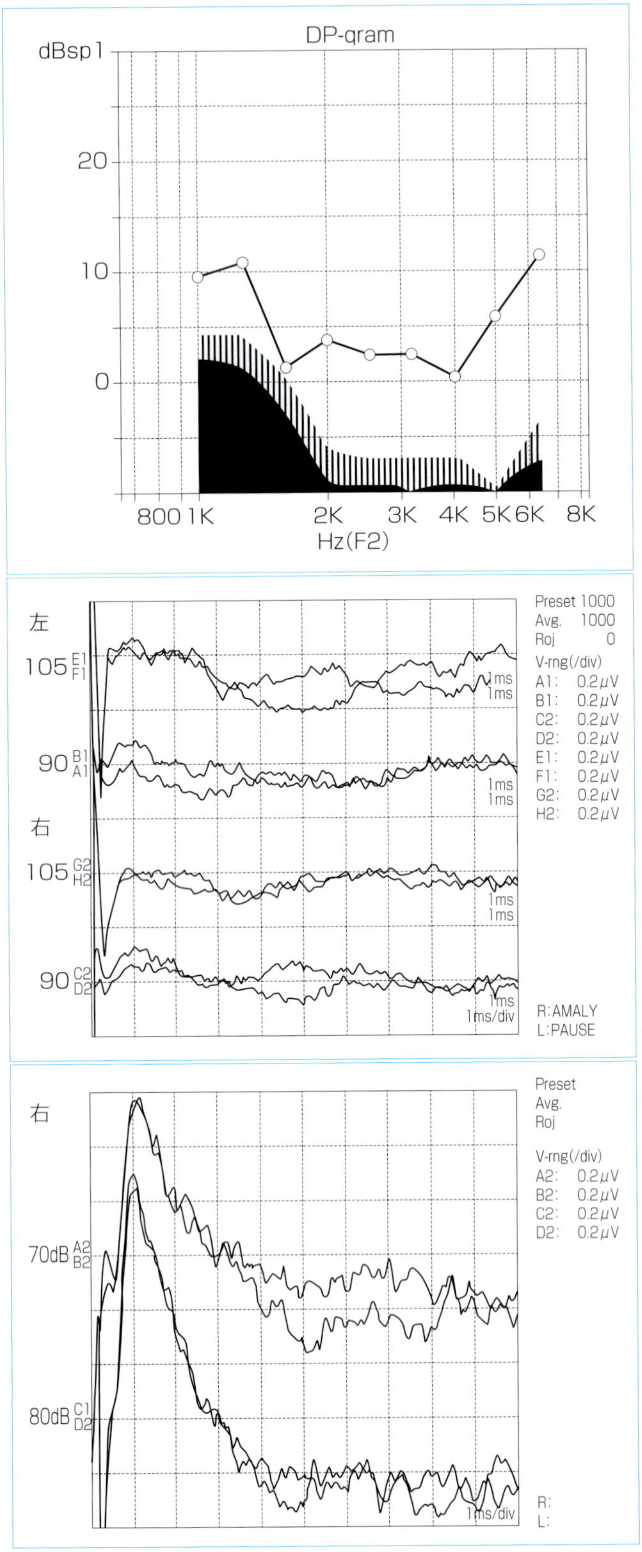

a
b
c

図 C-32
真の auditory neuropathy の聴覚検査所見
a：歪成分耳音響放射（+）
b：聴性脳幹反応（−）
c：蝸電図（−SP のみ出現）

Q.1 幼小児の補聴器はどのようにすれば使ってもらえますか？

回答

補聴器は，難聴児がことばや音楽・環境音を感受して，音の世界にアクセスする際に重要な補装具ですので，難聴診断後には直ちに装着してもらうことが必要[1)2)]です．乳幼児期早期からの補聴は，その後の言語発達や聴覚発達の点からも重要と考えられています．

しかし，幼小児にとって補聴器は馴染みのないものですから，イヤモールド(耳型耳栓)を外耳道に挿入したり，耳介に補聴器を乗せることを嫌がったり抵抗を示すことは稀ではありません．そこで，根気よく装用時間を延長し，日中の装用ができるように助言が必要です．それには，家族の協力を得て，補聴器の取り扱いを理解し，装着・装用の方法やトラブルに対処するスキルを習得してもらうことが必要になります．さらに，補聴器装用の意義を理解し，難聴診断後にも発達への期待を持ち続け，養育者の役割を自覚して頂くような支援が欠かせません．幼児の補聴器装用の指導は長期にわたることが多いので，難聴診断直後から療育・教育施設と協力し言語指導と併行して進めることで，継続的に養育者の理解を深めることができます．軽・中等度難聴では，幼児期後期から補聴器装用を始める例があります．既に友人関係をもつ幼児で補聴器装用を負い目に感じ常用できない例もあり，教育環境や難聴児自身の合理的な受け止め方の支援が必要になります．

解説

I 幼小児に補聴器装用が難しい理由は？

幼小児期の補聴器については，継続して装用(常用)することで，聴覚による学習が進みます[3)]．しかし，乳児（1 歳未満）や幼児（1 歳〜就学前）では，長時間の補聴器の装用にはいくつかの課題があります．ひとつは，補聴器の装着や固定，さらに，幼児による装着の拒否や取り扱いの問題です．

1. 補聴器の装着や固定の問題

幼児の補聴器装用では，印象剤で耳介・外耳道の形状を取り，個別のイヤモールド(耳型耳栓)を作成することによって補聴器の脱落やハウリング(音響的フィードバック：増幅音

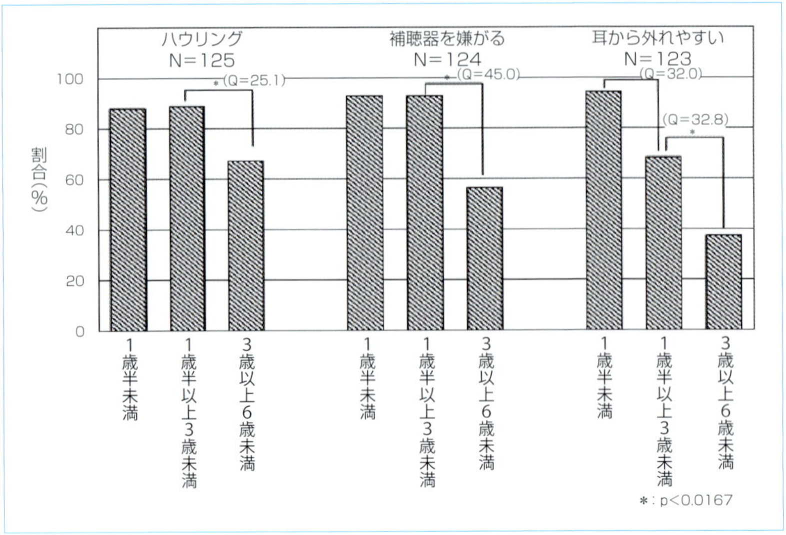

(文献4より)

図D-1　小児の補聴器トラブル

1歳半未満の乳幼児では，ハウリングや，補聴器を嫌がる，耳から外れるというトラブルの訴えが90%前後と圧倒的に多いが，1歳半を過ぎると，耳から外れるトラブルは減る．さらに3歳を過ぎるといずれの訴えも少なくなる．そこで，1歳前後に補聴器を常用させるには，ほとんどの場合，これらの問題を解決するための調整が必要といえる．

の音漏れによる発振音)を防ぎます．イヤモールドは衝撃による外傷などを避けるためにアクリルやシリコン製の軟質素材で，高度難聴児では，耳介腔を大きく覆ったスタンダードやシェルタイプが多く，軽・中等度難聴児には，小さく挿入が容易なカナルが用いられます．

幼小児で使用されることの多い耳かけ型補聴器は，通常は耳介と頭部の間に補聴器を固定します．乳幼児では耳介軟骨が柔らかく，外耳道が短いので，1歳未満児では補聴器が耳介から外れたり，3歳未満児では特に，ハウリングが制御できずにうまく装着できないことがあります(図D-1)[4]．そこで，ハウリングにはイヤモールドの再採型や修正液による調整を検討します．また，脱落には接続チューブを太めのものに変えたり，耳介部分にワイヤをつけてイヤモールドを固定する方法もあります．特に1歳未満児でこれらの修正が必要な例が多く，常用には個別に問題状況の解決を必要とします．また，年長幼児では，活動量が増し，汗，落下，衝撃による故障が挙げられます．

2. 幼児による装着の拒否や取り扱いの問題

乳幼児では，補聴器やイヤホンを自身で外してしまったり，イヤモールド挿入時に泣き出したりすることもあります．そこで，家族には，素早くイヤモールドの外耳道挿入と装着ができるように指導し，少しずつ装用感に慣れさせることから始めます．装用開始後にも，頻繁に補聴器を外したり，なめたり口に入れる例も少なくありませんが，唾液がイヤホンに入り故障の原因にもなりますので，その都度，幼児の行動を軽く制止したり，他に興味を逸らせることになります．

表 D-1　補聴器の装用アンケート

先週 1 週間のお子さんの補聴器の装用状態について伺います． 1．1 日に何時間位，装用できるようになりましたか． 2．補聴器ホルダー，耳型などは嫌がらずにつけましたか． 3．どちらの耳に装用させましたか． 交互装用の場合は何日ごとに交換しましたか． 4．補聴器のボリュームはいくつで使いましたか． 5．お子さんの耳につける前に親御さんが聞いてみましたか． 6．補聴器をつけてから音への反応に変化がありましたか． どんな音が聞こえたようですか． 7．補聴器をつけてから声の出し方に変化がありますか． どんな発声がみられますか． 8．補聴器について，お困りになったことはありますか．

（文献 2, 3 より）

Ⅱ　補聴器の継続的な装用の指導法

補聴器の常用には家庭で補聴器の装用時間を少しずつ延長し，半日以上使用できるよう家族を支援します．例えば，補聴器を装用した時に玩具や体を動かして遊ばせたり，散歩に連れていくなど補聴器への意識を逸らしながら根気よく装着時間を延長します．しかし，それによっても直ちに常用できる乳幼児例は少なく，再来時に補聴器装用の必要性を繰り返し説明し，家庭での取り組みを支援します．このように積極的に働きかけると，補聴器の装用開始後 3〜6 週目には 90％の乳幼児で 6 時間/1 日装用が可能になっています[3]．

Ⅲ　補聴器の取り扱いについて家族の理解を促すことが大切

補聴器の装用には，家族に補聴器の機能や構造，取り扱いについて具体的に説明して，日常的な使用に協力を得ることが重要になります．具体的には，スイッチの操作や，ボリューム管理，電池の交換法があり，また，装着には幼児を抱えて片手で耳介を引き，イヤモールドを軽くねじって挿入するなどの理解も必要です．さらに，イヤモールドの脱落やハウリングなどトラブルへの対処法などがあります．そこで，再来時にはアンケート用紙を用いて，補聴器装用時間，ハウリングなど装用時の問題，さらに，補聴器装用時の発声行動や聴覚反応の改善などについて問診し（表 D-1），装用時の問題の具体的な解決を図り，家族が日中の常用について働きかけを継続することを支援します[3]．

Ⅳ　補聴器による聞こえの改善を家族が実感することが大切

補聴器の装用を開始しても高度難聴児では，直ちに音に敏感な反応を示すものでもありません．また，限られた種類の音にのみ反応がある場合など，家族には補聴器の効果を実感できないことも少なくありません．そこで，当初は，補聴器装用下に静かな環境で，よく聴こえる音圧で声かけや楽器を楽しませ，発声量の増加や音声使用について家族の注目

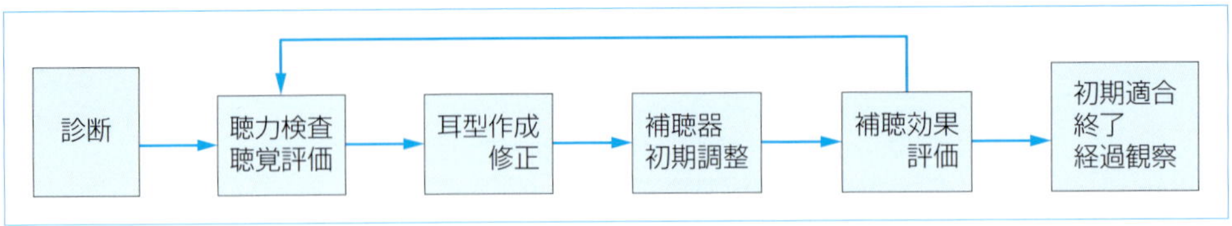

(文献 3 より)

図 D-2　幼小児の補聴器適合過程

幼児の難聴診断後は，聴力検査・評価，耳型作成，補聴器調整と装用指導，補聴効果の評価の順に進められるが，2～3 か月の間はこのルーティンが繰り返され，補聴器と耳型の調整が修正され，安定的な装用に至る．

を促し，補聴効果に実感を得てもらうことも重要です．難聴児が補聴器に慣れると，補聴器の聞こえをとおして外界の音情報に関心を持ち，補聴器が外れていれば，大人に装着を求める様子をみることもできます．

家族は装用の効果を確認すると，補聴器による聴取経験の機会を増やそうという気持ちになります．また，他の難聴児の家族との交流などにより，養育者が補聴器を装用させる動機付けを高めることになります．また，家族(主に母親)が家事や育児などで忙しく，補聴器装用にかかわる時間が取れない場合には，家庭での装用スケジュールを考えたり，父親に協力を求めるなど，療育担当者が共に課題を解決し，療育場面で装用を支援することも必要です．

V　乳幼児の補聴器調整の手順

幼小児での補聴器装用の指導は，聴力検査結果に基づいて補聴器が適切に調整されていることを前提とします．**図 D-2** に乳幼児の補聴器適合手順について示します[3]．幼小児の補聴器適合では，他覚的聴力検査に併せて，行動観察による幼児難聴検査を実施して，周波数別聴力閾値などの情報や，装用閾値など補聴効果を測定することが望まれます．また，難聴診断後に，幼児に補聴器の装用を始めると，重度難聴児では特に音に敏感になり，幼児聴力検査では安定した聴性反応が得られることも少なくありません．そこで，繰り返し聴力検査を行いながら，徐々に補聴器の初期設定を行うことが大切です．このように，幼児では初回の補聴器調整だけで済ませずに，幼児聴力検査と再調整と繰り返し実施して，両者は相互補完的に進めることに特徴があります．

図 D-2 に示すように，ABR 検査などに基づいた難聴診断後に，幼児聴力検査や聞こえの行動などの聴覚評価を実施し，耳型の採型をして 2 週後程度に耳型が作成されます．聴力検査に基づいて補聴器の初期設定を行い，耳型を用いて装用指導を始めます．1～2 週後に，家庭での聴性行動(**表 D-1**)を問診しながら，装用閾値など補聴効果の評価を行います．評価時には再度，幼児聴力検査で聴力閾値を確認することが必要です．その際に，ハウリングや脱落などの装用時の問題があれば耳型を修正し，家族には日中の常用を進めてもらいます．2～3 か月で初期設定による補聴器の安定的な使用ができるようになれば，その後，経過観察に移行します．

Ⅵ 補聴器の装用耳の選択と両耳聴のすすめ

乳児では，頸定(首のすわり)のみられる4か月齢以降に補聴器指導を検討し，座位がとれる6か月齢には，補聴器適合の開始が望まれます．乳児期では，補聴器を装用させると母親の声かけに応じて良く注視し，声かけに対して声を出して応じたり，1人で発声して楽しんでいる様子もみられるようになります．乳児については，このような母子間の簡単なやりとりや発声などに注目すると，補聴器を装用したことによる効果として行動の変化がみられます．1歳過ぎの幼児では，音源方向への振り向きや定位がしっかりしてきますので，環境音や楽器音などについての聴性行動の観察でも補聴器の効果をみることができます．

補聴器の装用開始時には，規準選択法による初期設定によって，良聴耳に装用を始め，継続した使用ができるようにします．ついで，左右交互に装用し補聴効果を比較し，聴力程度の差を確認することも必要です．片耳で安定して装用できるようになったら，両耳装用を試みます．両耳装用では，左右両方向からの情報を収集し，音の立体音場感・臨場感の改善や，雑音の影響の軽減などの利点があります．また，補聴器の装用閾値によっても，通常会話の聴取は十分でない場合が多く，両耳聴によって聴覚閾値が約3dB改善(binaural summation)[5]したり，頭部遮蔽効果(head shadow effects)によって音源知覚が容易になるなどの利点もあり，幼小児では教育的観点で両耳装用の適用が多いといえます．しかし，片耳の補聴器が既に常用後であれば，円滑に両耳装用に移行できますが，当初より両耳装用を始めるのは家族にとって負担が大きく，常用を妨げることも少なくありません．また両耳装用実施後には定期的な聴覚検査による管理が必要といえます．

Ⅶ 補聴器型の選択

近年では，補聴器型による出力性能の差は少なくなり，幼小児の年齢や聴力レベル，生活状況などを個別に配慮して選択します．**表D-2**に，乳幼児に医療・療育・教育施設(154施設)で，初期設定で用いられている補聴器型を示しました[2]．

補聴器の小型化，デジタル化に伴い，ハウリングが減じたことから乳幼児でもほとんどで耳かけ型が用いられ，3歳未満児では82.9%の割合を占めています．耳かけ型補聴器はポケット型に比べると軽量で耳介上部にマイクがあり，衣擦れ音が入りにくく，装着が容易という利点があります．一方で，高度難聴児では高い音響利得で装用するために，1歳未満児で抱いたり母親の胸に頭部を接触すると補聴器のハウリングが生じやすいという特徴があります．そこで，わずかですがベビー型補聴器の外装イヤホンによりハウリングの発生を低減するという選択もあります．

耳かけ型の常用を進めるには，脱落防止のために補聴器を耳介部に固定する部品や，本体に紐やテグスを取り付け，安全ピンで体につけるなど，脱落した場合にも紛失を防ぐ工夫が必要になります(**図D-3**)．

ポケット型は，堅牢で電池寿命が長く，安価という利点がありますが，小児が装着する場合には，活動性の観点から，胸部に装着ベルトで固定することから扱いが面倒で，装用の頻度はわずかです．

表 D-2　幼児の補聴器型の装用割合

	耳かけ型		ベビー型		ポケット型	
	人数	%	人数	%	人数	%
年齢区分総計	1,157	82.9	235	16.8	4	0.3
1歳未満	547	70.9	220	28.5	4	0.5
1歳以上1歳半未満	270	96.3	10	3.7	0	0
1歳半以上3歳未満	340	98.5	5	1.4	0	0

（文献2, 4より）

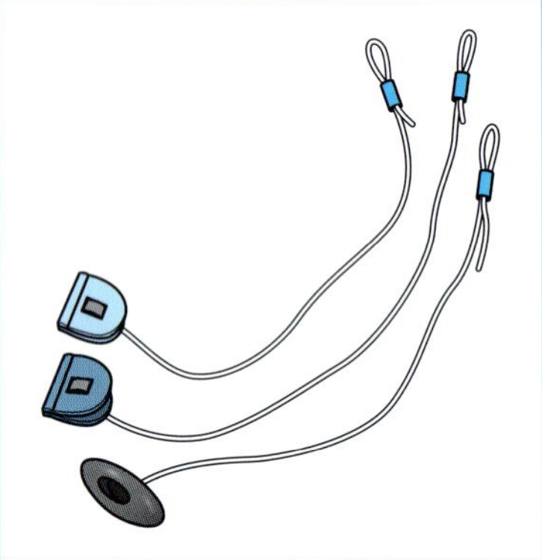

図 D-3
耳かけ型補聴器紛失防止のためのホールダー
幼児では，耳かけ型補聴器が外れて紛失してしまうことも少なくないため，補聴器本体をホールダーで肩などにとめておくことが必要である．ホールダーは販売されているが，手芸用のテグスや紐と，安全ピン・クリップなどで容易に作ることができる．

外耳道閉鎖例では骨導出力の補聴器を用い，ポケット型補聴器やベビー型補聴器に骨導振動端子を接続し，ヘッドバンドで頭部に固定します．骨導端子を乳突部に固定する圧力と接触面により音圧や増幅周波数特性が変動し，ヘッドバンドや接合鋲の固定などに注意を要します．また，ヘッドバンドは頭部を圧迫することで幼児が外してしまうこともあり，常用には根気強い調整と指導が必要になります．

（廣田栄子）

文　献

1) The American Academy of Pediatrics, Joint Committee on Infant Hearing：Year 2007 position statement：Principles and guidelines for early hearing detection and intervention programs. Pediatrics. 120(4)：898-921, 2007.
2) 廣田栄子：就学前療育：乳幼児期の補聴器フィッティングと早期療育．加我君孝編．92-97，新生児・幼小児の難聴，診断と治療社，2014.
3) 廣田栄子：難聴幼小児への補聴器フィッティングと評価．小寺一興編．112-121，補聴器の選択と評価，メジカルビュー社，1996.
4) 中市真理子ほか：乳幼児期の難聴児における補聴器機能と装用状況に関する検討．Audiology Japan. 57(3)：209-215, 2014.
5) Bess FH, et al：An introduction to unilateral sensorineural hearing impaired children. Ear Hear. 7：14-19, 1986.

Q.2 幼小児の人工内耳でことばも音楽も獲得されますか？

回答 人工内耳(cochlear implant)は，蝸牛に電極を埋め込み，聴神経を電気刺激し聴覚信号を中枢へ伝達する聴覚補償機器であり，小児では補聴器の効果がない重度聴覚障害児を対象としています．人工内耳装用によって，重度聴覚障害児でも，聴覚音声コミュニケーションをベースに，幼児期早期から言語を獲得し音声を産生できるようになりました．そして，人工内耳を装用した重度聴覚障害児の語音の聴き取り能力(語音聴取能力)は，標準的に中高度難聴児に相当するほどの改善をもたらしました．しかし，健聴児と比べれば語音聴取能に障害は残りますし，聴き取りの改善については個人差が大きいことから，発達経過ではリハビリテーションや教育の視点が重要といえます．

近年，人工内耳の高音急墜型難聴者への適用や補聴器とのハイブリッドタイプなど機器やコード化が改良されています．しかし，人工内耳の音処理法は音声に的を絞ったもので，音楽のような冗長性の高い聴覚情報の利用には制約があり，人工内耳装用児の音楽能力の獲得は，健常児に比べて現時点ではかなり劣るといわざるを得ません．音楽は学校教育科目で，情操豊かな生活を構成しますので，小児期には楽器の演奏やダンスの活動などを通じて音楽を楽しみ身近に経験させることが重要です．

解説

I 幼小児は人工内耳によりどの程度の聴覚改善が得られるか？

生下時から聴覚情報に制約がある幼児では，言語能力や音声理解産生，情緒社会発達など発達全般に影響を及ぼすため，早期診断・療育の開始が重要です．そこで，小児人工内耳適応基準(2014)(日本耳鼻咽喉科学会)により1歳からの埋め込み術適応と療育が開始されています．人工内耳の術後マッピングでは装用閾値30～40 dBHLを目標に調整をしますので，軽度難聴のように環境音や会話を検出し，コミュニケーションと言語獲得の条件は大きく改善します．一方，人工内耳装用児の語音聴取能については平均68％(1 SD＝6.15，0～100％)と優れたものですが，個人差が大きいことを特徴としています．電話で会話聴取ができる小児例から，高度難聴例の聴取低下を示す例まで多様です．また，静かな場所での1対1の会話ができても，複数での会話や広い教室，雑音下での聴取などでは，急激に聴取能が低下するため，学校生活でのFM補聴器やマイク拡声など情報保障の整備を必要とします．

Ⅱ　幼小児は人工内耳によりどの程度の言語発達が得られるか？

人工内耳装用で，標準的な聴取能を獲得した重度聴覚障害幼児では，重度の補聴器装用児と比べて，音声理解・産生面で言語発達の速度は速く[1]，軽・中等度難聴児と同等の語彙や，構文などの言語発達水準を示す[2]とされています．また，早期に人工内耳を装用した幼児(装用年齢平均2.5歳；1歳未満～5歳以上 N＝175)の語彙発達年齢は，1年につき聴力正常児の85％の発達率という報告[2]もあります．そこで，幼児期早期に人工内耳の埋め込み術をした標準的な幼児で，言語リハビリテーションを実施した場合は，母子コミュニケーションをベースに日常会話はある程度支障なく獲得し，幼児期を送ることができるといえます．ただし，詳しい言語評価の視点でみると，幼児期後期から学童期には，派生的な語彙や談話，理由説明，コミュニケーション機能など，日常会話の仔細な情報で構成されるような高次な言語情報が不足する傾向があり，小学校就学後の教科科目の学習でのつまづきや，他者理解や社会的相互交渉の深まりや行き違いなどで，発達課題が生じる[3]ことも推測されます．人工内耳装用児の術後には，マッピングなどの聴覚管理と，言語や社会性など全般的発達を視野に入れたリハビリテーション計画，長期的な支援が必要とされています．

Ⅲ　幼小児の言語発達に関連する要因は何か？

人工内耳装用児の言語発達の個人差について，どのような要因が関与するかというと，ひとつは内耳奇形例や，髄膜炎後遺症により内耳の骨化が進み，挿入できた人工内耳電極数が少ない場合があり，また，術後に使用可能な電極数に制約があったり，あるいは聴覚障害児に残存する聴覚神経機能の低下など，人工内耳の使用に関する基本的な要因が挙げられます．その結果，語音の聴取能が低下し，コミュニケーション場面で獲得される言語発達に必要な聴覚経由の言語情報を獲得できないことによるといえます．また，人工内耳手術年齢は，聴取能，発話・言語発達に影響し，2歳前であれば小学校就学までに年齢相応の言語獲得がみられ，特に生後10～20か月齢の低年齢時の装用は音声発達に影響すると報告[4]されています．その他，人工内耳術後の期間，認知能力，術前の聴覚活用経験，療育や教育環境，両親の教育熱心さなどは，言語発達を促進する要因[5]とされています．人工内耳術後のコミュニケーション法については，聴覚口話法と手話法を用いた幼児の言語発達の差異を示す明確なデータはなく，音声言語が唯一の入力資源ということはありません．しかし，幼児が音声を使用するには，術後の継続的な介入と，日常的に音声言語に曝されている環境が必要です．家族が音声使用を希望している場合には，術後に聴覚口話法の選択が重要になります．人工内耳装用児の言語発達については，個人差が大きいことを前提として，発達経過で言語発達などの発達評価を行い，系統的指導の必要性について検討することが重要といえます．特に使用電極数や，人工内耳手術年齢，語音聴取能力，認知能力，療育・教育要因，家庭環境などに関するリスクのある幼小児では，早期から家族の協力を得て家庭で言語学習が促進されるような支援[6]が重要になります．

Ⅳ 人工内耳により幼小児の音楽能力は発達するのか？

人工内耳の音処理回路は，語音の音響特徴に対応した処理法として開発されてきました．スピーチプロセッサのマイク入力からの音情報が電気信号に変換され，バンドパスフィルターで分割処理し，電極の各チャネルに伝送されて聴神経を直接刺激するものです．一方で，音楽の構成要素であるピッチ，メロディ，ハーモニーは時間的・音色的に複合的で，音声のスペクトラムを越えた情報です．メロディは，音の高さが変化しながら，ハーモニーは，複数の高さの音が重なり合いながら，リズムは，音の時間的長さが一定の規律やパターンに従って変化しながら進行する特徴を有しています．これらの情報の処理に人工内耳のデバイスは対応してはいません．特にピッチは，正確な音楽認知に必要な要素ですが，音叉のような蝸牛基底膜などで周波数の場所的な表示に対応するピッチを「場所ピッチ」と呼ぶのに対して，主要な周波数成分に基づくのではなく時間情報を使って大脳で認識するピッチを「時間ピッチ」と呼びます．人工内耳装用者のピッチ知覚では，場所ピッチと時間ピッチの両者のメカニズムが障害されると報告されています．また，人工内耳聴覚では，音の強弱や長短の識別はできても，音程，メロディ，ハーモニーなど周波数情報に基づく識別は困難[7][8]になります．一方で音楽の鑑賞は，これらの要素を総合して，審美的に概念化を進めたものです．そこで，音楽教育や音楽療法(聴取，歌唱，読譜，楽器演奏)により人工内耳装用児のピッチ知覚能力の改善傾向がみられたという報告[9][10]もあります．幼児期にはリトミックやダンスなどの活動，年長期には，視覚的に音階対応のある楽器の演奏などを通じて音楽を楽しみ身近にメロディや音調の学習を経験させることが重要です．以上のことから，現在の人工内耳の音処理法は，音声の識別に適したデバイスですが，音楽のような冗長性の高い情報の処理は劣るといわざるを得ません．しかし，現代社会で音楽や歌唱は欠かせませんので，人工内耳装用児では楽器演奏やダンスなどの音楽経験によって，マルチモダリティーによる音楽のイメージ化について，発達が期待されます．以前の調査で，補聴器装用により聴覚活用を進めた 90 dB 以上の高度難聴児の 75%は CD やカラオケ・楽器演奏など何らかの形で音楽を楽しんでおり，楽しみ方は各自固有の感覚を統合し，音楽が心と生活を豊かなものにする点で健聴者と共通していましたが，このことは人工内耳装用者にもあてはまるものと考えられます．

(廣田栄子)

文 献

1) Geers A：Spoken language in children with cochlear implants. In Spencer P, et al. 244-270, Advances in the spoken language development of deaf and hard-of-hearing children, Oxford University Press, New York, 2006.
2) Dettman S, et al：Language acquisition and critical periods for children using cochlear implants. In Marschark M, et al. 331-343, Oxford handbook of deaf studies, language, and education, vol 2, Oxford University Press, New York, 2010.
3) Moeller MP, et al：Current state of knowledge：Language and literacy of children with hearing impairment . Ear Hear. 28：740-753, 2007.

4) Tomblin JB, et al：The effect of age at cochlear implant initial stimulation on expressive language growth in infants and toddlers. J Speech Lang Hear Res. 48：853-867, 2005.
5) Geers AE：Speech, language, and reading skills after early cochlear implantation. Arch Otolaryngol Head Neck Surg, 130：634-638, 2004.
6) 廣田栄子訳：第 31 章　人工内耳―発展・議論・示唆―．マーク・マーシャークほか編(四日市章ほか監訳)．オックスフォード・ハンドブック　デフ・スタディーズ　ろう者の研究・言語・教育，明石書店，2015.
7) Limb CJ, et al：Technological, biological, and acoustical constrains to music perception in cochlear implant users, Hearing Research. 308：13-26, 2014.
8) Stabej KK, et al：The music perception abilities of prelingually deaf children with cochlear implants. Int J Pediatr Otorhinolaryngol. 76：1392-1400, 2012.
9) Chen JK, et al：Music training improves pitch perception in prelingually deafened children with cochlea implants. Pediatrics. 125(4)：e793-e800, 2010.
10) Abdi S, et al：Introducing music as a means of habilitation for children with cochlea implans. Int J Pediatr Otorhinolaryngol. 59(29)：105-113, 2001.

Q.3 電気聴覚とは何ですか？

回答 聴器を電気刺激すると聴覚が生ずる現象は電気聴覚と呼ばれます．電気刺激が直接聴神経を刺激して聴覚が生じる場合（electroneural hearing）と，電気刺激が電極の周囲組織に機械的振動を惹起し，内耳液を振動し有毛細胞を興奮させて聴覚が生ずる場合（electrophonic hearing）とがあります．

解説

1800年に電池を発明したボルタ（Alessandro Volta）が初めて電気聴覚現象を報告しています．彼は，自身の耳の中で約50Vを通電させ，「濃いスープを煮込んで泡立つ音（bubling）」とその可聴音発生の表現をしています（Philosophical Transactions of the Royal Society of London for the year 1800, part Ⅰ, p. 427）．

電気聴覚には2通りの発現機序のあることが知られています．①電気刺激が直接聴神経を刺激して聴覚が生じる場合（electroneural hearing）と，②電気刺激が電極の周囲組織に機械的振動を惹起し，電極が蝸牛に近い場合は直接に内耳液を振動し，蝸牛から遠い場合は気導・骨導を経て内耳液を振動し，それが有毛細胞を興奮させて聴覚が生ずる場合（electrophonic hearing）とです[1]．正常聴力者ではこの両者が電気聴覚に関与しますが，内耳性聾者では electrophonic hearing は生じません．Electroneural hearing の電気聴覚では，内有毛細胞と求心性聴神経とのシナプスを介さないため，音響聴覚よりも神経反応が刺激により同期しやすいとされています．

音響刺激と電気刺激での聴覚の違いを列挙します[2]．

①音響刺激は，電気刺激よりも聴神経をより周波数特異的に刺激する．
②正弦波で，音響刺激では正相全体に聴神経反応が起こるが，電気刺激では逆相のピーク付近のみ同期して聴神経反応が起きる．
③聴神経個々の最大発火頻度は電気刺激のほうが音響刺激より遥かに多い．
④ダイナミックレンジは音響刺激に比べて電気刺激では狭い．
⑤音響刺激での聴神経刺激は，電気刺激よりもプラトーに達しやすい．

1957年，Djourno と Eyries はこの現象を応用して，内耳性聾者の聴神経に電極を埋め込み，電気的に聴覚を与えることに成功しました[3]．その後，1964年に Doyle ら，1966年に Simmons，1971年に Michelson，1973年に House と Urban が同様の報告を行い，内耳や

a|b

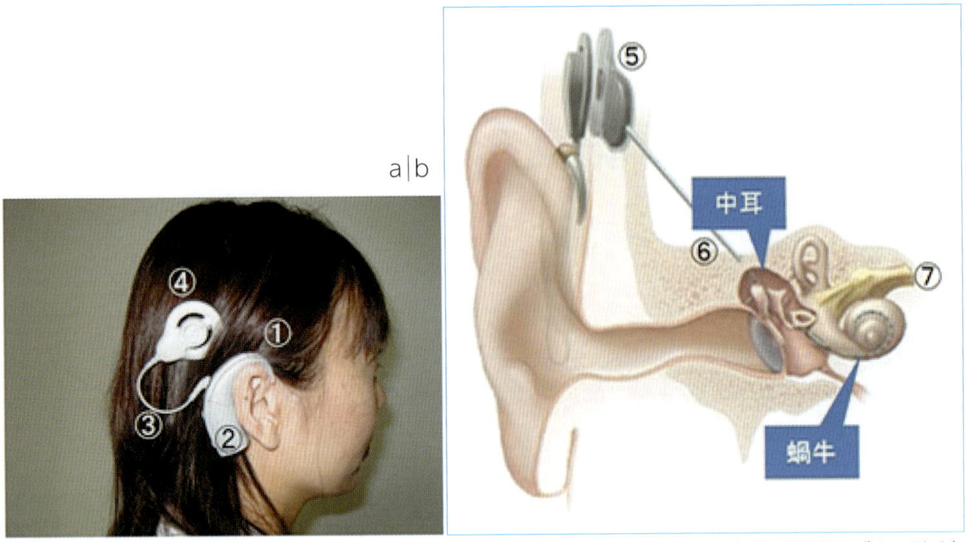

(日本耳鼻咽喉科学会ホームページより改変)

図 D-4　人工内耳のシステム

a：体外装置(マイク①，音声処理部：スピーチプロセッサ②)をケーブル③で送信コイル④と接続する．送信コイルは皮膚の下に埋め込んだ受信装置と磁石でくっつく．マイクから入った音は電気信号に変わり，送信コイルから無線で受信装置へと送られる．

b：皮膚の下に埋め込まれた受信装置⑤から，電極⑥が中耳を通って蝸牛に入る．⑦は聴神経

聴神経に埋め込んだ電極に電気刺激を加えることによって聴覚が得られることを確認しました[4)]．1984 年に Clark らが多チャンネルの人工内耳を開発し，その有効性を報告しました[5)6)]．以来，この人工内耳の試みは聾者の聴覚を代償する方法として脚光を浴び，これまでに多くの症例に実施されています．

人工内耳は体外部(①マイクロホン，②サウンドプロセッサー，③バッテリー，④送信コイル)と体内部(①受診コイル，②電子回路パッケージ，③電極リード線，④蝸牛内電極，⑤蝸牛外接地電極)から構成されています．音がマイクロホンに入り，電気信号に変換されサウンドプロセッサーに送られます．サウンドプロセッサーではその電気信号を様々なバンドパスフィルターで分け，電気的ダイナミックレンジ内におさめます．低周波の信号はより頂回転の電極で刺激が出るように振り分けられ，高周波の信号はより基底回転の電極から刺激がでるようにマップされます(図 D-4)．

プロモントリーテストは 1974 年に House らにより報告された電気聴覚を用いた検査で，中耳岬角を電気刺激し，音感の有無により聴神経の機能を確認するものです[7)]．このテストによる報告をみると，「プロモントリーテストの結果と術後の言語聴取能は相関する」とするもの，「相関しない」とするものの両者の報告があります[8)～10)]．後者の立場からは，人工内耳の必須術前検査とされたプロモントリーテストはもはや不要であるとされます．一方，CT や MRI の画像上蝸牛神経狭窄や欠損など，人工内耳装用効果に疑問が持たれる場合，術前のプロモントリー検査にて何らかの電気聴覚反応が得られれば，人工内耳装用効果を期待できると考えられます．

(南　修司郎)

文　献

1) Stronks HC, et al：The role of electrophonics in electroacoustic stimulation of the guinea pig cochlea. Otol Neurotol. 34(3)：579-587, 2013.
2) Kiang NY, et al：Physiological considerations in artificial stimulation of the inner ear. Ann Otol Rhinol Laryngol. 81(5)：714-730, 1972.
3) Eisen MD：Djourno, Eyries, and the first implanted electrical neural stimulator to restore hearing. Otol Neurotol. 24(3)：500-506, 2003.
4) Mudry A, et al：The early history of the cochlear implant：a retrospective. JAMA Otolaryngol Head Neck Surg. 139(5)：446-453, 2013.
5) Clark GM, et al：Clinical trial of a multi-channel cochlear prosthesis：results on 10 postlingually deaf patients. Aust N Z J Surg. 54(6)：519-526, 1984.
6) Clark GM, et al：A multi-channel hearing prosthesis for profound-to-total hearing loss. J Med Eng Technol. 8(1)：3-8, 1984.
7) House WF, et al：Electrical promontory testing in differential diagnosis of sensorineural hearing impairment. Laryngoscope. 84(12)：2163-2171, 1974.
8) Alfelasi M, et al：The transtympanic promontory stimulation test in patients with auditory deprivation：correlations with electrical dynamics of cochlear implant and speech perception. Eur Arch Otorhinolaryngol. 270(6)：1809-1815, 2013.
9) Kuo SC, et al：The role of the promontory stimulation test in cochlear implantation. Cochlear Implants Int. 3(1)：19-28, 2002.
10) Lee JC, et al：Value of the promontory stimulation test in predicting speech perception after cochlear implantation. Laryngoscope. 117(11)：1988-1992, 2007.

Q.4 人工内耳装用者には音はどのように聞こえていますか？

回答

「音はこのように聞こえています」と回答するのは難しいと考えます．実際の装用者の声が一番大切だからです．装用者の方々に聞くと，最初は「じりじりり」とか「ガーガー」とか言う方もおられます．また直前まで聴覚を使っていた人の中には「以前聞こえたときと同じように聞こえる！」と言われる方もおられ，千差万別です．

では，いったいどうしてそのようになるのでしょうか？　ここに事例をもって著したいと思います．患者—それは私です[1)2)]．

解説

私自身が，2004年8月にドイツ，ビュルツブルグ大学でメドエル社製人工内耳を補聴器非装用側に受けました．当時，補聴器ユーザーの1人として対面で会話できていたし，学会発表でもFM通信機器を駆使して質疑応答をしていたので多くの方から「どうして？」という質問を受けました．以下に掲げた理由があります．

①留学当時から左のスケールアウトの耳に対してはヘルムス教授から人工内耳を勧められていた.「ドクターカンダ，どうして左耳は使えるチャンスがあるのに使用しない？両耳聴で騒音下や音の方向性など，もちろん静かなときでも，更に良くなるであろう」→今考えると本当に貴重な，機能を重んじるドイツならではの助言です．1997年11月に頂いたお言葉．

②両耳で聞くこと(両耳聴：binaural)がどういうものか，聴力が良かった時期と比較してどうか？などを知りたかった．

③雑音下の聴取能の改善への期待．聴覚を使う生活は1対1の静かな環境でだけではない．日常生活の多くが雑音下の聴取を余儀なくされる．できればもっと雑音下で聞こえたい．

④方向性の改善への期待. 多くの場面で呼びかけられる際に一側だけでは困難が生じる．また車や高スピードで後ろから来る自転車などはどちらから来ているのか一側だけでは難しく，生活上注意を要する場合もある．

⑤高音部の聴取能の改善への期待．私の補聴器の場合，高音部の聴取能が落ちやすい．人工内耳は基底回転に確実に入るため高音部の聴取は確保される．必ず良くなるであ

ろう期待.

⑥良聴耳が進行した場合の保険. 一側だけで生活していると良聴耳が進行しないように注意を払う必要があり, また進行した場合も1か月ほど休んで治療を受け, 回復しない場合は人工内耳を受けリハビリのため長期不在となる可能性があり, 患者さん方やスタッフ・家族に迷惑をかける.

⑦家族の会話を更に聞きたい. 特に当時高1の娘, 小3の息子の話すスピードが速くなり, ついていくことが難しい場合が増えていた. 内容がわからないのか, スピードでわからないのかは不明ではあったが. より聞きたかった. →その後娘の会話は内容がわからなかっただけだったことが理解できた.

⑧人工内耳手術を受ける患者さんの気持ちを知りたい.

などが主たる理由でした. 2004年8月に2週間の休暇を取り, ドイツへ向かいました. 手術を受けたビュルツブルグ大学附属病院はドイツの南部バイエルン州にあります.

以下, 日記からの抜粋です.

2004年8月15日 お盆

9:10のフライトでいざドイツへ. ICEでビュルツブルグへ, 夏の訪問は初めて. 手術当日の朝焼けが素晴らしい. 何かが始まりそうな期待がある. どこの病室からもマリエンベルグ要塞が見え, 祈ることができる. 手術後3日間は予期せぬ自制内の痛みがあった. 人工内耳術後に痛みを訴える患者さんはあまりいない, なので痛くないのだとたかをくくっていた. 患者さんは信頼する主治医には良好な医師患者間を保とうと, 少々の痛みではたとえ子どもでも「痛くない」と言うのだということを身をもって知らされた. 感謝しつついろいろな人に支えられていることを思い出し乗り切ることができ, 術後8日目にドイツを出発した. 以下は手術後の経過である.

2004年9月23日 秋分の日(術後1か月)

大安の日を選び自院で音入れをした. オーストリアからオージオロジストのハインツが来てくれて自分で操作するマッピングを手伝ってくれる. 20年ぶりの聴覚回復. 音的には十分確実ではなく何か振動のようにも感じる. はっきりしたクリアな音ではない. もっともこれはプロモントリテストでわかってはいた. やはりプロモントリテストの音感覚と似ている気がする. 不思議だったのは左に音を入れて, 右の補聴器の音が大きくなった点である. これは不思議な感覚であった. おそらく左耳からの中枢への刺激が右へも影響を及ぼすのであろう. 感覚としては右耳から脳への経路が活性化された感じだ.

2004年9月24日

しかし確実な音声は得られない. ま, 20年も聞こえていなかったのだしこんなものなのだ. 何かじりじりと虫が這いずり回るような音だけがしている. 少しずつ慣れていかねばなるまい. 決してはずしてはいけない.

2004年9月27日

今日の外来で1歳くらいの泣き叫ぶ子が来た. 両耳聴で聞いていたところ, 全く泣き声がうるさくない. 左耳だけに入ってくる感じで, 右耳には入ってこない. だから今までのように右耳にひびく感じが全くなく素直にお母さんの声を聞くことができる. 子どもの叫び声は大きくなったり小さくなったりで左耳のみに入る. 両耳聴の極意はここにあるような気がする. また耳閉感も同様に取れる気がする. しかし騒音があれだけ入るのに左耳もそして右耳もうるさくないとは……人工内耳，両耳聴の威力であろう．逆に考えると一側聾でも困っている人は相当に多いのではないかと思う．

2004年10月14日

騒音が多いところでは両耳聴の効果が大変ある．方向性が良いと感じる．学会からの帰り，JR「かもめ」に乗っていて補聴器をはずすと人工内耳のほうからアナウンスの声が聞こえてきた．「博多を出ますと…」から「肥前山口，浦上，終点長崎」などわりとはっきり聞こえてくる．脳の側頭葉の記憶が呼び戻されているような不思議な，しかし感動的な感覚である．聴覚中枢の左耳からの復活に喜びしばし涙が出たが，しばらく聞いた後に，安らかに眠るとまではいかない音質なので，懐かしみつつもはずして眠った．

2004年10月21日(音入れ後1か月)

学会中，人工内耳装用していたが，いつもよりも早口の声が聞きやすくなった感じだ．

人工内耳で1か月過ぎた．本日3回目のマッピングをしたが，だいぶダイナミックレンジが拡大してきた．だいぶ音がことばになりつつあるようだ．機械的な音質は変わらないが，夜のニュースのアナウンサー，滝川クリステルさんの声が入ってくる．ボリュームを下げていくと人工内耳のほうがメインとなる．人工内耳で聞きやすい．補聴器を消してもわかりやすい．

2011年(術後7年)

左人工内耳の装用閾値は125 Hz～8,000 Hzまで20～30dBHL，語音明瞭度(67-S)は60 dBSPLが95%，70 dBSPLが90%，人工内耳と補聴器の両耳聴で50 dBSPLが100%，60 dBSPLが100%，70 dBSPLが100%．雑音下語音明瞭度(67-S)では左人工内耳のみでS/N比＝70/70＝0 dBが90%，S/N比＝75/70＝5 dBが85%，S/N比＝80/70＝10 dBが90%，人工内耳と補聴器の両耳聴でS/N比＝70/70＝0 dBが95%，S/N比＝75/70＝5 dBが90%，S/N比＝80/70＝10 dBが100%と，これも段階的に改善しており両耳聴による効果もみられる．

以上，日記からの抜粋である．

2014年現在(術後10年)

今は補聴器よりも人工内耳のほうが入力が強く入ってきます．電話は人工内耳のほうが良く聞こえます．人工内耳で電話が100%聞き取れます．パーティーや披露宴，宴会など相当な雑音下でも人との会話が楽しめるようになりました．音楽も部屋や車中で楽しんで聞いています．テレビも通常の聞こえ方で楽しめますが，よりはっきり一言も漏らさないで聞くためには，ロジャーやロジャーペンからの外部入力での音を入れると，台詞でも音楽でもほぼ正常のときのサウンドと同じように聞くことができます．学会でも同様に外部入力で入れています．人工内耳電極と音処理能力の進化は素晴らしいと思います．あとはマイクロフォンやワイヤレス通信の更なる進化でしょうか？　ユーザーとして術者として惜しみなく人工内耳会社にも伝えていきたいと思います．

手術方法やデバイス，疾患の種類，奇形の有無，遺伝子的背景，先天性か後天性か，受けている教育，反対側の聞こえ方，直前までどのように聞こえていたか，補聴器でどの程度のダイナミックレンジがあったか，失聴期間の長さ，そして人工内耳の装用期間，装用時間，マッピング手法などにより「人工内耳の聞こえ方」には人それぞれ千差万別なものがあるのかもしれません．先天性でも聴覚活用教育により当施設のほとんどのお子さん方が最終的に音声言語を獲得しており，その人たちにとってはそれがnormal，まさにそれが当たり前の聞こえになっていると考えます．Tonotopic organization（周波数部位再現編成）[3]という言葉がありますが，聴覚中枢に100～8,000 Hz台まで忠実に入力を入れて編成してくれる人工内耳のおかげでそのようになるのです．周波数部位再現編成ができていてできにくくなってすぐの人工内耳には以前と同じように聞こえ，私のように20年周波数部位再現編成がなくなっていた中枢には最初は雑音でしかない音が，時間をかけて再編成がなされていき，それが1か月，3か月，1年，3年，10年と経時的に再編成が強化されていったのだと考えられます．

スタッフのマッピング技術や私と話してくれる家族やスタッフ，周囲の方々のおかげでもあり感謝していますが，今ではこのように言うことができます．

「人工内耳で以前と同じように，普通に聞こえています．人工内耳をしている耳だけだと圧縮されたような音声ですが，反対側補聴器を使って両耳聴にすると聴力正常だった頃と同じような聞こえになります．それは私が正常だったとき両耳聴だったからだと思います」

2014年12月，10年目の感想です．いずれ補聴器側の入力が物足りなくなってきたら人工内耳を受けるかもしれません．そのときにどんな進歩になっているのか，どんな聞こえになるのか，想像するとワクワクしてきます．このように現代の聴覚の獲得や再活性，再編成には希望が満ち溢れています．

（神田幸彦）

文　献

1）神田幸彦：ユーザーからみた補聴器・人工内耳の進歩．日耳鼻．114(8)：703-712，2011．
2）神田幸彦：人工内耳術者としての私の人生：My life as a surgeon with CI─補聴器（右），人工内耳（左）の装用者として─．加我君孝（研究代表者）．1-41，人工内耳シリーズNo. 2，学術社，2011．
3）Bear MF, et al：聴覚と平衡感覚．加藤宏司ほか監訳．265-298．神経科学─脳の探求─，西村書店，2007．

D．人工内耳・補聴器

Q.5 幼小児の人工内耳手術はいつすべきですか？

回答 人工内耳は，補聴器で聴覚が活用できないと判断し，聴覚を活用させたいと親が望んだら早めに行うべきです．しかし，中には補聴器で聴覚活用可能かどうか判断が困難な聴力レベルもあれば，成長や脳の成熟（maturation）により聴力が良くなる子どもも稀にいて判断が難しい場合もあります．まさにケースバイケースといえますが，基本的な我々のスタンスについて解説します．

解説

人工内耳は，補聴器で聴覚が活用できないと判断し，聴覚を活用させたいと親が望んだら早めに行うべきです．この場合，「聴覚を活用させて音声言語を育てたい」という親の願いが重要になります．「親がこの子の第一言語は手話でもいい」「親が手話で育てたい」と望むのであれば，その声を尊重してむやみに勧めることはありません．手話も 1 つの立派な言語です．一般に聴覚障害児の 95％以上は「音声言語を話す健聴者の両親」から生まれています．自分たちと同じ音声言語で育てたいと願う両親が多いのは当然です．「母親の言葉＝母語」です．以前は「母親の言葉＝母語」とできるのが困難な聴力や補聴器の世界がありました．現代はデジタル補聴器も素晴らしい進歩をみせ，人工内耳も処理能力，残存聴力活用型人工内耳[1]の保険収載など，どんどん進化し続けています．時代に即した対応や変化が医療や教育界・そして聴覚障害児を育てる家族に必要なのはいうまでもありません．

「聴覚を活用させて音声言語を育てたい」と願う親に対して何歳から「そろそろ人工内耳を考えましょう」というのが適当でしょうか？　いったい何歳で「補聴器では聴覚が活用できないと判断」できるのでしょうか？　長崎県の事例を紹介します．

Ⅰ 難聴の早期診断

長崎県では新生児聴覚スクリーニングが全出生児に対して勧められ，里帰り出産の場合でも市町村からの補助金を得て出産が行われ，毎年 97～100％の新生児が聴覚スクリーニングを受けています．したがって難聴があれば 1 か月以内には耳鼻咽喉科と小児科の精密検査機関に紹介され，難聴や先天性サイトメガロウイルスの精査診断が行われています．

表 D-3　小児人工内耳適応基準（2014）

本適応基準では，言語習得期前および言語習得期の聴覚障害児を対象とする．

Ⅰ．人工内耳適応条件

小児の人工内耳では，手術前から術後の療育に至るまで，家族および医療施設内外の専門職種との一貫した協力体制がとれていることを前提条件とする．

1．医療機関における必要事項
　A）乳幼児の聴覚障害について熟知し，その聴力検査，補聴器適合について熟練していること．
　B）地域における療育の状況，特にコミュニケーション指導法などについて把握していること．
　C）言語発達全般および難聴との鑑別に必要な他疾患に関する知識を有していること．
2．療育機関に関する必要事項
　聴覚を主体として療育を行う機関との連携が確保されていること．
3．家族からの支援
　幼児期からの人工内耳の装用には長期にわたる支援が必要であり，継続的な家族の協力が見込まれること．
4．適応に関する見解
　Ⅱに示す医学的条件を満たし，人工内耳実施の判断について当事者（家族および本人），医師，療育担当者の意見が一致していること．

Ⅱ．医学的条件

1．手術年齢
　A）適応年齢は原則 1 歳以上（体重 8 kg 以上）とする．上記適応条件を満たした上で，症例によって適切な手術時期を決定する．
　B）言語習得期以後の失聴例では，補聴器の効果が十分でない高度難聴であることが確認された後には，獲得した言語を保持し失わないために早期に人工内耳を検討することが望ましい．
2．聴力，補聴効果と療育
　A）各種の聴力検査の上，以下のいずれかに該当する場合．
　　i．裸耳での聴力検査で平均聴力レベルが 90 dB 以上．
　　ii．上記の条件が確認できない場合，6 カ月以上の最適な補聴器装用を行った上で，装用下の平均聴力レベルが 45 dB よりも改善しない場合．
　　iii．上記の条件が確認できない場合，6 カ月以上の最適な補聴器装用を行った上で，装用下の最高語音明瞭度が 50%未満の場合．
　B）音声を用いてさまざまな学習を行う小児に対する補聴の基本は両耳聴であり，両耳聴の実現のために人工内耳の両耳装用が有用な場合にはこれを否定しない．
3．例外的適応条件
　A）手術年齢
　　i．髄膜炎後の蝸牛骨化の進行が想定される場合．
　B）聴力，補聴効果と療育
　　i．既知の，高度難聴を来しうる難聴遺伝子変異を有しており，かつ ABR 等の聴性誘発反応および聴性行動反応検査にて音に対する反応が認められない場合．
　　ii．低音部に残聴があるが 1 kHz～2 kHz 以上が聴取不能であるように子音の構音獲得に困難が予想される場合．
4．禁忌
　中耳炎などの感染症の活動期
5．慎重な適応判断が必要なもの
　A）画像診断で蝸牛に人工内耳が挿入できる部位が確認できない場合．
　B）反復性の急性中耳炎が存在する場合．
　C）制御困難な髄液の噴出が見込まれる場合など，高度な内耳奇形を伴う場合．
　D）重複障害および中枢性聴覚障害では慎重な判断が求められ，人工内耳による聴覚補償が有効であるとする予測がなければならない．

聴覚障害児の発生頻度は 0.17% ですので 1,000 人に 1～2 人の割合です[2]．自動聴性脳幹反応検査（AABR）で refer の子どもは聴性脳幹反応（ABR），聴性定常反応（ASSR）を施行したうえで難聴があれば療育の介入を行っています．その後聴性行動反応聴力検査（BOA），条件詮索反応聴力検査（COR）や経時的な聴性定常反応を経て日常生活上も難聴が疑われ，難聴のために言語発達が滞るようであれば，補聴器を適合します．

「小児人工内耳適応基準」の見直しの概要と解説（2014）

福祉医療・乳幼児委員会

人工内耳は，高度以上の難聴を有する児に対して，音声を用いたコミュニケーションを可能とすることを目標とした医療的介入手段の一つである．基本的には，補聴器を用いる場合と比較して，相対的に優れると判断された場合に適応となる．

聴覚障害児が音声を用いたコミュニケーションを行うためには，より早期から音声による言語情報の入力が行われることが推奨される．今回の見直しでは，聴覚障害児に対する人工内耳が一定の効果を示してきていることを踏まえて，その適応年齢を原則 1 歳以上（体重 8 kg 以上）と拡げ，補聴器装用下の聴力レベル・最高語音明瞭度についても記載した．その一方で，より早期から人工内耳手術を行うには，1）身体が小さいことによる麻酔・手術侵襲の問題と，2）発達の途上であるため正確な聴覚評価が困難であるという問題が伴う．このような問題点と，人工内耳手術によって得られるメリットとを比較した上で，手術を選択する妥当性を判断する基準として本適応基準を定める．

音声を用いてさまざまな学習を行う小児期には，難聴児に対する補聴の基本は両耳聴であり，両耳聴の実現のために人工内耳の両耳装用が有用な場合にはこれを否定しない．しかし，両側人工内耳を強制することはあってはならない．

人工内耳の適応にあたっては，下記の医学的要件を満たすだけでなく，その他の社会的な背景を考慮する必要がある．この背景には，1）保護者からのサポート，2）療育施設との連携，3）術後の療育環境の整備などが含まれる．これらの難聴児をとりまく環境について十分な調整を行った上での手術適応決定が望ましい．

人工内耳の手術適応について，最終判断は当人の自由意志によることが最も望ましいが，しばしば年少のため保護者によって判断が下されることが多い．その場合にも，本人への説明のために最善の努力が必要である．また，人工内耳が音声コミュニケーションを用いる場合の選択である以上，手話などの音声を用いないコミュニケーションの選択についても可能な限りの情報提供が行われるべきである．また進歩が著しい再生医療や遺伝子治療など最新の医療情報についても術前に説明を加えておくことが望ましい．

人工内耳を用いて今後生活していくこととなる幼小児では，慎重に適応を見極める必要がある．その問題点を列挙すると，

1. 年齢あるいは発育のために，手術を受けることについて自己の意思で決定することができない．
2. 年齢あるいは発育のために，正確な聴力を把握しにくい場合がある．
3. 人工内耳は蝸牛内に電極を埋め込む手術であり，残聴を失う可能性がある．
4. 聴力レベルが 90 dB 以上であっても，療育によっては補聴器で対応できる場合もある．
5. 療育の状況は，地域によって違いがある．

などであり，したがって家族，保護者はもちろん，手術施設内外の聴覚・音声言語指導の療育にかかわる人たちとの意見の一致が欠かせない．

なお，言語を獲得した後に聴力障害を生じた幼小児について，効果が不十分な補聴器装用のみでは音声言語を喪失する可能性や，構音障害についても言及した．

重複先天性障害については，必ずしも禁忌にはならない．合併する障害にもよるが，両者の障害程度を総合的に判断すべきであり，1）コミュニケーションに困難を伴うほどの重度の知的障害，2）広汎性発達障害，3）注意欠陥・多動障害，4）その他言語発達に影響を及ぼしうる高次脳機能障害，などが含まれることを想定した．この場合も，術後の療育にかかわる人たちの，理解と見解の共通性が求められる．特に低年齢では見過ごされるか，顕著に表出していない障害の場合もあるので，全体的な発達・発育の観察を怠ってはならない．

聴覚障害の原因が内耳よりも中枢側にあると推定される場合には，人工内耳術後の効果についての慎重な見通しが必要であり，特にこれに言及した．ただし，皮質聾は人工内耳の適応としない．

最後に，この適応基準は時代の変化や医学の進歩に伴って適宜見直しを図る必要があることを付言したい．

（平成 25 年 11 月 1 日　理事会承認）

Ⅱ 補聴器の装用

補聴器の初装用の時期は子どもによって様々で 3～10 か月の間になることが多いですが，1 歳以上になって補聴器を初装用するケースもあります．その後，補聴器でのトレーニングを開始し，補聴器でも聴覚を活用していくことが困難であること，ありそうなことが判明したら人工内耳を検討していきます．補聴器を装用しはじめて，ある程度使えるようになるのに 1～3 か月はかかりますので，補聴器でも困難であることの判明は，早くても生

後6か月～1歳の間くらいでしょう.

Ⅲ 小児人工内耳の適応基準

日本における小児人工内耳適応基準(2014)を**表D-3**に示しました[3)4)]. 上記のことを考慮すると，適応年齢が1歳というのはある程度妥当な月齢だと思います. もっともドイツやオーストラリアなどの先進国では1歳前，6か月以前より行う場合があります. 海外の子どもの平均体重や側頭骨の発育状況もあるかと思いますので今後検討も必要です.

遺伝子変異や先天性サイトメガロウイルス感染症などの診断が先についていて，補聴器ではカバーできないほどの難聴であることが早く診断できた場合では，日本でも人工内耳の適応は早くなる可能性もあるかもしれません. それは安全性や効果との相談になってくるでしょう.

人工内耳の適応基準が1歳になったからといって「1歳になったから人工内耳をしましょう」というのは，はなはだ危険です. 本当に補聴器では困難なのか？ ほかに良い補聴器はないのか？ 補聴器の利得はどの程度か？ 補聴器での装用閾値はどの程度なのか？ 補聴器をどの程度使用してどの程度の聴覚の発達，言語発達があるのか？ 疾患は何か？ 奇形は？ 遺伝子は？ ウイルス感染は？ などをもう一度振り返ってみるべきです. 中には1歳を過ぎても，成長とともに聴力が改善したり，残存聴力がしっかり出てきたり，補聴器で十分に言語獲得できる聴力が浮き彫りにされてきたりする場合もあるからです. すべてが網羅できて渉猟しうる様々なデータから，やはり「補聴器では聴覚の獲得は難しい，音声言語の獲得は難しい，構音の獲得は難しい」と判断したら躊躇する必要はなく人工内耳へ進んで良いと思います. そして医療機関では一人ひとりの患者，患児を限りなく良くすること(特に術後にも)に熱意を持つべきで，両親・家族はどのような医療機関がそうなのかについて情報収集することも重要です.

(神田幸彦)

文献

1) Usami S, et al：Hearing preservation and clinical outcome of 32 consecutive electric acoustic stimulation (EAS) surgeries. Acta Otolaryngol. 134(7)：717-727, 2014.
2) 川田晃弘ほか：長崎県における公的全県新生児聴覚スクリーニング4年半の経過. 耳鼻臨床. 104(12)：849-854, 2011.
3) 日本耳鼻咽喉科学会：小児人工内耳適応基準(2014). 日耳鼻. 117：248-249, 2014.
4) 日本耳鼻咽喉科学会：小児人工内耳適応基準(2014). http://www.jibika.or.jp/members/iinkaikara/artificial_inner_ear.html

D. 人工内耳・補聴器

Q.6 人工内耳はMRIで故障しますか？

回答 体内に埋め込まれているインプラントには磁石が付いており，サウンドプロセッサの送信コイルにある磁石と皮膚を介して接続，コイルを所定の位置に固定しています．

この磁石のため，人工内耳はMRI撮影により，①金属アーチファクト，②磁石の移動，③脱磁，という3つの問題が起こる可能性があります．

解説

I MRIとは

MRIは核磁気共鳴画像法(magnetic resonance imaging)で核磁気共鳴現象を利用して生体内の内部の情報を画像にする方法です．2003年に「核磁気共鳴画像法に関する発見」に対してLauterbur氏とMansfield氏にノーベル生理学・医学賞が与えられています．

磁気に反応する金属が体内にあると，MRI検査では，静磁場，高周波磁場，傾斜磁場による相互作用を受ける可能性があります．人工内耳の金属部分の素材はチタンと白金であり，静磁場に対してそれほど問題とはならず，主に磁石に対する影響を考慮する必要があります．体内に埋め込まれているインプラントには磁石が付いていて，サウンドプロセッサの送信コイルにある磁石と皮膚を介して接続，コイルを所定の位置に固定しています．MRI装置に入る場合，この磁石のために影響が出る可能性があることとして，以下の3つが挙げられます．

①人工内耳の磁石がMRI装置に入ると，「金属アーチファクト」と呼ばれる，磁石周囲の画像が不鮮明になる現象が発生する[1]．

②MRIから発せられる磁界は，その物理特性として人工内耳の磁石を引き寄せる．MRIスキャンの磁場強度(テスラ)が上がるにつれ，インプラントの磁石が引き寄せられる力も強まる[2]．

③MRIから発せられる磁界によって，人工内耳の内部磁石が弱まる(脱磁)ことで，サウンドプロセッサのコイルが所定位置にしっかり保持されなくなる場合がある[3]．

Ⅱ MRI 検査にあたっての注意

体内にインプラントを留置した患者のMRI検査の適合性は，国際規格としてASTM（American society for testing and materials）のMRI適合性標準規格により定められています．ASTMの表示方法は，「MR safe」，「MR conditional」，「MR unsafe」の3つに分類されます．人工内耳は「MR conditional」に分類され，あらかじめ定められた使用条件を守る限りにおいて，特定のMRI検査環境においては既知の危険性がないことが実証されているインプラントです．

体内インプラントの添付文書は，医療機器の適応を受ける患者および医療従事者の安全を確保し，適正使用を図るために必要な情報を提供する目的で，薬事法第63条の2の規定に基づいて，製造販売業が作成するものです．添付文書の内容から逸脱する医療行為は，医療の安全が保証されない可能性があること，その責任が医療従事者にかかってくることに注意しておく必要があります．

添付文書の中で，MRI検査の実施の可否および適合条件に関しては，「警告」「禁忌・禁止」「使用上の注意」「取扱い上の注意」の欄に記載されています．人工内耳添付文書のMRIに関する箇所を図に載せます（図D-5, 6）．日本コクレア社の人工内耳添付文書では，静磁場強度により0.2T以下，0.2を超えて1.5T以下，1.5Tを超えて3.0T以下の3段階に分けています．3.0Tでは磁石を取り出す必要があります．1.5Tでは幅10cm以

＊2. MRI 検査にあたっての操作方法

磁気共鳴画像診断装置（MR 装置）の静磁場強度毎に定める以下の対応基準に従って MRI 検査を実施する。

対応基準：

1.5T（テスラ）を超え 3.0T まで	MRI 検査はインプラントの磁石を外科手術によって取り外した後、行う。磁石をつけたままでは MRI 検査時に組織が損傷を受ける可能性がある。
0.2T を超え 1.5T まで	MRI 検査は磁石を元の位置に置いた状態のまま行う。磁石が移動しないように、下記に従って、頭部に包帯を巻くこと。 ・ 最大幅 10cm の伸縮性包帯を使用する。 ・ 包帯の中心線が確実にインプラント埋め込み部位の上にあること。 ・ インプラント埋め込み部位を強く圧迫するために、最大伸縮あたりまで引き伸ばして二回以上巻くこと。 患者が包帯による痛みを訴える場合は、直ちに包帯を取り、磁石を取り外しての MRI 検査を検討するか、包帯の必要がない 0.2T での MRI 検査を検討すること。
0.2T 以下	MRI 検査は磁石を元の位置に置いた状態のまま行う。 （包帯での固定は不要）

＊＊3. 磁石の取り外し手順

1） 頭髪を剃毛し、局部麻酔下で切開し、磁石を取り出す。
2） MRI 検査を繰り返し受診するために、磁石をしばらくの間取り外したままにしておく場合には、滅菌した代替プラグをインプラントに過度の力を加えないように注意しながら、エレベーターを使って窪みの端を持ち上げて押し込む。1回だけの MRI 検査のために磁石を取り外した場合には、傷口を閉じないで乾燥した滅菌ガーゼを当てておく。
3） MRI 検査後、滅菌した置換用磁石を、極性を示す星記号を上へ向けた状態で、エレベーターで窪みの端を持ち上げながら差し込む。
4） 傷口を縫合し手術を完了する。

＊6） 磁気共鳴画像診断装置（MRI）

MRI 検査は特別な条件以外では禁忌です。従って人工内耳装用者は下記の条件以外では MRI 検査室内に立ち入らないようにしてください。

本インプラントは、MRI 環境下における静磁場、傾斜磁場及び高周波（RF）による相互作用を受ける可能性があります。これらには、磁力による牽引、誘導電流による神経刺激、組織の加温などが考えられます。非臨床試験の結果によると、これらによる有害事象が発生する可能性は許容可能なレベルまで低減されていることが確認されていますが、安全に MRI 検査を行うためには、次の点を遵守してください。

・ MR 画像の画質は、インプラントによる影響を受けることになります。画像の影は、磁石を取り外した場合、インプラントの周り 6cm の範囲にまで、磁石をつけたままの場合は、インプラントの周り 11cm の範囲にまで及ぶので、インプラント近辺の診断情報は失われることになります。また、磁石を取り外すことは患者に感染のリスクを伴います。これらを踏まえて、MR 検査を実施することの医学的必要性を考慮してください。
・ MR 装置が設置された部屋に入る場合には、前もってスピーチプロセッサとヘッドセットを外しておかなければなりません。
・ MRI 検査は必ず【操作方法又は使用方法等】に記載の対応基準に従って実施してください。
・ 比吸収率（SAR）は 2W/kg、15 分間以内としてください。非臨床試験の結果によると、静磁場強度 3.0T、SAR 2W/kg、15 分間の頭部スキャンによるインプラントの温度上昇は 2℃未満であり、安全にスキャンできることが示されています。
・ MRI 検査時には、患者にナースコールボールを持たせるとともに、MRI 操作者は患者状態を注意深くモニタリングしてください。
・ MRI 検査後は、インプラントが正常に動作することを確認してください。

MR 装置との互換性は、インプラントのモデルにより異なります。モデルが不明確な場合は、判別のため医師は X 線を使用して、インプラント上の X 線不透過文字を確認してください。どのインプラントにも白金で 3 文字が印字されています。真ん中の文字がモデルを表します。

図 D-5　日本コクレア社の添付文書

a | b

5) MRI

MRI を実施した場合の画像への影響について、スピンエコー法の場合、インプラント周辺約 50mm の範囲は画像が映らない。また、周辺約 12cm の範囲では、1mm 以下の歪みが見られる。グラディエントエコー法の場合、反対側はアーチファクトなしに撮影することができる。

MRI を実施する際は、事前にメドエル社による適合性確認を行う。適合性確認後に提供される具体的情報に基づいて実施する。

【MRI 撮影の前】

1. インプラントが適切に固定されていることを確認する。
2. インプラント下の骨の厚さが最低でも 0.4mm 以上あることを確認する。

【MRI 撮影の際】

詳細についてはサージカルガイドラインを必ずご参照ください。

MRI検査について

MED-ELは、他の診断検査（例；CT, PET）が適応しない場合に限り、MRI撮影を考慮することを推奨します。その場合は、原則として撮影の1ヶ月前までに、放射線技師と相談の上、メドエルジャパン株式会社にご連絡ください。技術担当者より情報を提供させていただきます。

現在のところ、CONCERTO PINは、インプラントの磁石を取り外さずに、0.2T、1.0T、1.5TのMRI機器による撮影に耐えることができます。撮影の際は、以下の注意事項及び手順を遵守してください。

MRI撮影に関する注意事項及び手順:

- 0.2T、1.0T、1.5TのMRI機器による撮影に耐えることができます。その他の磁場強度による撮影は行わないでください。（その他の磁場強度で撮影を行った場合、生体組織およびインプラントの損傷に繋がる可能性があります）
- MRI撮影は、インプラント埋め込み後6ヶ月以上経ってから行ってください。（インプラントの移動および損傷を引き起こす可能性があります。）
- 5N（約0.5kg）の力に耐えられるように、インプラント下の骨の厚さは最低でも0.4mm以上でなければなりません。（MRI撮影時のトルクにより、インプラントを引き起こすような力が皮弁とインプラント下の骨に働きます。インプラント下の骨はこの力に耐えられるよう、十分な厚みを持つ必要があります。）
- インプラントが損傷している状態でMRI撮影を行わないでください。（生体組織の損傷を引き起こす可能性があります。）

MRI撮影に際し：

- 撮影の前に、全ての外部機器（プロセッサー等）を取り外してください。1.0Tおよび1.5TでMRI撮影を行う場合、患者の頭部に、インプラントを押さえるように弾性包帯を、患者が痛みを訴えない程度に強く、最低でも3回以上巻いてください（図49）。
- 頭の角度：MRIの磁界の方向がインプラントの水平面に対し平行になるようにします。例えば患者が仰向けになって機器に入る場合は、頭を真っ直ぐに伸ばした状態で入るようにします。（検査室内では、横を向いたり、首を曲げたり、頭を動かさないようにしてください。インプラントの磁石の脱磁を引き起こす可能性があります。）
- 撮影は通常操作モードでのみ行ってください。撮影中に患者が小さい音を感じる場合があります。比吸収率（SAR）の小さい、もしくは傾斜磁場スルーレートの小さいシーケンスで撮影を行うことで、患者が感じる音を小さくすることができます。
- アーチファクトの例を図50に示します。
- これらの注意は、頭部以外（膝など）の撮影時も適応されます。頭部より下部を撮影する場合には、脚から機器に入れることによって、脱磁のリスクを軽減することができます。
- これらの注意は、両耳装用の場合も適応されます。

不適切な方法で実施した場合、生体組織およびインプラントの損傷に繋がる可能性があります

図 D-6　メドエル社の添付文書(a)とサージカルガイドライン(b)

上の伸縮包帯を用いて，包帯の中心線が確実にインプラント埋込上にあり，最大伸縮あたりまで引き延ばして2回以上巻きつけ，強く圧迫することが必要とされています．

高周波磁場に関しては，MRIの撮像条件でspecific absorption rate（SAR）が2.0 W/kgまでと添付文書には記載されています．傾斜磁場に関しては，高速スイッチングによる神経刺激について考える必要があります．傾斜磁場出力が最大となるスキャンシーケンスの条件で誘導電流を計測する互換性試験にて，インプラントの電極間に意図しない神経刺激を発生する値よりも十分に低いため[4]，傾斜磁場に関しては制約がないと考えられます．

MRI検査時はスピーチプロセッサを外して行うため，患者は全く聞こえない状態となってしまいます．磁石が移動する場合，痛みを感じるとの報告があり[2]，痛みや違和感があればすぐにナースコールを押すことを事前に十分説明し理解してもらうことが重要です．

（南　修司郎）

文献

1) Crane BT, et al：Magnetic resonance imaging at 1.5 T after cochlear implantation. Otol Neurotol. 31(8)：1215-1220, 2010.
2) Kim BG, et al：Adverse Events and Discomfort During Magnetic Resonance Imaging in Cochlear Implant Recipients. JAMA Otolaryngol Head Neck Surg. 2014. [Epub ahead of print]
3) Majdani O, et al：Demagnetization of cochlear implants and temperature changes in 3.0 T MRI environment. Otolaryngol Head Neck Surg. 139(6)：833-839, 2008.
4) Risi F, et al：Magnetic resonance imaging safety of Nucleus® 24 cochlear implants at 3.0 T. International Congress Series. 1273：394-398, 2004.

D．人工内耳・補聴器

Q.7 人工内耳のまま CT や MRI を撮るとどうなりますか？ MRI は撮ってはいけないのですか？

回答 A

人工内耳手術をすると脳の画像が撮れなくなるのであれば，将来，もし脳血管障害が生じたときに正しい診断と治療ができないのではないかという不安を述べる患者がしばしば存在します．頭皮下に移植した人工内耳のインプラントは集積回路がチタンで保護されています．電磁誘導のため磁石の円板とコイルも入っています．CT を撮ると放射線が頭皮下の金属部分に反射してその放射線の跡が写りますが，インプラント以外の部分の脳の状態については判断できます（図 D-7）．

MRI は放射線ではなくプロトン，すなわち励起した水素です．インプラントがある状態でも MRI が 1.5 ステラ以下であれば撮影可能ですが，周囲が画像上真っ暗となり，その部分の脳の構造は判断できません（図 D-8）[1]．すなわち MRI は撮影可能ですが，インプラントの周囲は映し出されないということです．

解説

人工内耳後の脳画像の撮影は，CT では放射線がインプラントに当たって反射波となっている，その放射線の跡が写し出されますが，概ね判断可能です．CT では人工内耳の電極の挿入状態も正確にわかるので大いに有用です．MRI は現在のところ人工内耳製造会社も撮影可能としていますが，ただしインプラントの存在する部分を包帯で圧迫するように勧められています．人工内耳の手術をした患者が他病院に受診し，脳あるいは頭部から下位の身体の部分の MRI の撮影を勧められることがあります．他病院の他科の医師は人工内耳についてはほとんど知識がないと考え，説明が必要です．メールのやり取りではなく，電話で細かく説明することを勧めます．ただし，あらかじめ人工内耳と CT，MRI の画像がどうなるか解説したパンフレットを送っておくと正確な情報の伝達が可能となります．各人工内耳の製造会社の担当者と連絡をとることをすすめます．

（加我君孝）

文献

1) Crane BT, et al：Magnetic resonance imaging at 1.5 T after cochlear implantation. Otol Neurotol. 31(8)：1215-1220, 2010.

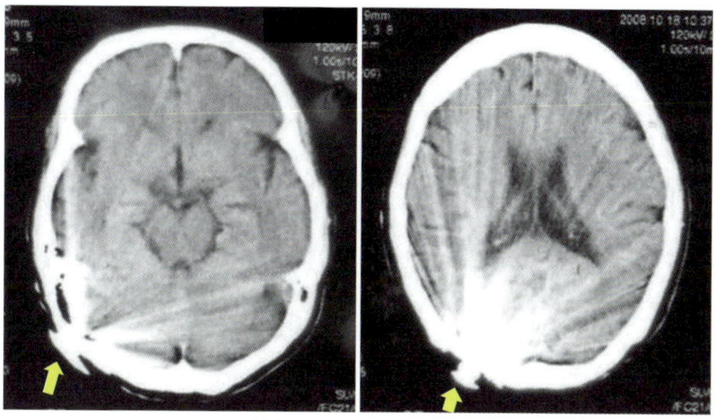

図 D-7　CT 画像

右耳に人工内耳（矢印）

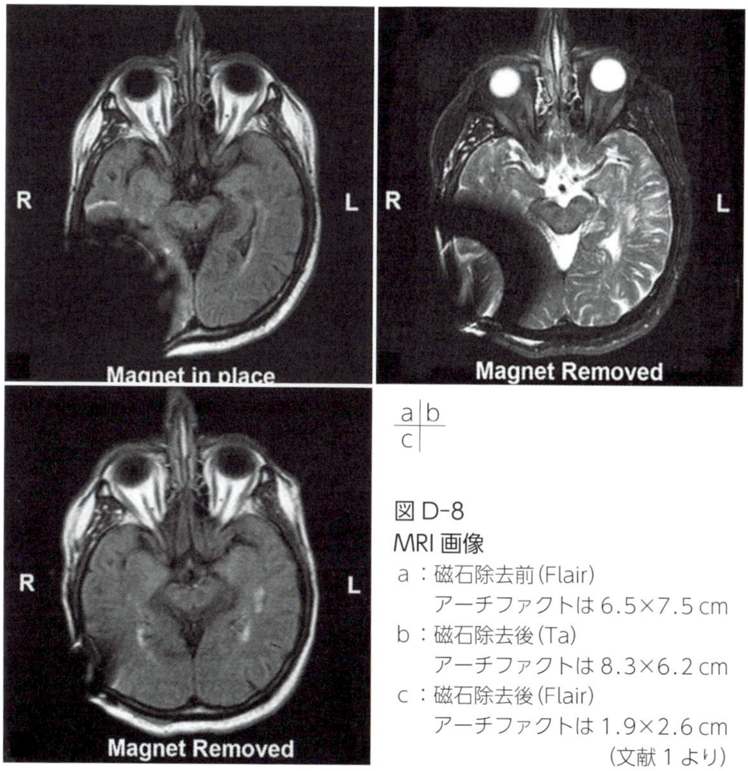

a | b
c |

図 D-8
MRI 画像

a：磁石除去前(Flair)
　アーチファクトは 6.5×7.5 cm
b：磁石除去後(Ta)
　アーチファクトは 8.3×6.2 cm
c：磁石除去後(Flair)
　アーチファクトは 1.9×2.6 cm
（文献 1 より）

D．人工内耳・補聴器

Q.8 人工内耳は成長とともに取り替える必要がありますか？

回答 手術で蝸牛に移植した人工内耳電極と内部受信器は 1～2 歳で手術した場合でも成長してから取り替える必要はありません．蝸牛のサイズは新生児も成人も同じサイズであるからです（図 D-9）[1]．ただし，中耳や頭蓋骨は成長とともに大きくなります．それを見越して電極の蝸牛外の部分は十分に長く作られており，成人になっても使えるように余裕をもたせています．頭蓋骨が成長しても引っ張られて抜けないように準備してあるからです．図 D-10 に頭蓋骨のサイズが発達により大きくなることを示しました[2]．

解説

人工内耳の手術で埋め込んだ電極とインプラントは替える必要はありません．蝸牛のサイズは新生児も成人も変わらないからです．しかし，再手術をしてインプラントを電極とともに摘出しなければならないことがあります．これを reimplant（再埋め込み）と呼んでいますが，device failure（装置故障）と flap necrosis（皮弁壊死）の場合です．電子装置であるインプラントが自然に故障する場合と側頭部を打撲したことにより生じた故障の場合です．インプラントと電極を新しいものにします．Flap necrosis というのはインプラントの上を覆う皮膚と皮弁が感染により弱くなり，レシーバが露出する場合です．再手術は，まず電極は蝸牛内に挿入したままとし，受信器との間で切断し，受信器を取り除き感染の治療をします．約 1 年後，感染がすっかり落ち着いてから再手術をし，蝸牛内の電極を摘出すると同時に新しいインプラントの電極を移植します．

一方，体外部のスピーチプロセッサは，性能の向上した新機種が開発されたときは購入することができますが，古い機種で十分であるという患者も少なくありません．スピーチプロセッサのコード化法が改善されると，より聴きやすくなると報告されています（図 D-11）．

（加我君孝）

文 献

1）加我君孝ほか：新生児の聴覚―形態と機能の基礎―．MB ENT. 33：1-8, 2004.
2）野村恭也ほか：耳科学アトラス―形態と計測値―第 3 版．丸善出版，2012.

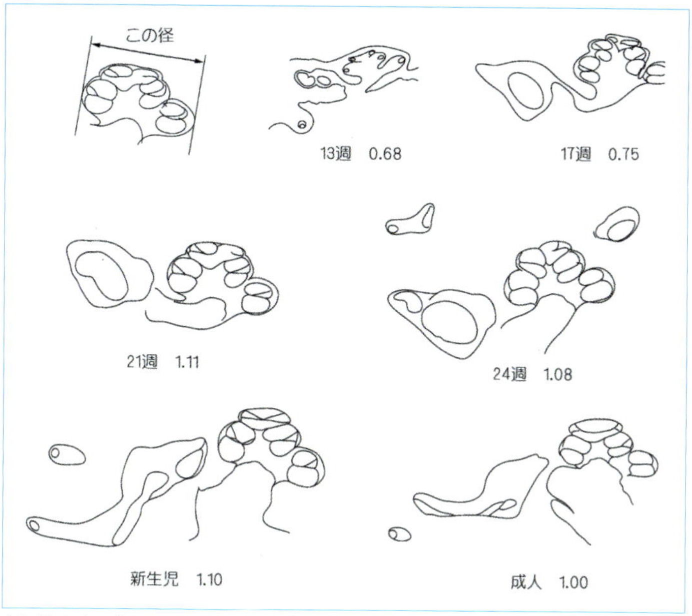

図 D-9
新生児と蝸牛のサイズ
蝸牛の径を胎生毎に比較し，成人の径を 1 としたときの大きさを算出した．

（文献 1 より）

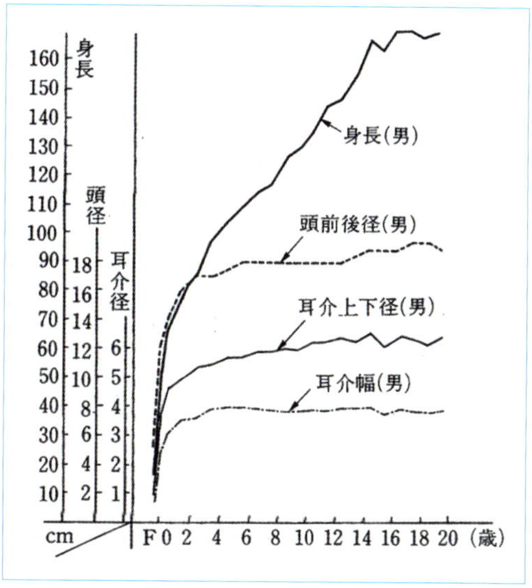

図 D-10
ヒト耳介・頭・身長の発育計測値
身長以外は 8～10 歳で成人と同様のサイズとなる．

（文献 2 より）

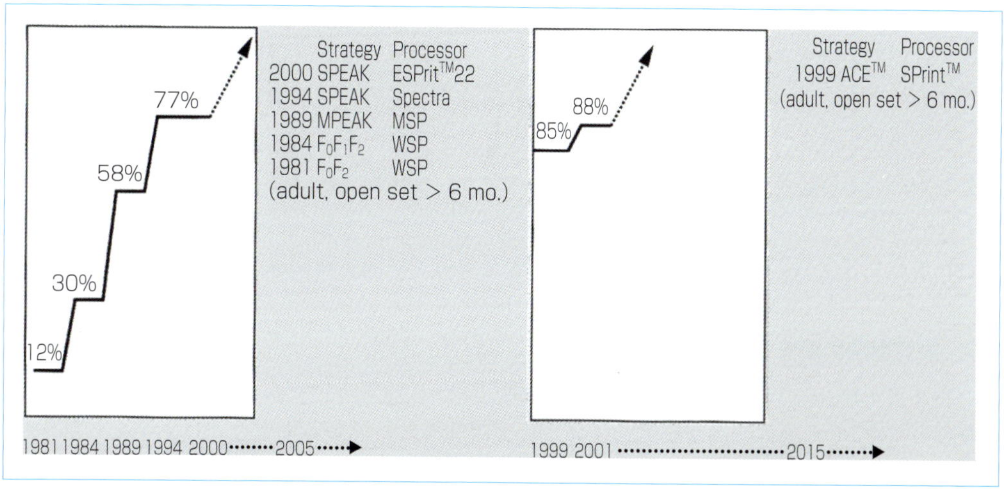

（日本コクレア社より提供）

図 D-11　日本コクレア社によるスピーチ聴き取りのコード化法の変化による向上

Q.9 人工内耳手術が対象にならないのはどのような場合ですか？

回答「"人工内耳の対象にならない場合"とは難しい質問である」．それが回答です．実際に目の前に患者がいて話したり，聴こえるようになりたいという熱意の大きさに接すると，対象外→対象に変化したりするケースも稀ではありません．常に医療側は「患者のために」できることはないかを模索し続け，難聴の患者は「どうにか聴こえるようにならないか」模索し続けるために医療機関に来るものだと個人的には思っています．

解説

人工内耳の対象にならない場合とはどのような場合でしょうか？　2014年に出された小児人工内耳適応基準(2014)(表D-4)[1)2)]から逆説的に考えてみましょう．

I　人工内耳非適応条件

小児の人工内耳において，手術前から術後の療育に至るまで，家族および医療施設内外の専門職種との一貫した協力体制がとれていない場合

1．医療機関における必要事項

A）乳幼児の聴覚障害について熟知しておらず，その聴力検査，補聴器適合について熟練していない．→聴力検査，補聴器適合に熟練していることが条件です．家族や両親の立場でいうと，そのような医療機関を探し出す必要があります．

B）地域における療育の状況，特にコミュニケーション指導法などについて把握していないこと．

C）言語発達全般および難聴との鑑別に必要な他疾患に関する知識を有していないこと．

2．療育機関に関する必要事項

聴覚を主体として療育を行う機関との連携が確保されていないこと．→これは大変重要なことです．その療育機関が聴覚を主体として療育を行っているかどうかは見学をしたり，そこで育てられた児童が将来どのように成長しているかをはっきり見聞して探る必要があ

表 D-4　小児人工内耳適応基準（2014）

本適応基準では，言語習得期前および言語習得期の聴覚障害児を対象とする．

Ⅰ．人工内耳適応条件

小児の人工内耳では，手術前から術後の療育に至るまで，家族および医療施設内外の専門職種との一貫した協力体制がとれていることを前提条件とする．

1．医療機関における必要事項
　A）乳幼児の聴覚障害について熟知し，その聴力検査，補聴器適合について熟練していること．
　B）地域における療育の状況，特にコミュニケーション指導法などについて把握していること．
　C）言語発達全般および難聴との鑑別に必要な他疾患に関する知識を有していること．
2．療育機関に関する必要事項
　聴覚を主体として療育を行う機関との連携が確保されていること．
3．家族からの支援
　幼児期からの人工内耳の装用には長期にわたる支援が必要であり，継続的な家族の協力が見込まれること．
4．適応に関する見解
　Ⅱに示す医学的条件を満たし，人工内耳実施の判断について当事者（家族および本人），医師，療育担当者の意見が一致していること．

Ⅱ．医学的条件

1．手術年齢
　A）適応年齢は原則 1 歳以上（体重 8 kg 以上）とする．上記適応条件を満たした上で，症例によって適切な手術時期を決定する．
　B）言語習得期以後の失聴例では，補聴器の効果が十分でない高度難聴であることが確認された後には，獲得した言語を保持し失わないために早期に人工内耳を検討することが望ましい．
2．聴力，補聴効果と療育
　A）各種の聴力検査の上，以下のいずれかに該当する場合．
　　i．裸耳での聴力検査で平均聴力レベルが 90 dB 以上．
　　ii．上記の条件が確認できない場合，6 カ月以上の最適な補聴器装用を行った上で，装用下の平均聴力レベルが 45 dB よりも改善しない場合．
　　iii．上記の条件が確認できない場合，6 カ月以上の最適な補聴器装用を行った上で，装用下の最高語音明瞭度が 50％未満の場合．
　B）音声を用いてさまざまな学習を行う小児に対する補聴の基本は両耳聴であり，両耳聴の実現のために人工内耳の両耳装用が有用な場合にはこれを否定しない．
3．例外的適応条件
　A）手術年齢
　　i．髄膜炎後の蝸牛骨化の進行が想定される場合．
　B）聴力，補聴効果と療育
　　i．既知の，高度難聴を来しうる難聴遺伝子変異を有しており，かつ ABR 等の聴性誘発反応および聴性行動反応検査にて音に対する反応が認められない場合．
　　ii．低音部に残聴があるが 1 kHz～2 kHz 以上が聴取不能であるように子音の構音獲得に困難が予想される場合．
4．禁忌
　中耳炎などの感染症の活動期
5．慎重な適応判断が必要なもの
　A）画像診断で蝸牛に人工内耳が挿入できる部位が確認できない場合．
　B）反復性の急性中耳炎が存在する場合．
　C）制御困難な髄液の噴出が見込まれる場合など，高度な内耳奇形を伴う場合．
　D）重複障害および中枢性聴覚障害では慎重な判断が求められ，人工内耳による聴覚補償が有効であるとする予測がなければならない．

「小児人工内耳適応基準」の見直しの概要と解説（2014）

福祉医療・乳幼児委員会

人工内耳は，高度以上の難聴を有する児に対して，音声を用いたコミュニケーションを可能とすることを目標とした医療的介入手段の一つである．基本的には，補聴器を用いる場合と比較して，相対的に優れると判断された場合に適応となる．

聴覚障害児が音声を用いたコミュニケーションを行うためには，より早期から音声による言語情報の入力が行われることが推奨される．今回の見直しでは，聴覚障害児に対する人工内耳が一定の効果を示してきていることを踏まえて，その適応年齢を原則 1 歳以上（体重 8 kg 以上）と拡げ，補聴器装用下の聴力レベル・最高語音明瞭度についても記載した．その一方で，より早期から人工内耳手術を行うには，1）身体が小さいことによる麻酔・手術侵襲の問題と，2）発達の途上であるため正確な聴覚評価が困難であるという問題が伴う．このような問題点と，人工内耳手術によって得られるメリットとを比較した上で，手術を選択する妥当性を判断する基準として本適応基準を定める．

音声を用いてさまざまな学習を行う小児期には，難聴児に対する補聴の基本は両耳聴であり，両耳聴の実現のために人工内耳の両耳装用が有用な場合にはこれを否定しない．しかし，両側人工内耳を強制することはあってはならない．

人工内耳の適応にあたっては，下記の医学的要件を満たすだけでなく，その他の社会的な背景を考慮する必要がある．この背景には，1）保護者からのサポート，2）療育施設との連携，3）術後の療育環境の整備などが含まれる．これらの難聴児をとりまく環境について十分な調整を行った上での手術適応決定が望ましい．

人工内耳の手術適応について，最終判断は当人の自由意志によることが最も望ましいが，しばしば年少のため保護者によって判断が下されることが多い．その場合にも，本人への説明のために最善の努力が必要である．また，人工内耳が音声コミュニケーションを用いる場合の選択である以上，手話などの音声を用いないコミュニケーションの選択についても可能な限りの情報提供が行われるべきである．また進歩が著しい再生医療や遺伝子治療など最新の医療情報についても術前に説明を加えておくことが望ましい．

人工内耳を用いて今後生活していくこととなる幼小児では，慎重に適応を見極める必要がある．その問題点を列挙すると，

1. 年齢あるいは発育のために，手術を受けることについて自己の意思で決定することができない．
2. 年齢あるいは発育のために，正確な聴力を把握しにくい場合がある．
3. 人工内耳は蝸牛内に電極を埋め込む手術であり，残聴を失う可能性がある．
4. 聴力レベルが 90 dB 以上であっても，療育によっては補聴器で対応できる場合もある．
5. 療育の状況は，地域によって違いがある．

などであり，したがって家族，保護者はもちろん，手術施設内外の聴覚・音声言語指導の療育にかかわる人たちとの意見の一致が欠かせない．

なお，言語を獲得した後に聴力障害を生じた幼小児について，効果が不十分な補聴器装用のみでは音声言語を喪失する可能性や，構音障害についても言及した．

重複先天性障害については，必ずしも禁忌にはならない．合併する障害にもよるが，両者の障害程度を総合的に判断すべきであり，1）コミュニケーションに困難を伴うほどの重度の知的障害，2）広汎性発達障害，3）注意欠陥・多動障害，4）その他言語発達に影響を及ぼしうる高次脳機能障害，などが含まれることを想定した．この場合も，術後の療育にかかわる人たちの，理解と見解の共通性が求められる．特に低年齢では見過ごされるか，顕著に表出していない障害の場合もあるので，全体的な発達・発育の観察を怠ってはならない．

聴覚障害の原因が内耳よりも中枢側にあると推定される場合には，人工内耳術後の効果についての慎重な見通しが必要であり，特にこれに言及した．ただし，皮質聾は人工内耳の適応としない．

最後に，この適応基準は時代の変化や医学の進歩に伴って適宜見直しを図る必要があることを付言したい．

（平成 25 年 11 月 1 日　理事会承認）

ります．文化祭や卒園式，卒業式でどのようかなども見学すると良いでしょう．また，聴覚を主体とする療育機関について医療機関が正しい情報を持ち合わせていることが重要です．

3. 家族からの支援

幼児期からの人工内耳の装用には長期にわたる支援が必要であり，継続的な家族の協力が見込まれないこと．

4. 適応に関する見解

Ⅱに示す医学的条件を参考にする．人工内耳実施の判断について当事者（家族および本人），医師，療育担当者の意見が一致していないこと．

Ⅱ 医学的条件

1. 手術年齢

A）非適応年齢は原則1歳未満（体重8kg未満）とする．

B）言語習得期以後の失聴例では，補聴器の効果が十分でない高度難聴であることが確認された後には，獲得した言語を保持し失わないために早期に人工内耳を検討することが望ましい．→逆に考えると，補聴器の効果が十分でない高度難聴である場合，獲得した言語を保持できず失うような晩期（しばらく長い時間がたってから）に人工内耳を検討することは望ましくはない．になります．長い時間とはケースバイケースではありますが一般的には15～20年といわれています．それは術側と反対側の耳がどの程度活用できているかにも左右されます．また一方で，たとえ先天性の聴覚障害児の成人の方でも補聴器で聴覚口話法，聴覚活用教育を受けてきて，補聴器で言語獲得した方で，青年期や成人後に人工内耳手術を受け，より良く改善した方々もいますので聴覚活用の方法や補聴器管理の仕方，聴覚中枢の出来方により適応になる場合があります[3)4)]．

2. 聴力，補聴効果と療育

A）各種の聴力検査のうえ，以下のすべてに該当する場合．

ⅰ．裸耳での聴力検査で平均聴力レベルが90 dB未満．

ⅱ．6か月以上の最適な補聴器装用を行ったうえで，装用下の平均聴力レベルが45 dBよりも改善する場合．

ⅲ．6か月以上の最適な補聴器装用を行ったうえで，装用下の最高語音明瞭度が50％以上の場合．

B）音声を用いて様々な学習を行う小児に対する補聴の基本は両耳聴であり，両耳聴の実現のために人工内耳の両耳装用が有用な場合にはこれを否定しない．→最近日本では海外に10年程遅れて両側人工内耳がブームになってきているようです（D．人工内耳・補聴器 Q11（p. 133）参照）．両耳聴は小児の言語発達に基本となる戦略であり，これを実現させるための人工内耳は否定はできないとあります．では，両耳聴が期待できないのはどんな場合でしょうか？　海外における両側人工内耳資料（Hear the world in the stereo，Optimising outcomes through binaural hearing，Expert Survey Consensus：ステレオで世界を聴こう！両耳聴を通して結果を最適化する，専門家の調査による一致した意見：コクレア資料）によると，

小児の場合は，①体重が6 kg未満，②1つ目の人工内耳で前庭機能障害がある場合，③親のサポートが得られないもの，④聴覚口話や聴覚活用のコミュニケーション環境にないもの，⑤1つあるいは両側に電極が挿入できない蝸牛の高度奇形を有するもの，が非適応となっています．

成人は，①聴覚口話や聴覚活用のコミュニケーション環境にないもの，②１つ目の人工内耳で前庭機能障害がある場合，③補聴器を装用しないで長い間聾であった場合，④１つあるいは両側に電極が挿入できない蝸牛の高度奇形を有するもの，が非適応となっています．

２つ目の人工内耳側耳が，補聴器を装用しないで長い間聾であった場合というのは小児においても注意が必要です．

3. 例外的適応条件

A）手術年齢

ｉ．髄膜炎後の蝸牛骨化の進行が想定される場合．

→１歳未満でも骨化が進んでいたら，早めに行う必要があります．また完全骨化して電極の挿入スペースがないと判断した場合は非適応になる場合があり得ます．

B）聴力，補聴効果と療育

ｉ．既知の，高度難聴をきたしうる難聴遺伝子変異を有しており，かつABRなどの聴性誘発反応および聴性行動反応検査にて音に対する反応が認められない場合．→我が国で保険収載となった先天性難聴遺伝子診断ですが，このおかげで世界初，遺伝子診断が適応基準に盛り込まれるということになりました．すべての障害者に平等に検査ができるわけです．これを活用しない手はありません．難聴がどの程度なのか，進行しやすいのか，難聴の原因は？　などが詳しくわかる可能性があります．現在のところ遺伝子診断により非適応になるケースは著者の経験上はなく，逆に *GJB2* や *SLC26A4* などの遺伝子変異のように人工内耳の効果が期待できる遺伝子変異であると説明しやすいケースがたくさんあり有用です[5]．

ii．低音部に残聴があるが，1～2 kHz 以上が聴取不能であるように子音の構音獲得に困難が予想される場合．→平成26年に残存聴力活用型人工内耳EAS（electric acoustic stimulation）が保険収載され，全国で治験に参加した５施設において可能となりました[6]．現在，学会中心に講習会が行われており，認可施設は全国に拡大されていくものと考えられます．このEAS手術が小児においても可能となるガイドラインです．EASの非適応は，高音部の聴力が補聴器の効果が得られる程に良い場合，ということになるだろうと思います．

4. 禁　忌

中耳炎などの感染症の活動期．

5. 慎重な適応判断が必要なもの

A）画像診断で蝸牛に人工内耳が挿入できる部位が確認できない場合．

B）反復性の急性中耳炎が存在する場合．

C）制御困難な髄液の噴出が見込まれる場合など，高度な内耳奇形を伴う場合．

D）重複障害および中枢性聴覚障害では慎重な判断が求められ，人工内耳による聴覚補償が有効であるとする予測がなければならない．

（神田幸彦）

文　献

1) 日本耳鼻咽喉科学会：小児人工内耳適応基準（2014）. 日耳鼻会報. 117：248-249, 2014.
2) 日本耳鼻咽喉科学会ホームページ：小児人工内耳適応基準（2014）.
http://www.jibika.or.jp/members/iinkaikara/artificial_inner_ear.html
3) Yoshida H, et al：Cochlear implantation on prelingually deafened adults. Auris Nasus Larynx. 35（3）：349-352, 2008.
4) Yoshida H, et al：Observation of cortical activity during speech stimulation in prelingually deafened adults with cochlear implantation by positron emission tomography-computed tomography. Ann Otol Rhinol laryngol. 120（8）：499-504, 2011.
5) 宇佐美真一：2. 難聴の遺伝子診断の有用性―サブタイプ分類による個別化医療―. 宇佐美真一編. 10-15, きこえと遺伝子 2, 金原出版, 2012.
6) 日本耳鼻咽喉科学会ホームページ：重要なお知らせ　2014 年 5 月 13 日. 新医療機器使用要件等基準策定事業（残存聴力活用型人工内耳）報告書.
http://www.jibika.or.jp/members/jynews/info_naiji.pdf

D．人工内耳・補聴器

Q.10 先天性難聴の幼小児の補聴器は左右の耳になぜ必要ですか？

回答 両耳に補聴器を装用することで，片耳での補聴器装用よりも，①音源方向の理解，②雑音下での音声聴取，③両耳加重効果（音が大きく聞こえたり，はっきり聞こえること），の３点の両耳聴としてのメリットが得られ言語発達が促進するようになると考えます．

解説

Ⅰ 両耳に補聴器を装用するメリット

1．音源方向の理解

音の方向を理解するうえでは，音源から左右耳に到達するまでのわずかな時間差と音圧差が手がかりになるといわれています．周波数ごとに考えると，低周波数帯域の音では時間差の情報，高周波数帯域の音では音圧差の情報が，音源方向の理解において重要と考えられています．両耳に補聴器を装用することで，このような時間差と音圧差を知覚することができ，方向感が生じることになります．補聴器両耳装用者での音源定位能の向上については，先行研究でも指摘されており[1)]，主に左右方向の理解が良好になることが知られています．

2．雑音下での音声聴取

雑音や残響の多い環境下において音声を聴取することができるのは，頭部陰影効果と両耳スケルチ効果が挙げられます．頭部陰影効果とは，雑音と音声が異なる方向にある場合，頭部が影になることで，左右耳に到達する両音源の音圧が変化します．両耳スケルチ効果とは，雑音から遠くなると音は減衰し，雑音に近い耳に比べて雑音から遠い耳では，雑音と語音の比率（S/N 比）が良好となることで語音が聴取しやすくなります．

このように，左右耳において S/N 比の異なる音が入力された場合にも，私たちには両情報を中枢で統合することで雑音と音声を聞き分けることができる能力（両耳スケルチ）があります．両耳で聴取することにより，頭部陰影効果と両耳スケルチ効果が加わり，片耳聴取に比べて雑音下での音声聴取がしやすくなるといえます．難聴者の場合には，片耳補聴器装用よりも両耳装用で雑音下での聴取が改善することが指摘されており[1)〜3)]，これらの効果の利用のためといえます．

3. 両耳加重効果

片耳で音を聞くよりも両耳で聞くほうが音の大きさを大きく感じ取ります．一般に，両耳から音が入力されることで，3 dB 程度閾値が増大するといわれています．補聴器を両耳装用することで，音量感が増し，はっきりと音声を聴取することにつながることが考えられます．しかし補聴器装用においては，音声だけでなく雑音も同時に増大するため，補聴器の最大出力音圧の設定においては注意が必要と考えます．

以上のように，片耳の補聴器装用に比べて両耳装用の場合には，これらの3つの効果が加わることで様々な環境下での聴取がしやすくなり，さらには音の立体感，臨場感などを感じることができるとされます．また，耳鳴りの抑制においても両耳の方が効果的であると指摘されています[4]．

しかし，これらの両耳聴の効果は，聴力正常児者において指摘されていますので，難聴者においては，両耳の装用閾値が同等である場合にあてはまること[5]を理解する必要があります．左右耳の難聴の種類，程度，聴力型，さらには補聴器適合方法が異なる難聴者においては，補聴器の装用閾値が良い耳のほうが大きく聞こえ，音源定位の判断は聴力正常児者とは異なるといえます．

Ⅱ 小児に対しては言語発達の促進が期待される

小児の場合には，言語獲得過程にあり，様々な音声の聞き分けや音源方向の理解などが必要になります．両耳から情報が入力されることで，聴覚学習が高まり，言語発達を促進する効果が期待できます．このため小児の場合には，早期からの積極的な両耳装用を進める必要があります．このような両耳装用の効果は，軽中等度難聴例でも同様にみられます．

一方で成人の場合には，両耳に補聴器を装用することでかえって煩わしさが増す，経済的な負担が大きくなる，といった問題もみられるため，装用者本人の状況に合わせた判断が必要になります．

Ⅲ 左右耳の聴力差がある場合

左右耳の聴力差がある場合には，その程度に応じて両耳装用にするか否かの検討が必要です．

左右聴力差のある場合の補聴器適合については，賛否両論がみられ，慎重な判断が必要です．

工藤ら(2004)の報告[6]では，成人感音難聴者で，左右聴力差が 20 dB 未満，かつ語音明瞭度差が 20％未満の例で両耳装用が多かったことを示しています．一方で，聴力差や語音明瞭度差がある場合には片耳装用を選択する例が多いことも示されています．左右差の程度が大きく，特に語音明瞭度の差が大きい例に対する両耳装用は否定的な意見も多いため，このような小児例に対する補聴器適合においては，両耳装用にすべきか，片耳装用にすべきかについては慎重な判断が必要と考えられます.

（小渕千絵）

文　献

1) Holmes AE：Bilateral amplification for the elderly：are two aids better than one? Int J Audiol. 42：2S63-2S67, 1988.
2) Festen JM, et al：Speech-reception threshold in noise with one and two hearing aids. J Acoust Soc Am. 79：465-471, 1986.
3) Corneils B：Speech intelligibility improvements with hearing aids using bilateral and binaural adaptive multichannel Wiener filtering based noise reduction. J Acoust Soc Am. 131：4743-4755, 2012.
4) Brooks D, et al：Survey of binaural hearing aid users. Ear Hear. 2：220-224, 1981.
5) 小寺一興：聴覚に関わる社会医学的諸問題「補聴器フィッティングの現状と将来の課題」. Audiology Japan．57：124-134，2014.
6) 工藤多賀ほか：聴力に左右差がある難聴者の補聴器装用の実態．Audiology Japan．47：455-456，2004.

Q.11 人工内耳は左右の耳に必要ですか？

回答 元来，人間だけではなく類人猿・動物でも多くは両耳聴(binaural hearing)です．両耳聴は，成人では仕事や会議など多人数の場面で効果的であり，小児においては言語発達や良好な仲間関係に必須といえます．人工内耳＋補聴器で両耳聴(binaural hearing)の効果が望めない場合は，両側に人工内耳をすることはより良い効果につながります．

解説

まず人は左右の耳が必要か？ということから考えてみましょう．

I 音源の探索(sound localization)

岩堀修明先生（長崎大学医学部解剖学名誉教授）の名著「感覚器の進化」よりの抜粋[1)]ですが，キリギリスは前肢の脛節に鼓膜があり音を聴こうとすると反射的に２本の前肢を開くといわれています．左右の鼓膜器を離すことで，それぞれに聴こえる音の強度や到達時間の違いから音がどこから聴こえているか割り出しています．音源探索をするには，左右一対の聴覚器が「離れたところにある」という条件が必要なのです．馬，ウサギ，イヌ，ネコなどは左右の耳介を別々に動かすことができ音源の種類を認識しています．

人の耳介は凹凸があり，音源の方向を知るうえで重要です．音源が右にある場合は，右側の耳のほうがより早く，より大きい音波を聞くことになります．脳の中には両側の耳に達する音波の時間や強度の違いを知る領域があり，ここで左右からの情報を比較統合することにより音の方向を感知しています．すなわち，音源の探索機能をできるだけ正しく活用するには左右の耳が同じ程度に活用できることが条件になってきます．人工内耳を両側にした場合は，それが一側人工内耳や一側人工内耳＋対側補聴器よりもはるかに左右の耳を同程度に活用できる可能性が広がります．

II 両耳加重効果(binaural summation)[2)3)]

１つの耳よりも２つの耳のほうがより小さい音，遠方の音が聴こえるようにすることができるということです．音源の探索機能もそうですが，人間が森林からサバンナに生息するようになった類人猿の時代，虎やライオンなど危ない敵から身を守るためにどうしても必要な感覚だったのだろうと思います．自身にとって危ない鳴き声を遠くから察知しなければならないからです．言語獲得後の子どもで，両側人工内耳手術後，語音明瞭度(単音節の聞き取り，70 dBSPL の提示音圧)が初回人工内耳(平均 78.2%)よりも両側人工内耳で良かった(83.6%)(p=0.02*)[3]のはこの作用が働いたためと考察しています．

Ⅲ 陰影聴取(head shadow effect)[3)4)]

人工内耳手術後に反対側の補聴器が活用できていない場合，両側人工内耳で効果がみられます．我々のデータでは２つ目の人工内耳側から１m の距離の音源スピーカーから 60 dBSPL の音圧を呈示し，語音明瞭度を測定したところ，一側のみ 58.4%→両側 76.5%(p=0.02*)，単語了解度で一側のみ 66.9%→両側 86.5%(p=0.02*)と有意に効果がみられました．

Ⅳ 両耳スケルチ(binaural squelch)[3)5)]

我々の脳の中には雑音と音声言語を分離する機能があり，雑音下において脳が聴きたい音をチョイスして言葉を理解したいときは，音声言語を浮き上がらせて雑音聴取を抑制する働き[6]があります．これをスケルチ機能といいます．両耳聴の大きなメリットですが，診察室での会話だけではわからない効果であり，詳細な診察態度や丁寧な検査が医療側にも求められます．実際の日常生活では会議やパーティー，学校の昼食や昼休み，掃除の時間や放課後，グループ学習など雑音下の聴取を余儀なくされるシチュエーションも多く，1つの人工内耳だけでは日常会話に困っておられる方が多いのも事実であり，このようなケースでしばしば両側人工内耳の改善が著明に認められます．

当施設で施行した両側人工内耳小児の子ども(人工内耳・補聴器で言語獲得後 n=19)で雑音下語音明瞭度(単音節の聞き取り，S/N=80/70)において，初回一側人工内耳(平均 67.5%)よりも両側人工内耳で良かった(75.3%)(p=0.01*)り，雑音下単語了解度(3 音節の聞き取り，S/N=80/70)において初回一側人工内耳(平均 64%)よりも両側人工内耳で良かった(86.7%)(p=0.002*)のはこのためです．

Ⅴ 他にアンケートでみられた付加的な効果と両側人工内耳への要望

両側人工内耳小児 16 名の時点での 2010 年のアンケート調査(図 D-12)データでは，①両耳で離れたところからの音声聴取が非常に良くなった(n=3)＋良くなった(n=10)＋少し良くなった(n=3)＝16 名(100%)，②対側人工内耳(2 nd CI)だけでの聴こえは非常に良くなった(n=6)＋良くなった(n=8)＋少し良くなった(n=2)＝16 名(100%)，③両側人工内耳で学校での騒音環境下での聴取が非常に良くなった(n=2)＋良くなった(n=9)＋少し良くなった(n=5)＝16 名(100%)，④音楽の聴取が非常に良くなった(n=3)＋良くなった(n=7)＋少し良くなった(n=2)＝12 名(75%)，⑤両側人工内耳でどこから言われてい

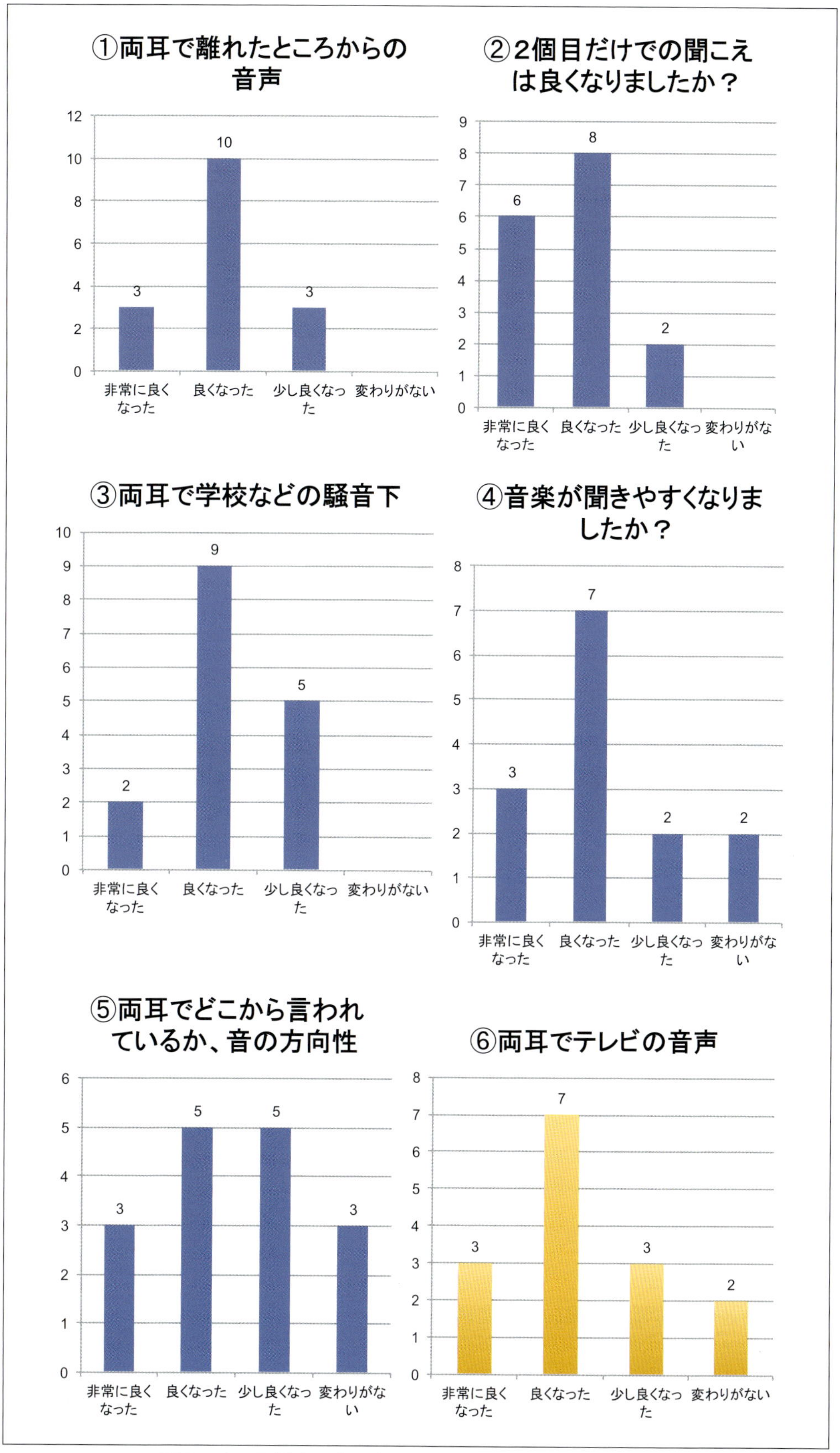

図 D-12　両側人工内耳小児 16 名に対するアンケート調査

るのか音の方向性が非常に良くなった(n＝3)＋良くなった(n＝5)＋少し良くなった(n＝5)＝13 名(81％)，⑥両側人工内耳でテレビの聴取が非常に良くなった(n＝3)＋良くなった(n＝7)＋少し良くなった(n＝3)＝13 名(81％)などと良好であることが判明しました．

どのような場面で手術して良かったと思いますか？　という問いに対しては，「友達との会話(声)が聞き取りやすくなったとき，片方の外部機器が故障してももう片方で聴こえるとき，授業中に先生の質問が前より良く聴こえるようになったとき，相手の口を見なくても会話ができるようになったとき，日常で何気ない会話を以前よりも聞きやすくなっているとき」などで，両親や家族からみた改善点では，「歌も童謡等の CD を流していると好きなフレーズをいつの間にか覚えているとき，会話をしているとき，いろんな音に興味を持ってくれたとき，けんかで言い合いをしているとき」などがありました．

一方で良くなかった点，困った点は「部品の負担金」程度で「特にありません」(94％)が大多数みられました．要望としては「望む人がすべて両耳手術ができればいいと思う．人工内耳は両耳して当然な流れだと一側人工内耳の人に気を遣わなくていいのに．両耳できるんだったらもっと早くしたかったです」という声がみられました．また「子ども用サイズの人工内耳やもっと小さいものができたら…」という要望もありました．

Ⅵ　海外の両側人工内耳の状況

著者が留学していた 1997 年のドイツ・ヨーロッパにおいてはまだ報告はありませんでしたが水面下では研究が進んでいたようで，世界初の両側人工内耳の画期的な成果が留学先のドイツ・ビュルツブルグ大学の Müller 助教授から出されました[4]．

その後の情報によりますと，2009 年 4 月までに 248 例の両側人工内耳，全症例の 18％，成人が 72 名(9.9％)，小児が 176 名(41.1％)(1 回目人工内耳(一側)：4 か月～18 歳，2 回目人工内耳(両側)：5 か月～18 歳)，同時手術：12％，段階的：88％，一側から両側の手術期間：1 週間～9 年といわれています．

海外では 2000 年頃から両側人工内耳に関するシンポジウムやワークショップ，親の会や患者の会が盛んに行われ様々な議論が交わされ，2005 年頃には両側人工内耳に関する妥当性・理解が深まっています．我が国においてはそれに追随する形で 2014 年の人工内耳小児適応基準(2014)に両側人工内耳に関する見解が出されました．今後我が国においても発展が期待されることでしょう．

なお，海外における人工内耳の非適応は，①体重が 6 kg 未満，② first implant で前庭機能障害，③親のサポートがない，④聴覚活用や聴覚口話(aural/oral)のコミュニケーション環境下にない，⑤ 1 側あるいは両側の蝸牛の(挿入できない)奇形がある，などです．

(神田幸彦)

文　献

1) 岩堀修明：第 5 章　平衡・聴覚器．153-204，図解　感覚器の進化，講談社，2011.
2) Kühn-Inacker H, et al : Bilateral cochlear implants : a way to optimize auditory perception abilities in deaf children? Int J Pediatr Otorhinolaryngol. 68 (10) : 1257-1266, 2004.

3) Kanda Y, et al : Bilateral Cochlear implantation for children in Nagasaki, Japan. Clin Exp Otorhinolaryngol. 5(Suppl 1) : S24-S31, 2012.
4) Müller J, et al : Speech understanding in quiet and noise in bilateral users of the MED-EL COMBI 40/40+cochlear implant system. Ear Hear. 23(3) : 198-206, 2002.
5) Schön F, et al : Speech reception thresholds obtained in a symmetrical four-loudspeaker arrangement from bilateral users of MED-EL cochlear implants. Otol Neurotol. 23(5) : 710-714, 2002.
6) 神田幸彦ほか：両耳装用の効果は？　MB ENT. 144：87-90, 2012.

Q.12 高度難聴児は補聴器でどのように聞こえていますか？

回答 A 高度難聴の場合，音を分析して語音を聞き分ける内耳の部分に障害を受けていることが多いため，音が小さく聞こえるだけでなく，歪んだり不明瞭に聞こえることがあります．補聴器は音を増幅する機器なので，耳に入ってくる大きさは確保できても，聞き取りの能力は子どもそれぞれの語音聴取能力や聴覚活用の程度，言語環境などによって異なります．

解説

Ⅰ 難聴のタイプにより，聞こえの症状は変わる

難聴は伝音難聴，感音難聴，混合難聴の3つに分類できます（**表 D-5**）．伝音性難聴は音が小さく聞こえるため，補聴器で音を増幅することで聞こえは改善します．感音性難聴の場合は，音が小さくなるだけでなく，歪んだり不明瞭になったりすることがあり，音が大きくなればよく聞き取れるというものではありません．

Ⅱ 聴力の程度によって，聞こえ方や補聴器の効果も変わる

一般的に聴力の程度は軽度，中等度，高度，重度で表現されます．また，聴力は「平均聴力レベル」という代表値で表されるので，高周波数帯域が聞こえにくい場合と低周波数帯域が聞こえにくい場合では，聴力レベルが同じでも聞こえ方は異なります．

聴力と聞こえの症状，補聴器の効果については**表 D-6** に示す通りです．聴力が軽度，中等度で語音の明瞭度が高い（60％以上）場合であれば，補聴器の使用で日常的な会話が聞きやすくなり，効果が高いといえます[1)]．しかしながら，聴力が高度，重度になると最高語音明瞭度が不良になる例が多く，40％以下では聴覚のみでのコミュニケーションは困難で，補聴器の効果も十分ではないと考えられています[2)]．一方で聴覚の活用度は個人差が大きく，高度重度であっても明瞭度が良好である例や音声コミュニケーション活動が良好な例も存在することも事実です．

表 D-5　難聴の種類と聞こえの状態

<table>
<tr><th>難聴の種類</th><th>原因</th><th>聞こえの状態</th></tr>
<tr><td>伝音性難聴</td><td>外耳や中耳の音の伝導路の障害</td><td>音が小さく聞こえる
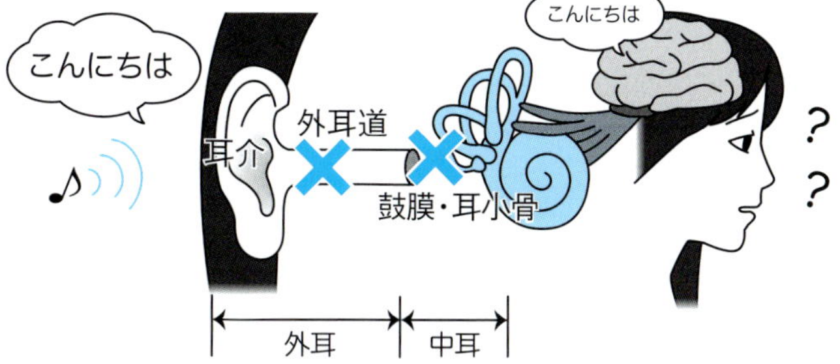
</td></tr>
<tr><td>感音性難聴</td><td>内耳の有毛細胞の機能低下や，内耳，聴神経，脳の中枢などの感音系の障害</td><td>音が小さく聞こえるだけでなく，大きな音が響いたり，歪んだり，ことばが不明瞭などの症状が現れる
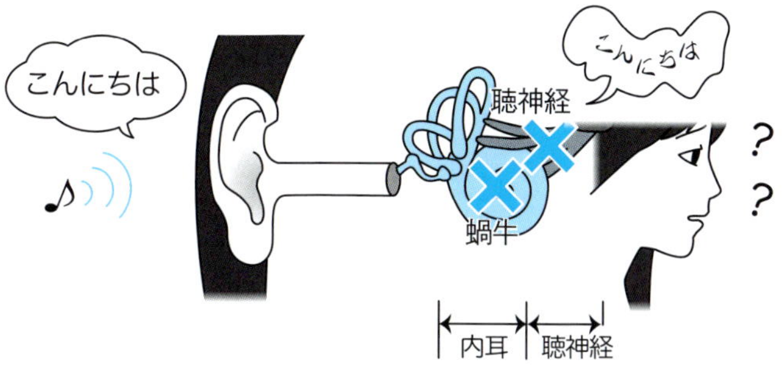
</td></tr>
<tr><td>混合性難聴</td><td>伝音性難聴と感音性難聴が合わさった状態</td><td></td></tr>
</table>

表 D-6　聴力レベルと聞こえの症状，補聴器の効果

		聞こえの症状	補聴器の効果
軽度難聴	26～39 dB	小さい会話のみ聞き取りにくい，静かな場所での女性の 4，5 人の集まりで，声が小さい人の話を正確に理解できない	最高語音明瞭度は 80%以上が多く，必要時に補聴器が勧められる
中等度難聴	40～69 dB	40～54 dB：普通の会話でしばしば不自由を感じる．大きい声で正面から話してもらえば会話を理解できる．55～69 dB：大きい声で話してもらっても会話を理解できないことが少なくない．後方で行われている会話に気づかない	最高語音明瞭度は個人差が大きいが 65%程度が多く，補聴器の常用が勧められる
高度難聴	70～89 dB	非常に大きい声か，補聴器使用による会話のみ聴取できる．会話が聴取できても聴覚のみでは理解できないことが多い	最高語音明瞭度は 50%以下が多く，会話理解には補聴器を使用し他の視覚的手段も必要となる
重度難聴	90 以上	補聴器で会話を十分大きくしても聴覚のみでは内容を理解できない	最高語音明瞭度は 20%以下が多く，聴覚は補助的になる

（文献 1 より引用改変）

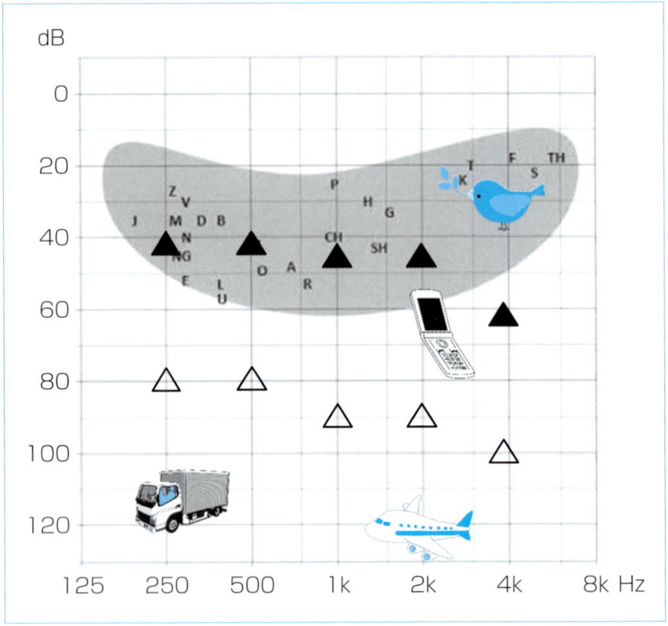

図 D-13
裸耳と補聴器装用時の閾値の変化
△：補聴器なしの状態での聞こえの閾値
▲：補聴器装用時の聞こえの閾値

Ⅲ　補聴器は音を増幅する機器であり，ことばの歪みは修正できない

補聴器は「音を増幅する」機器です．私たちが日常的に経験する音が小さくて聞こえない状態，例えばテレビのボリュームや音楽プレーヤーのボリュームが小さくて聞き取れない場合は，音を大きくする＝増幅することで，音は大きくなり，聞きやすくなります．難聴児も補聴器を装用することで音は増幅され，聞きやすい音の大きさにはなりますが，ことばが明瞭に聞こえるとは限りません．例えば図 D-13 のオージオグラムで示すように，補聴器なしの状態では言語音はほとんど聞き取れず，補聴器装用により閾値が改善し言語音が聞き取れる範囲に入るようになります．これは，補聴器の音の増幅により会話音が入力される大きさになったというだけで，言語音が明瞭になっていることとイコールではありません．歪んだ言語音は，補聴器で増幅されても歪んだまま聞こえていることが多いのです．

Ⅳ　高度難聴児は補聴器装用下で子音情報は聞き取りにくい

子音情報の中でも高周波数帯域で音が小さいものは，補聴器でも増幅しにくく，そのために聞きにくくなります．高度難聴児にとって，母音は聞き取れても，高周波数成分が決め手になる子音は聞き取れず，ス→シュ，ツ→チュ，サ→タ，ハ→アなど子音の聞き間違いがみられることがあります．

以下の例に示すように，魚は子音と母音に分けると，sa/ka/na と分けることができます．補聴器で音を増幅しても，もともとの音圧が小さい子音部分は十分な増幅ができず，結果的には母音のみが聞こえるということも起きてきます（図 D-14）．その結果，誤ってことばを覚えていることもあり，書記言語が進むと本人の書き誤りから，聞き間違えを推定できることもしばしばあります．

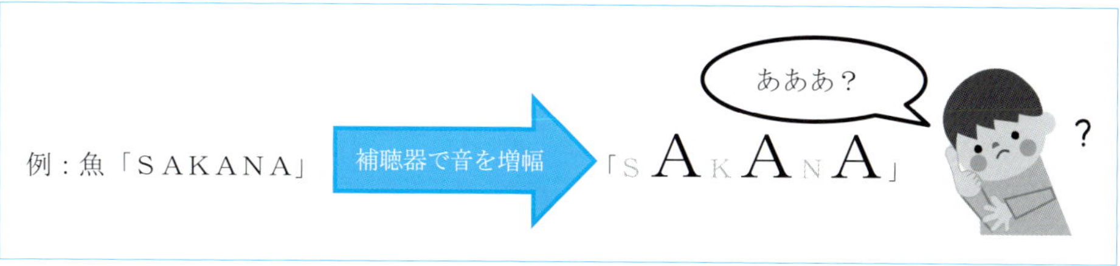

図 D-14　補聴器で増幅された母音・子音
元々音圧の小さい子音は，補聴器でも十分に音を大きくすることができないこともある．

Ⅴ　ことばの聞き取りの検査で聞き誤りの傾向が把握できる

書記言語が進み，単音節による聞き取り検査が可能になると，子どもの聴取能力を評価することができます[3)]．これは語音弁別検査と呼ばれる検査であり，スピーカーから日本語の単音節を聞いて，聞こえた通りに書く，もしくは復唱することで，子どもの聞き誤りの傾向が掴めます．高度難聴児の場合，発音自体が不明瞭な場合も多く，復唱では聴取能の問題か発音の問題か判断できない場合もあるので，書き取りができることが望ましいと考えられます．

Ⅵ　補聴器ができること，できないこと

高度難聴児では，補聴器が子どもの聴力に合わせて十分に調整されていても，ことばの聞き取りを100％に改善することは困難であり，補聴器の限界が生じてしまいます．その際，補聴器の聞こえをより助けるために，以下のような様々な工夫でコミュニケーション活動をより良い状態にすることができます[4)]．

①ざわざわとした騒音下や音が反響しやすい場所では聞きにくくなるので，周囲の騒音をできる限りなくしたり，移動して話す．

②高度難聴児は聞きにくさを視覚情報で補っているため，口形や表情，身振りなど視覚的な情報を十分に与えて話す．

（大金さや香）

文　献

1）小寺一興：補聴器の選択と評価，メジカルビュー社，1996．
2）小寺一興：補聴器フィッティングの考え方，診断と治療社，2006．
3）藤田郁代監，中村公枝ほか編：標準言語聴覚障害学　聴覚障害学，医学書院，2010．
4）日本聴能言語言語聴覚士協会講習会実行委員会編：コミュニケーション障害の臨床　聴覚障害，協同医書出版社，2002．

D．人工内耳・補聴器

Q.13 FM 補聴器は何のために使いますか？　ロジャーはどこが違いますか？　個人的に購入した場合の価格を教えて下さい

回答

• FM 補聴器は話者が離れたところにいるときに，あるいは騒音の中や音が反響するようなところで，より良く話を聞き取るために使います．例えば学校の教室などです(図 D-15)．先生と生徒の距離は必ずしも近くなく，決して静かでもなくて，反響する建物の場合もあります．そんな中で授業をしっかり聞き取るには FM 補聴器が効果的です．また，講演会や家庭内でも利用することができます(図 D-16)．

• ロジャーはいわゆる FM 補聴器の次世代，デジタル通信機器として 2014 年に登場しました．構成と形状は FM 補聴器とほぼ同様で，FM 電波の替わりにデジタル電波(2.4 GHz 帯域)を用いています．このシステムでは FM 補聴器で問題となっていた混信や干渉がほとんどなく，より優れた伝送機能とその音響効果が期待されています．

• 個人的に購入した場合，FM 補聴器もロジャーも送信機(非課税) 128,000 円，受信機(ロジャーのみ課税対象：税抜) 92,000 円です．ただしロジャーのみ，送受信機合わせたパッケージ価格(課税対象：税抜) 178,000 円が基準価格として設定されています．その他，充電器や接続部品などの費用が必要です．

解説

I　FM 補聴器，すなわち FM 補聴援助システムの必要性

FM 補聴器は，ワイヤレスマイクロホンともいえる送信機および受信機を内蔵した補聴器で構成されます．近年では受信機は単離され，各補聴器に接合して使用する様式が多くなりました．そしてこの小型受信機と送信機の組み合わせを FM 補聴援助システム(以下，FM システム)と呼ぶようになっています[1)](図 D-17)．

補聴器や人工内耳は進歩し，その効用も高く評価されるようになりました．しかしながら，これらの機器は静かなところでの 1 対 1 の会話で最も効果的となりますが，話し手が離れて話声が小さくなったり，騒音がある環境では聞き取りにくくなりがちです．

この音環境，すなわち話声と周囲の騒音の状態は，音声信号(signal：S)と雑音(noise：N)の大きさの差で測ります．この差を “SN 比” と呼んでいます．話者との距離が近いときは，音声(S)が十分に大きいので，雑音(N)との差(SN 比)は大きくなります．一方，話者と

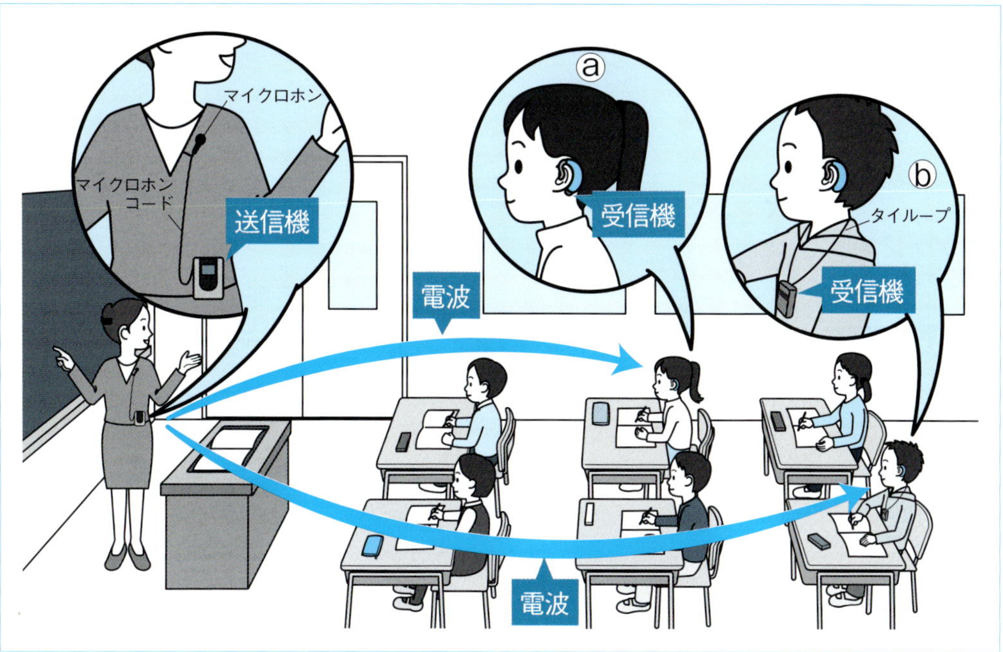

図 D-15　補聴援助システムの使用例(学校の教室)

話者(先生)の声は，口元のマイクロホンからウエストの送信機を経て，FMあるいはデジタル電波にのって，受信機を経由して補聴器に届く．女児(a)の受信機は耳かけ型補聴器の下端に接合するタイプ(図3参照)．男児(b)の受信機は首にかけたタイループ(ポケット型受信機接続)タイプ．なお，送信機のアンテナはロジャーでは本体内に，FMの場合はマイクコードとなっている．

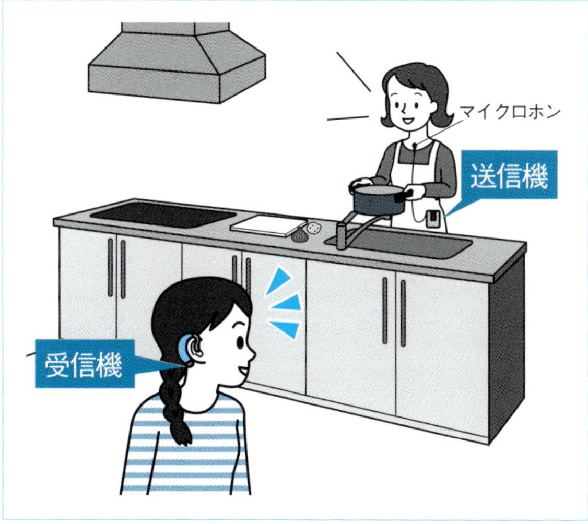

図 D-16　補聴援助システムの使用例(家庭内)

少し離れた場所にいる家族との会話にも活用できる．また，外部入力端子を用いて，テレビなどを楽しむ方法もある．

遠く離れるとその話声は小さくなって，音声は雑音に埋もれて聞こえにくくなります．このとき音声(S)と雑音(N)との差(SN 比)は小さくなってしまいます．

学校の授業では，生徒はどうしても先生と離れてしまうため，先生の声は生徒のところに届くころにはすっかり小さくなって，騒音と反響に阻まれて，はっきりしない状態にな

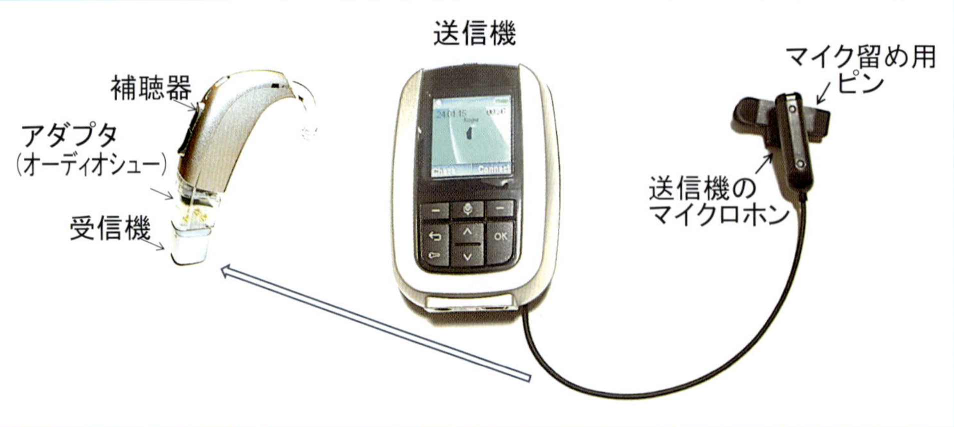

図 D-17　補聴援助システム

ロジャーを示す．送信機はＦＭシステムとほぼ同様で，受信機はＦＭのものよりも少し(約 30%程度)小さくなっている．送信機のマイクロホンはピンで胸元に留めて使用する．ヘッドセットタイプもある．

ります．聴覚障害者はその病態から，音声のほうが雑音より十分に大きくないとしっかりと聞き取れません．一般に，教室の音環境の条件としては雑音レベル 35 dB(A)以下，残響時間 0.4～0.6 秒が示されています．聴覚障害者は健聴者に比べて 15 dB 程度大きい雑音との差(SN 比)が必要とされ[2]，聴覚障害児には＋20 dB の SN 比―音声が雑音より 20 dB 大きいことが推奨されています[3)4)]．実際の教室では騒音が 65～70 dB(A)にも及ぶときもあるようです．

このFM システムでは，マイクロホン間近で話者の声をとらえ，約 75 dB SPL ほどの口元の話声を電波にのせて送るため，途中で話声は小さくなることなく，そのまま補聴器まで届けられます．しかもマイクロホンと口元との距離が近いので反響の影響もほとんどありません．つまり，離れていても常に耳元で話かけられている状況が作り出されることになります．耳元の声は大きくはっきり補聴器に入りますので，周囲に騒音があっても聞き取りやすくなるわけです．このように学校のような環境の中で FM システムの必要性は非常に高いことがわかります．また，聴覚障害児にとって，家庭などの様々な場面でこのシステムを使いこなし，生活に紛れてしまいがちな日常のコミュニケーションを丁寧に重ねていくことは，今後の社会生活においても大切な経験であると考えられています[1)](図 D-16)．

Ⅱ　FM 補聴器の変遷と様々な機種

FM 補聴器の受信機の形態はポケット型補聴器から始まり，認可周波数帯の高域移行と機器の進歩によって耳かけ型補聴器となり，さらに先述の小型モジュール形式となりました．現在汎用されている受信機は，1 cm^3弱の立方体で小さなループアンテナが内蔵されています．補聴器・人工内耳など補聴機器のメーカーを問わず用いることができます．ただし機器側に外部入力端子がないと接合できません．電源は補聴機器から供給されます．

送信機は当初からのポケット型が主体で，マイクロホンと送信機本体からなり，マイクコードがアンテナになっています．電池は充電式です．またハンドマイクロホン型，そして首に掛けて使用するマイクロホン内蔵型の機種もあります．なお，耳あな型のように外部入力端子がない場合でも，その補聴器に誘導コイルが搭載されていれば，ポケット型受信機にタイループを接続してこれを首に掛け，いったん受信機で受けた音声を，今度はタイループの磁気誘導で補聴器に伝送して聴取することができます．

また増幅機能のない補聴器様受信機もあり，極軽度の難聴や聴覚処理障害など，話声を集中して聞かせたい場合に用いられています[5]．また話声を線音源スピーカーに送信して出力し，聴き取りやすい音環境にしようとするシステムも登場しています．

Ⅲ FMシステムを使いこなすには

FMシステムを使用すると，音の取り入れ口は補聴機器本来のマイクロホンと送信機のマイクロホンの2つになります．したがって送信機を持った特定の話者，例えば先生の声と，周囲の音声・物音を，場面に応じて適切なバランスで聴取することが望まれます．この調整は児の聴力レベル，発達状況，そして環境などに応じて設定する必要があります．中には周囲騒音の状態に応じて自動調節する器種もあります．

FMシステムはマイクロホンの位置を工夫して話者の口元とし，聴き取りやすい状態にするものです．ですので，話者のマイクロホンの扱い方によって効果が大きく異なります．送信機を装着した人は，マイクロホン位置と口元との距離が常に10〜15 cm以内になるように気を配ったり，衣擦れの音が発生しにくい衣類を着用するなどの注意が必要です．また教室内で他の生徒が発言するときには，送信機のマイクをその生徒に向けたり，サブマイクロホンの使用も望まれます．なお，このFM電波が届く距離は約30 m程度です．ただし認可周波数帯域が比較的狭いため，他の周波数帯のFMシステムとの混信や電波干渉が起こりやすく，これを回避するためにあらかじめのチャンネル管理が必須となります．FMシステムを使いこなすのは児だけではなく周囲の大人の役割でもあるのです．

Ⅳ 他の補聴援助システムと新しい方式のロジャー

FM電波以外の伝送媒体を用いた補聴援助システムとしては，磁気誘導ループと赤外線機器があります．磁気誘導は床面などに基礎設備を要し，感度変化と干渉のためやや不安定な面があり，赤外線は安定して干渉もないのですが，障害物と光の影響を受けやすいため使用場所が限られます[6]．

これらに加え2014年にロジャーが登場しました．ロジャーはFM電波(169 MHz帯域)を，電波法によって認可されているデジタル電波(2.4 GHz帯域)に替えたものです．現時点では機器の形状・構成・接合機器などはFMシステムとほぼ同じで，アンテナが送信機本体内となり，受信機のみやや小型となっています(図D-17)．

汎用されているデジタル通信システムにブルートゥースがあります．ロジャーと同じ周波数帯域の電波を用いていますが，ブルートゥースは1対1の双方向通信，ないしは最大3機器のみの送信に限られるのに対し，ロジャーは多数の受信機に送信できるなど異なる特性を示します．

FMシステムとの違いとしては，デジタル無線技術によって混信と干渉がほとんどないことがまず挙げられます．受信機と送信機を近づけて操作ボタンを押すだけで，ネットワークIDでのペアリング操作が完了します．多数の受信機とペアリングが可能です．そして，この操作を行うと異なるIDのグループ間では混信や干渉を発生しません．FMシステムで行っていたチャンネル管理は不要となり，使い勝手は格段に良くなりました．

音声の聞き取りの改善については，送信機への騒音抑制機能の搭載，伝送周波数帯域の拡大などによってSN比や話声の明瞭性の改善が示されており[7)8)]，今後その効用が期待されています．

V　その価格と福祉対応

個人的に購入した場合，送信機は128,000円，受信機は92,000円です．これはFMシステムもロジャーも同額ですが，現時点ではロジャー受信機のみ課税対象となっています．ロジャーには送受信機を合わせたパッケージ価格178,000円（課税対象：税抜）が示されています．このほか，補聴器や人工内耳などの使用している補聴機器によっては接合部品のアダプタ（オーディオシュー）各約5,000円など，そして充電器やその他のアクセサリーなどが必要になります．

なお，FMシステムは障害者総合支援法で申請は可能です．しかし，対象となる聴力程度や支給額に関しては各自治体によって基準が異なっているようです．一方，ロジャーはまだ補装具として認められていないので，補装具としての申請はできません．ただし，自治体によっては特例補装具として対処されている場合があります．動向を鑑みながら各自治体に問い合わせ，検討して下さい．

（杉内智子）

文　献

1) 杉内智子：V．3．FMシステム．加我君孝編．86-90，新生児・幼小児の難聴─遺伝子診断から人工内耳手術，療育・教育まで─，診断と治療社，2014．
2) Ross M：Room Acoustics and Speech Perception. 21-43, FM Auditory Training Systems Characteristics, Selection, and Use, Timonium, 1992.
3) Cradell CC, et al：Classroom Acoustics for Children With Normal Hearing and With Hearing Impairment. LSHSSL. 31：362-370, 2000.
4) Flexer C：Integrating Sound Distribution Systems and Personal FM Technology. 121-129, ACCESS, Cambrian Printers, 2003.
5) 立入　哉ほか：きこえへの配慮．日本教育オーディオロジー研究会編．16-27，FM補聴システム，2008．
6) 武田英彦：FM補聴器などについて．MB ENT．144：97-101，2012．
7) Thibodeau L：Comparison of speech recognition with adaptive digital and FM remote microphone hearing assistance technology by listeners who use hearing Aids. American Journal of Audiology. 23：201-210, 2014.
8) 村田考啓ほか：当科におけるデジタル無線方式補聴援助システムの使用経験．Audiology Japan．57：431-432，2014．

Q.14 ベビー型補聴器とは何ですか？

回答 ベビー型補聴器とは，耳かけ型補聴器の出力をポケット型補聴器のイヤホンに変えて装用するもので，乳幼児で生じやすい音漏れとハウリング（音響的フィードバック：増幅音の音漏れによる発振音）の発生を回避します．耳かけ型補聴器の外部出力部にポケット型補聴器のコードを接続し，外装イヤホンにはシェルタイプのイヤモールドを付けて出力し（図 D-18），補聴器本体は子どもの肩や胸に安全ピンなどで止めて装着させます．その結果，補聴器本体のマイク入力部とイヤホン出力部の距離が広がり，増幅された入力音の出力によって生じるハウリングを生じにくくすることができます．近年のデジタル補聴器の増幅処理により，この問題が解決される場合は少なくありませんが，ハウリングの生じやすい重度難聴児や耳介・外耳道の形状に問題がある幼児などに適用が検討されています．

解説

I なぜベビー型補聴器を適用するのでしょうか？ —ハウリングをいかに抑えるか—

通常，補聴器のマイクロホンから入力された音は，増幅された後に耳栓やイヤモールドを介して外耳道から鼓膜へ伝搬されます．耳かけ型補聴器ではマイクロホンは耳介上部に位置しますので，成人では外耳道孔まで 3～4 cm の距離にあり，耳栓による密閉により，増幅音が漏れることなく伝搬されることになります．ところが，乳幼児では耳介・外耳道軟骨が柔らかいために，耳介上部で補聴器が固定されずに外れたり，イヤモールドが脱落することが少なくありません．その結果，増幅音が漏れて再度，マイクロホンに入る回路ができると，順次，音圧が増大し出力の最大値までの発振音（ハウリング：音響的フィードバック）[1]が生じます．増幅音の音漏れは，音響利得が大きいほど生じやすくなることから，補聴器の音響利得を高く設定する重度・高度難聴児では発生率が高いといえます．

ベビー型補聴器は，補聴器のハウリング発生の解決策の一つとして，耳かけ型補聴器の外部出力部にポケット型補聴器のコードを接合し，ポケット型補聴器のイヤホンを用いることによって，マイクロホンとイヤホンの距離を拡大し，ハウリング発生の抑制を図るものです．従来，一側性難聴や高音急墜型難聴に用いた CROS（contralateral routing of sig-

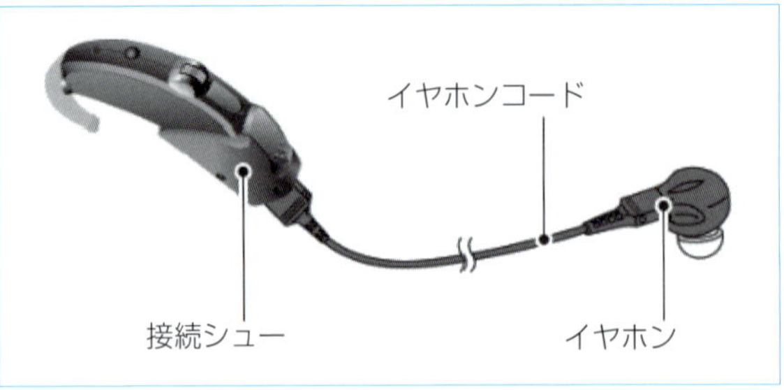

図 D-18　ベビー型補聴器
耳かけ型補聴器の下部に，接続シューなどの部品を取り付けて，補聴器のマイク入力音を外部出力とし，イヤホンコードによってポケット型イヤホンの出力としたものである．

nals）型補聴器[2]を汎用したものです．なお，ベビー型補聴器の周波数特性は，ポケット型イヤホンの出力特性に依存することから，適合時にはイヤホン特性のタイプ（L，N，H）を確認し，補聴器測定装置により出力特性の確認が必要です．

Ⅱ　ベビー型補聴器の使い方

片耳装用の場合は，補聴器装用耳と反対側の肩や胸などに補聴器本体を固定します．両耳装用の場合は，左右それぞれの肩に固定しますが，ハウリングが生じやすい場合は反対側の肩にクロスして固定します．この場合には，音源と同側からの入力でないので，音源位置の理解について注意を要します．距離が遠ければハウリング制御が容易になりますから，上腕袖上部に付けたり，子どもがハイハイをする場合には，背中に付けるなど，場面や状況に応じて，固定位置を変更することができます（**図 D-19**）．

また，補聴器本体は，**図 D-20** のようにワッペンの裏にゴムを縫い付けて，幼児用のプラスチックカバーの付いた安全ピン（**図 D-21**）やクリップなどで衣服に固定します．ワッペンは柔らかな布地であれば，マイクロホンからの衣擦れ音を低減できます．

なお，外耳道閉鎖症などの小児に対して骨導補聴器を適用する場合に，ベビー型補聴器を用い気導イヤホンの代わりに骨導端子を接続して出力することができます．骨導用ヘッドバンドに同補聴器をマジックテープなどで固定すると，ポケット型補聴器装用による装用ベルト装着の煩わしさなどの負担感が低減されます．

Ⅲ　発達に応じて補聴器型をどのように選択するか？

ベビー型補聴器は，ハウリングを抑制するという利点がありますが，本体を衣服に固定して装着することから，マイクロホン音口から衣擦れ音が入ったり，衣服による音の反射・吸収により周波数特性に影響を受けることも少なくありません．また，イヤホンコードの断線などが発生することもあり，子どもが独歩可能になる頃に，ハウリング制御が可能であれば，耳かけ型補聴器に移行する場合が多いといえます．

表 D-5 の全国の乳幼児補聴器適合を行っている施設を対象とした調査結果[3]では，ベ

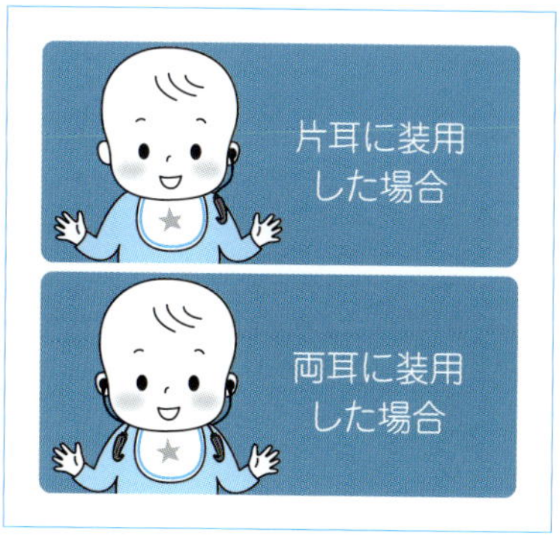

図 D-19
ベビー型補聴器の装用法
ベビー型補聴器を片耳に装用する場合には，基本的にイヤホン装用耳と同側の肩や胸に安全ピンなどで付ける．これは，装用耳側からの入力音源を検出するためである．両耳に装用する場合にも，同側の肩などに付けるが，ハウリングを止められない場合にはクロスして反対側に付けることもある．

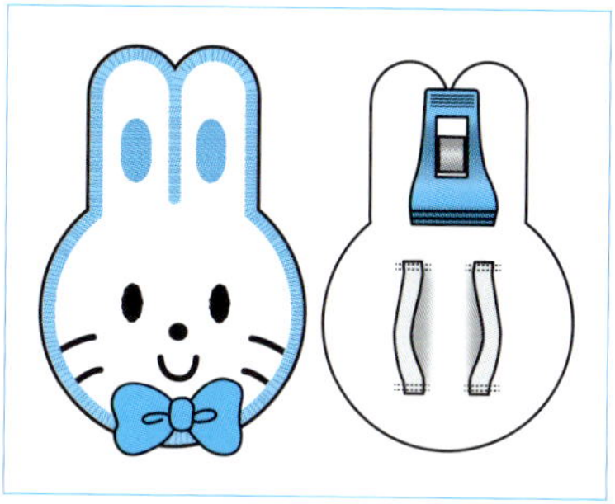

図 D-20
衣服に取り付けるためのワッペン
ベビー型補聴器を衣服に付ける際には，図のようなワッペンに平ゴムを縫い付けて補聴器を挟み固定する．補聴器のマイク入口を塞がないように，衣擦れ音が入らないようにマイク入口部の固定が必要で，また衣服の着脱時にすぐ外せるように配慮したものである．ワッペンは安全ピンやクリップなどで衣服に固定する．ワッペンはフェルト生地で，綿入れなどの厚みをつけずに，衣擦れ音を最小にすることが大切である．

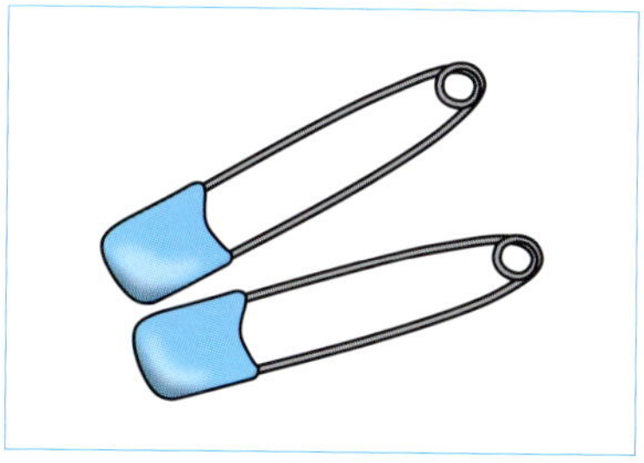

図 D-21
外れ防止用安全ピン
ワッペンの固定用の安全ピンは，外れることによる事故を防ぐため，プラスチックで外れ防止対策がとられているタイプを用いることが必要である．

表 D-5　幼児の補聴器型の装用割合

	耳かけ型		ベビー型		ポケット型	
	人数	%	人数	%	人数	%
年齢区分総計	1,157	82.9	235	16.8	4	0.3
1 歳未満	547	70.9	220	28.5	4	0.5
1 歳以上 1 歳半未満	270	96.3	10	3.7	0	0
1 歳半以上 3 歳未満	340	98.5	5	1.4	0	0

（文献 5, 6 より）

ビー型補聴器は，1 歳未満では 28.5％を占めます[4]が，1 歳以上 1 歳半未満では 3.7％と減少していることがわかります．図 D-18 のように，補聴器本体の外部出力シューとイヤホンコードを外すことで，耳かけ型補聴器として使用することができます．なお，ポケット型補聴器用外装イヤホン用イヤモールドから耳かけ型補聴器用のチューブ付きのイヤモールドに変更しますので，作り直しが必要になります．

（廣田栄子）

文 献

1) Spriet A, et al：Evaluation of feedback reduction techniques in hearing aids based on physical performance measures. J Acoust Soc Am. 128(3)：1245-1261, 2010.
2) Gelfand SA, et al：Usage of CROS and IROS hearing aids by patients with bilateral high-frequency hearing loss. Ear Hear. 3(1)：24-29, 1982.
3) 廣田栄子ほか：全国多施設調査による乳幼児の早期補聴補聴器フィッティングの現状と課題. Audiology Japan. 56(5)：449-450, 2013.
4) 綿貫敬介ほか：乳幼児における補聴器機能・装用の状況と装用を妨げる原因の検討. Audiology Japan. 56(5)：445-446, 2013.
5) 中市真理子ほか：乳幼児期の難聴児における補聴器機能と装用状況に関する検討. Audiology Japan. 57(3)：209-215, 2014.
6) 廣田栄子：就学前療育：乳幼児期の補聴器フィッティングと早期療育. 加我君孝編. 92-97, 新生児・幼小児の難聴, 診断と治療社, 2014.

Q.1 耳痛と発熱があったら急性中耳炎と診断して良いですか？

回答 耳痛が小児急性中耳炎(acute otitis media；AOM)でみられるのは約6割であり，発熱は報告によりばらつきが大きく(12～60%)，いずれも症状，所見のみで診断できるものではありません．小児急性中耳炎の診断は鼓膜所見でなされるべきもので，発赤・膨隆などの急性中耳炎特有の鼓膜所見がみられれば診断は確実です(図E-1)．

解説

「耳痛と発熱の両方がみられる小児に急性中耳炎がある確率」という，この質問に対する的確な回答となるデータはこれまでないようです．

I 耳痛と急性中耳炎

「耳痛」や「耳が痛い」というキーワードでインターネットを検索してみると，多くの健康・医療関係のサイトにヒットし[1)～3)]，その中でも小児に関してはほとんどすべてにその原因疾患として急性中耳炎が最初に記載されています．また，鈴木らは幼児の急性中耳炎

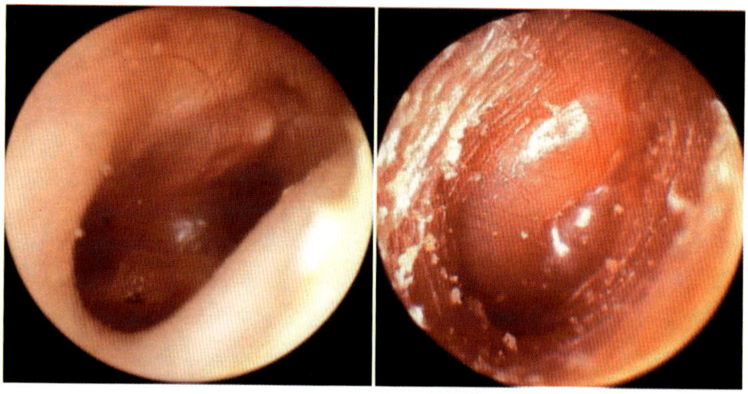

a|b　図E-1　小児急性中耳炎の典型的鼓膜所見
発赤(a)や膨隆(b)がみられる．

の臨床症状の多変量解析を行い，オッズ比（相対危険率）が耳痛で最も高かったことから，急性中耳炎を疑う臨床症状としては耳痛が一番参考になると結論づけています[4]．このように耳痛は小児急性中耳炎の代表的症状といえます．しかし，急性中耳炎のどれほどに耳痛を伴うのかというと，多少のばらつきはあるものの耳鼻咽喉科領域からの報告では60%前後です[5)〜8)]．これは逆にいうと小児急性中耳炎の40%は耳痛を訴えないことを意味しています．

欧米では小児科が小児急性中耳炎を診療する機会が多いためか，症状，全身所見から急性中耳炎を予想できるか，というような研究がいくつかみられます．Heikkinenらは上気道感染を持つ幼児の急性中耳炎の陰性予測率（耳痛がない例で急性中耳炎がない確率）は78%で，これは耳痛がない幼児の22%に急性中耳炎があるということです[7]．この耳痛を訴えない急性中耳炎児の頻度は他の文献でもみられ，Pukanderの報告では26.5%[9]，Haydenらの報告では2歳以下で25%と近似しています[10]．すなわち幼児では，上気道感染があればその約1/4に急性中耳炎がありうるということになります．ただし注目すべきは，Haydenらの3歳以上のデータではその頻度は7%で，年長ほど急性中耳炎で耳痛を訴える傾向が見てとれます[10]．

では，逆はどうでしょうか．Heikkinenらによるデイケアセンターの幼児の報告では，耳痛がある例で急性中耳炎がある率（陽性予測値）は83%でした[7]．すなわち耳痛を訴える幼児のうち急性中耳炎がなかったケースが2割近くあったということになります．またIngvarssonの報告では，耳痛がある小児で急性中耳炎がない（鼓膜所見が正常）ものは2歳以下では39%，2〜7歳では13%，7〜15歳以下では24%でした[11]．これらのことから，耳痛のみで急性中耳炎を予測するのは危険であると考えられます[12)〜14)]．

Ⅱ 発熱と急性中耳炎

諸家の報告では，急性中耳炎と診断された小児の主訴が発熱であった率は12〜60%とばらつきが大きく[5)6)]，また鈴木らは急性中耳炎を合併した上気道炎罹患児の多変量解析から，急性中耳炎と発熱との相関はなかったとしています[4]．また諸外国の報告でも発熱と急性中耳炎との相関は多くは否定的であり[12)15)]，アメリカの急性中耳炎診療ガイドラインでも，耳痛と同様に発熱も急性中耳炎の予測因子とはならないと結論しています[13)14)]．

日本耳科学会，日本小児耳鼻咽喉科学会，日本耳鼻咽喉科感染症・エアロゾル学会が合同で作成した小児急性中耳炎診療ガイドライン2013年版では，急性中耳炎の重症度を鼓膜所見と臨床症状から判定するとしており，その臨床症状の中に耳痛とともに発熱が含まれています[16]．その部分の解説を抜粋すると，「発熱については重症度に寄与していない可能性が示唆されたが，急性中耳炎を含めた小児急性熱性疾患の診断上，基本的な症状・症候であるため，2013年の改訂では項目に残した」．この記載からは，発熱が重症度に寄与していない可能性が議論されたことがうかがわれます．その理由は，小児の急性中耳炎は急性上気道炎に続発することが多いですが，近年は上気道炎の段階で抗菌薬などが投与されて急性中耳炎は続発しても発熱まではきたさない症例が増えていることが考えられます．このように急性中耳炎での発熱の診断的価値は耳痛と同様，あるいは耳痛に比べてさらに低いといえます．

これらのことから，耳痛，発熱から小児急性中耳炎を診断するのは危険であり，小児急性中耳炎診療ガイドライン[16]やその他の国内外の報告にも明記されているように，急性中耳炎の診断には鼓膜の詳細な視診が不可欠であるといえます[4,8,12,16]．

（髙橋晴雄）

文　献

1) 難聴.COM ホームページ．http://nannchou.com/shoujyou_itai.html
2) 子供の病気と応急手当ホームページ．http://get40.net/kodomo/b-mimi.html
3) 子どものお手当てホームページ．http://www.kodomo-care.net/symptoms/earache.html
4) 鈴木雅明ほか：小児急性中耳炎—耳痛の特徴と治療—．JOHNS．20：803-805，2004.
5) 服部玲子ほか：当科を受診した小児急性中耳炎症例の現状．小児耳鼻．31：2-38，2010.
6) 佐伯忠彦：当科における小児急性中耳炎の臨床統計的観察．愛媛医学．13：26-33，1994.
7) Heikkinen T, et al：Signs and symptoms predicting acute otitis media. Arch Pediatr Adolesc Med. 149：26-29, 1995.
8) Uhari M, et al：Prediction of acute otitis media with symptoms and signs. Acta Paediatr. 84：90-92, 1995.
9) Pukander J：Clinical features of acute otitis media among children. Acta Otolaryngol. 95：117-122, 1983.
10) Hayden GF, et al：Characteristics of earache among children with acute otitis media. AJDC. 39：721-723, 1985.
11) Ingvarsson L：Acute otalgia in children-findings and diagnosis. Acta Pediatr Scand. 71：705-710, 1982.
12) Laine MK, et al：Symptoms or symptom-based scores cannot predict acute otitis media at otitis-prone age. Pediatrics. 125(5)：e1154-e1161, 2010.
13) Subcommittee on Management of Acute Otitis Media：Diagnosis and Management of Acute Otitis Media. Pediatrics. 113：1451-1465, 2004.
14) Lieberthal AS, et al：Clinical practice guideline-the diagnosis and management of acute otitis media. Pediatrics. 131：e964-e999, 2013.
15) Niemela M, et al：Lack of specific symptomatology in children with acute otitis media. Pediatr Infect Dis J. 13：765-768, 1994.
16) 日本耳科学会，日本小児耳鼻咽喉科学会，日本耳鼻咽喉科感染症・エアロゾル学会編：小児急性中耳炎診療ガイドライン 2013 年版，金原出版，2013.

E．中耳炎

Q.2 急性中耳炎と滲出性中耳炎の違いは何ですか？

回答 急性中耳炎（acute otitis media；AOM）は，“急性に発症した中耳の感染症で，耳痛，発熱，耳漏を伴うことがある中耳炎”[1]，滲出性中耳炎（otitis media with effusion；OME）は“鼓膜に穿孔はないが中耳腔に貯留液があり，急性炎症症状すなわち耳痛や発熱のない中耳炎”と定義されますが，特に乳幼児では互いに移行し鑑別が困難な例も少なくありません．急性中耳炎は急性炎症が3週間を超えないものとされ，滲出性中耳炎の病期は，急性期（発症後3週以内），亜急性期（4週～3か月），慢性期（3か月以降）と分類されます[2]．この亜急性期は，“耳痛発熱などの急性症状が顕在化していない状態で，急性中耳炎にみまがう鼓膜所見を呈している状態が3週間以上持続している状態”，すなわち遷延性中耳炎に相当します[1]．

解説

I 病因・病態

急性中耳炎の病因は鼻咽腔の細菌による経耳管感染が主体であり，肺炎球菌（31.2％），インフルエンザ菌（32.5％），モラクセラ・カタラーリス（12.3％）が3大原因菌とされ[1]，迅速検査などでウイルスが陽性であった症例でも，75％は細菌との混合感染があると報告されています[3]．2012年までの特筆すべき傾向は，インフルエンザ菌の比率が1994年の初回調査に比べ倍増かつ耐性菌の比率が2/3（66％）と増加していることです．肺炎球菌では，予防や費用対効果の観点から米国ですべての小児にワクチン（プレベナー®）摂取が強く推奨され[4]，本邦でも推奨度Aで推奨されています[1]．

耳管が狭窄している状態に加え，耳管が閉じにくく緩い状態（耳管閉鎖障害）も，中耳の陰圧化や経耳管感染の誘発により滲出性中耳炎の発症や遷延化に深く関わっており[5)~8]，滲出性中耳炎でも急性中耳炎と同様に一次的な病因は感染とされます．急性中耳炎では，低年齢や集団保育を受ける患児で耐性菌の検出率が高く難治化しやすく，滲出性中耳炎ではこれらに加えアデノイド増殖症，口蓋裂やダウン症などの先天性疾患，鼻副鼻腔炎，免疫不全，受動喫煙などが危険因子として挙げられます．

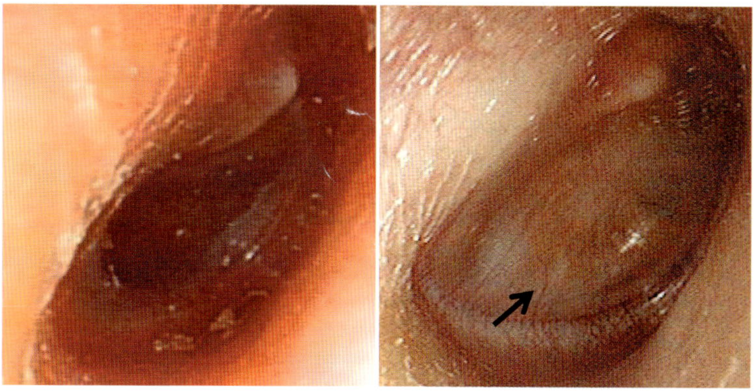

a|b

図 E-2　鼓膜写真

a：急性中耳炎．全体に鼓膜は発赤しており，高度の症例では膿汁貯留や鼓膜の膨隆がみられる場合もある．
b：滲出性中耳炎．鼓膜は陥凹し黄褐色の中耳貯留液がみられ，表面の血管拡張（矢印）も伴っている．

Ⅱ 診　断

最も大切なのは注意深い鼓膜観察です．拡大耳鏡や観察用顕微鏡を用いた観察はほぼ必須といえます．急性中耳炎（図 E-2-a）は，小児の高熱の原因疾患として鑑別を要することが多いですが，鼓膜の発赤や膨隆などの特徴的な鼓膜所見と症状のみで診断できる例も少なくありません．滲出性中耳炎（図 E-2-b）では，暗赤色ないし黄褐色の色調と陥凹が特徴的ですが，わずかな鼓膜の発赤や血管拡張のみの例もあることに注意が必要です．小児急性中耳炎では，発症後 4 週で 41%，12 週で 26%に中耳貯留液が残存し[9]，急性中耳炎から滲出性中耳炎に移行すると考えられます．また，過去 6 か月以内に 3 回以上，12 か月以内に 4 回以上の急性中耳炎に罹患するものは反復性中耳炎と定義され，単純性の急性中耳炎を繰り返すもの，滲出性中耳炎罹患中に急性増悪として単純性の急性中耳炎を繰り返すものに分類されます．

滲出性中耳炎は，小児では就学前に 90%が一度は罹患し，小児に難聴を引き起こす最大の原因疾患です．ほとんどが 3 か月以内に自然治癒しますが，30〜40%の小児では再発し，5〜10%は治癒までに 1 年以上を要します．長期間の滲出性中耳炎罹患では，難聴により言語発達遅滞や学習の障害が生じうるため，必要な症例には聴力検査や画像検査を追加します．

Ⅲ 治　療

急性中耳炎では，耳痛，発熱，啼泣・不機嫌，鼓膜の発赤，鼓膜の膨隆，耳漏をそれぞれ 0〜2 点にスコア化し（2 歳未満には 3 点を加算），重症度に応じた治療が推奨されます[1]．Hotomi ら[10]は，急性中耳炎を 277 例の重症群と 31 例の軽症群に分けて再発率などを比較した結果，軽症例では 5 病日までは抗菌薬を投薬せず経過観察が可能としています．本邦のガイドラインでも，薬剤耐性菌を増加させない観点から，急性中耳炎の軽症例では 3 日

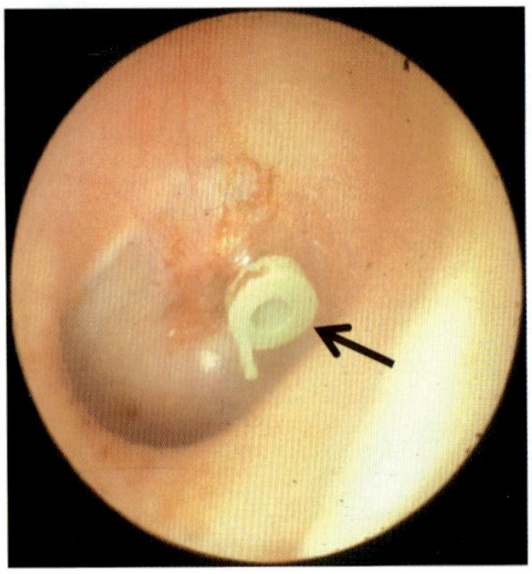

図 E-3
鼓膜換気チューブ(矢印)留置後の鼓膜写真
短期留置型の鼓膜換気チューブは，長期留置型に比べ抜去後の穿孔が残りにくい．

間抗菌薬を投与せずに経過観察することを勧めています[1]．効果がない場合や中等症以上では，肺炎球菌の 50〜65%，インフルエンザ菌の 50〜70%が耐性菌であるという認識を持って抗菌薬を選択し治療します．米国のガイドラインでは第一選択はアモキシシリン(サワシリン®，ワイドシリン®など)であり[2]，本邦でも経口薬ではアモキシシリン，アモキシシリン・クラブラン酸(クラバモックス®)，セフジトレンピボキシル(メイアクト®)など，注射剤ではアンピシリン(ソルシリン®，ユナシン®)，セフトリアキソン(ロセフィン®)を重症度に応じて選択することを勧めています[1]．治療により速やかに急性期の炎症は消退することが多いですが，顔面神経麻痺や乳様突起炎などの重篤な合併症には注意が必要です．

滲出性中耳炎では自然治癒も多く，貯留液を認めて 3 か月未満であればカルボシステイン(ムコダイン®)内服，ネブライザーなどの鼻処置，自己通気などの保存治療が勧められます(E．中耳炎 Q22(p. 234)参照)．3 か月以上持続する例，鼓膜の癒着などの病的変化，30 dB 以上の難聴などが認められる症例では，滲出性中耳炎以外の疾患(感音難聴や先天性真珠腫など)の鑑別を行うとともに，外科的治療を考慮します．鼓膜切開単独での治療効果はエビデンスが少なく，初回の外科的治療としては鼓膜換気チューブ留置(原則的に短期留置型)が勧められます(図 E-3)．反復性中耳炎の治療として有効性が認められている漢方製剤(十全大補湯)は，本邦のガイドラインでも推奨度 B で推奨され，難治例での選択肢の 1 つとして期待されています[11](E．中耳炎 Q25(p. 244)参照)．

(吉田晴郎・髙橋晴雄)

文　献

1) 日本耳科学会，日本小児耳鼻咽喉科学会，日本耳鼻咽喉科感染症・エアロゾル学会編：小児急性中耳炎診療ガイドライン 2013 年版，金原出版，2013.
2) Senturina BH, et al：Panel I-A Definition and Classification. Ann Otol Rhinol Laryngol. 89(Suppl 68)：4-8, 1980.
3) Heikkinen T, et al：Importance of respiratory viruses in acute otitis media. Clin Microbiol Rev. 16(2)：230-241, Review. 2003.
4) Lieberthal AS, et al：The diagnosis and management of acute otitis media. Pediatrics. 131(3)：e964-999, 2013.
5) Falk B：Sniff-induced negative middle ear pressure；study of a consecutive series of children with otitis media with effusion. Am J Otolaryngol. 3(1)：155-162, 1982.

6) 広野喜信ほか：耳管の閉鎖障害と中耳疾患．耳鼻臨床．80(3)：371-378，1987.
7) Takahashi H, et al：Experimental conditions for the development of persistent otitis media with effusion. Eur Arch Otorhinolaryngol. 247(2)：89-92, 1990.
8) Yaginuma Y, et al：The habit of sniffing in nasal diseases as a cause of secretory otits media. Am J Otol. 17(1)：108-110, 1996.
9) Rosenfeld RM：Clnical efficacy of medical therapy. In；Rosenfeld RM, et al. 199-226, Evidence-based Otitis Media, 2nd ed, BC Decker Inc. Hamilton, London, 2003.
10) Hotomi M, et al：Treatment and outcome of severe and non-severe acute otitis media. Eur J Pediatr. 164(1)：3-8, 2005.
11) 吉崎智一：小児反復性中耳炎に対する十全大補湯の有用性に関する多施設共同非盲検ランダム化比較試験（H21-臨床研究-一般-007）に関する研究．厚生労働科学研究費補助金・医療技術実用化総合研究事業．平成 21 年度～23 年度総合研究報告書．2012.

E．中耳炎

Q.3 鼻すすりは中耳炎を起こしやすくしますか？

回答 鼻すすりは滲出性中耳炎や中耳真珠腫などの中耳疾患の最も頻繁な病因で，中耳陰圧形成の主要な原因の 1 つです．鼻すすりにより高度の中耳陰圧が繰り返し形成されるため，それに対して根本的に対処しなければ，いかなる良薬，いかなる手術でも完治は望めず，再発の可能性は常にあることになります．

解説

耳管閉鎖障害とは，Magnuson[1)]が提唱し，小林[2)]が詳説したように，過度の通過性を持つ耳管開放症に近い耳管で，ときに耳管開放の状態となります．患者はそれによる自声強聴(自分の声が耳に響く)が苦痛で，意識的に鼻すすりを行います．これにより鼻咽腔に陰圧が生じますが，耳管が開放しているため中耳，耳管にも陰圧が生じ，その陰圧のために耳管が閉鎖します(図 E-4)[3)]．この鼻すすりにより自声強聴が軽減するので，患者は繰り返し鼻すすりを行い，これにより作られる中耳陰圧はかなり高度で(図 E-5)[4)]，しかも頻繁に中耳にかかるために，ついに鼓膜の異常陥凹や滲出性中耳炎を形成するに至ります．

鼻すすりは患者にとって半ば癖になっていることが多いので，その対処は非常に難しいですが，まず鼻すすりの癖があるかどうかの問診が重要です．また，たとえ問診で鼻すす

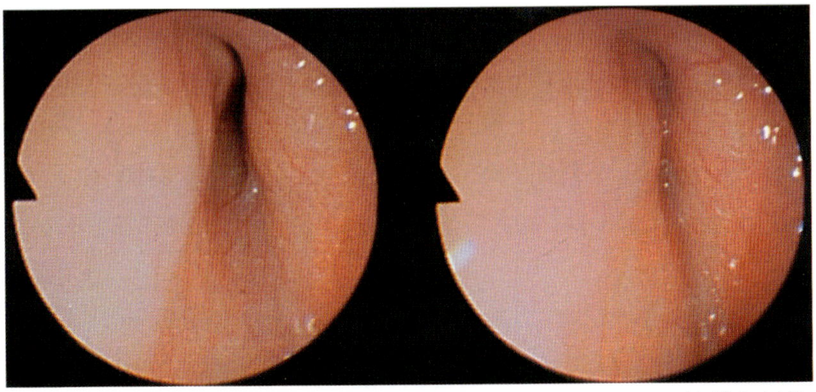

(文献 3 より)

図 E-4 鼻すすり癖のある中耳炎例の鼻すすり前後の耳管咽頭口内視鏡所見
鼻すすり前には開いている耳管が鼻すすり後には閉じている．

図 E-5
鼻すすりにより生じる中耳陰圧(滲出性中耳炎 15 耳)
鼓膜換気チューブを通して加圧減圧耳管機能検査機器を用いて測定した中耳陰圧は，鼓膜チューブ(穿孔)がない状態を想定すればこの数倍になる可能性がある．

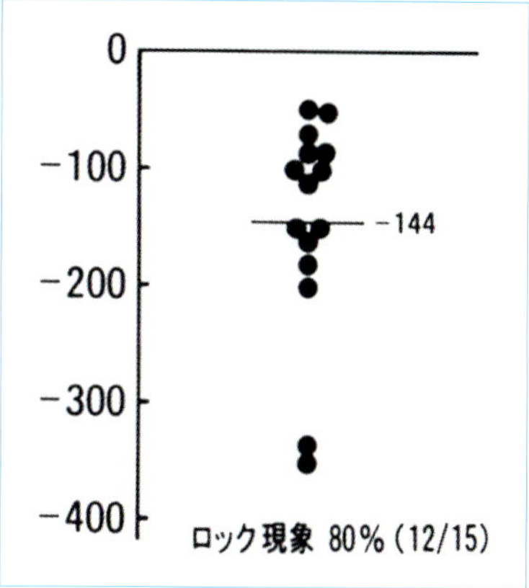

(文献 4 より)

図 E-6
鼻すすりに対する真珠腫術後治療アルゴリズムとその成績(30 耳)
半数以上の例が鼻すすりをやめるようにアドバイスするだけでコントロールできている．

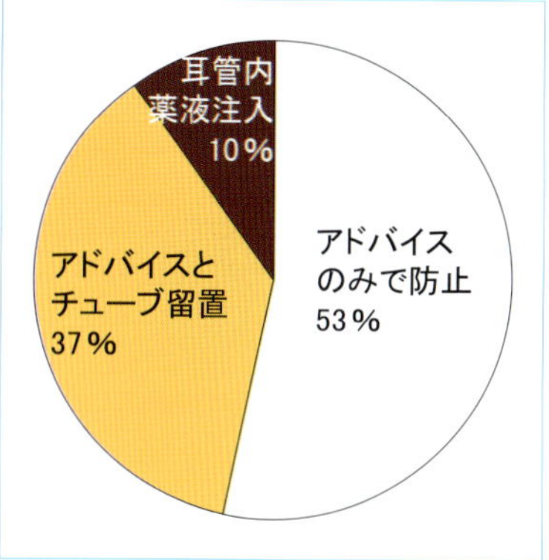

(文献 4 より)

りによるものでないと思われても，耳管機能検査や耳管通気で耳管の通過性が良すぎる場合は鼻すすりによるものと疑って対処したほうがよいでしょう．もし鼻すすりが原因と判断できれば，最も重要なことは，患者に中耳真珠腫の原因が鼻すすりであることと，その機序をよく説明して，鼻すすりをやめるようアドバイスすることです．意外にも鼻すすりが鼓膜陥凹，真珠腫形成の重要な直接的原因であることを患者自身が知らないことが多いです．

これが奏功しない場合は，術中あるいは術後に鼓膜換気チューブを併用することが必要です．これにより，鼻すすりによる中耳陰圧が常に即時的に解除されるのはもちろんですが，鼓膜に穿孔ができるためか自声強聴がやわらぐ利点もあります．

さらに鼻すすりがやめられない場合は，耳管内薬液噴霧などの耳管開放症に準じた治療が必要となります．閉鎖障害の耳管は鼻すすりで閉じる(ロックされる)ことからもわかるように，完全な耳管開放症ほど開放の程度は強くないことが多く，我々の経験では幸い耳管内薬液噴霧などの保存治療の効果もある例が多いです．

これらの鼻すすりに対する一連の治療アルゴリズムを，鼻すすり癖がある中耳真珠腫 30 例に術後 1 年間の期間で行った結果を図 E-6 に示します．半数強の例でアドバイスだけで鼓膜の再陥凹を防止でき，アドバイスに加えて鼓膜換気チューブ留置を必要とした例が 4 割弱ありました．チューブ脱落後にも鼻すすりが続き鼓膜が再陥凹したため耳管内薬液注入を要した例はわずかに 10％でした[5]．

ここで，鼻すすり癖が 100％中耳疾患に結びつくかという問題に関して考えさせられる

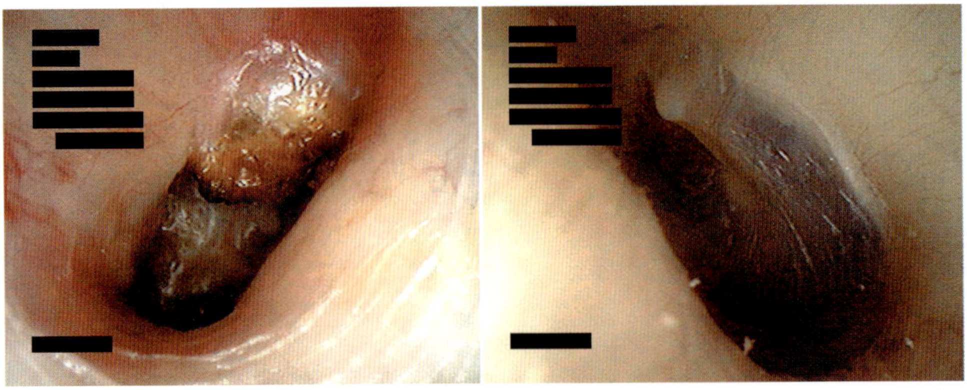

a|b

（文献 3 より）

図 E-7　鼻すすり癖のある両側閉鎖不全耳管を持つ患者の鼓膜所見

右耳（a）には上鼓室型真珠腫があるが，左耳（b）は正常である．

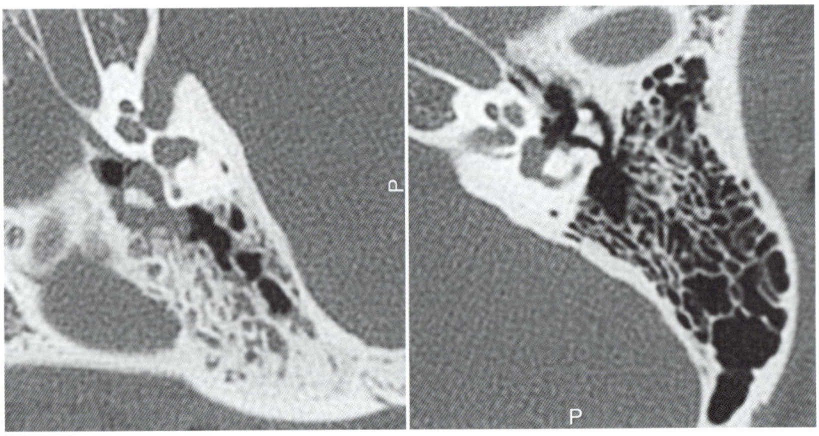

a|b

（文献 3 より）

図 E-8　側頭骨 CT 像（図 4 と同一症例）

右乳突蜂巣は発育，含気ともに乏しいが（a），左側は発育，含気いずれも良好である（b）．

症例を示します．症例は 26 歳女性，両耳ともに鼻すすりで自声強聴を軽減させているという既往があり，耳管機能検査（音響法）で両耳とも同程度の耳管開放パターンを認めましたが，右耳には明らかな上鼓室型真珠腫がみられるのに対して，左耳の鼓膜所見は正常でした（図 E-7）[3]．CT では右耳は乳突蜂巣の発育が抑制されており，含気もわずかしかみられませんが，左耳は対照的に発育，含気ともに良好でした（図 E-8）[3]．このことから，鼻すすりで中耳に陰圧が生じても乳突蜂巣での粘膜ガス交換が機能していれば，その陰圧は常に軽減，解消される可能性が考えられました．実際に，鼻すすり癖がある中耳疾患耳と正常耳で，鼻すすりで中耳に陰圧を作った後に嚥下を禁じて，その中耳陰圧の変化をティンパノグラムで観察したところ，正常耳では中耳陰圧は全例で 20 mmH_2O 以上軽減されたのに対して（図 E-9）[3]，中耳疾患を伴う乳突蜂巣含気不良耳では陰圧の軽減は全例 10 mmH_2O 以内にとどまりました（図 E-10）[3]．

これらのことから，鼻すすりの既往があっても乳突蜂巣の発育，すなわち乳突腔の粘膜

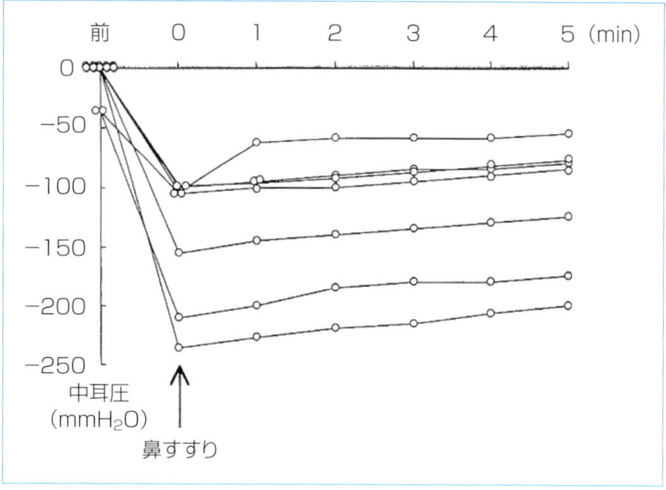

図 E-9
鼻すすりで生じた中耳陰圧の経時的推移（正常耳 7 耳）
陰圧は徐々に軽減された.

（文献 3 より）

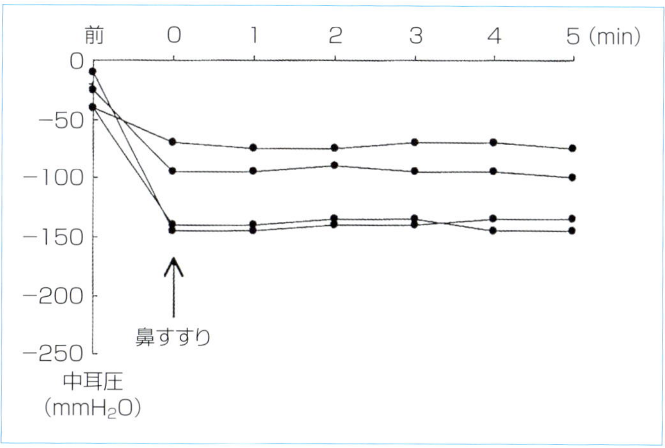

図 E-10
鼻すすりで生じた中耳陰圧の経時的推移（乳突蜂巣含気不良耳 4 耳）
陰圧はほぼ不変であった.

（文献 3 より）

ガス交換能の良否により，真珠腫などの重篤な状態に発展するか否かが決まるといえそうです．したがって，日常臨床で鼻すすりの既往についての問診とともに乳突蜂巣の状態を画像的にチェックすることは重要で，もし蜂巣発育が不良なら鼻すすりをやめるようアドバイスし，耳管開放症に準じた治療を耳管に行うなどの積極的な治療が必要となります．逆に，蜂巣発育が良好なら将来的に予後はそれほど悪くないことを念頭において患者への説明などの対応ができます．

（髙橋晴雄）

文　献

1）Magnuson B：Tubal closing failure in retraction type cholesteatoma and adhesive middle ear lesions. Acta Otolaryngol (Stockh). 86：408-417, 1978.
2）小林俊光：耳管閉鎖障害の臨床．日耳鼻．108 (4)：311-313，2005.
3）Miura M, et al：Influence of the gas exchange function through the middle ear mucosa on the development of sniff-induced middle ear diseases. Laryngoscope. 108：683-686, 1998.
4）藤田明彦ほか：鼓膜の異常陥凹と耳管障害．耳鼻臨床．87：331-334，1994.
5）髙橋晴雄：換気能から見た中耳疾患の病態と治療．日耳鼻．117 (4)：340-344，2014.

E．中耳炎

Q.4 急性中耳炎はほとんどがウイルス性ですか？

回答 A

・ウイルス性急性中耳炎は非常に少ないと考えられます．
・急性中耳炎は風邪などのウイルス性上気道炎が先行して発症することが多いために，その多くがウイルス性と考えられてきましたが，近年の検討では，急性中耳炎のほとんどは，細菌単独，あるいは細菌とウイルスの重感染であることが判明しています．
・ウイルスは主に，細菌による急性中耳炎を誘導したり，重症化させる役割を持つと考えられています．

解説

急性中耳炎は，発熱，鼻汁，咳嗽などのウイルス性上気道炎(鼻かぜ，感冒)症状が出現した後に発症することが多く，以前よりウイルスの関与が指摘されています．

急性中耳炎におけるウイルスの役割は，①細菌性急性中耳炎を誘導する，②急性中耳炎を重症化させる，③ウイルス性急性中耳炎を引き起こす，と考えられています．

Ⅰ 急性中耳炎の主役は細菌か？ ウイルスか？

米国小児急性中耳炎診療ガイドラインにおいて，鼓膜換気チューブ挿入中の小児における，急性中耳炎発症時の耳漏中に検出された病原微生物を詳細に検討しています．採取された検体の66%に細菌とウイルスの両方が検出され，細菌のみの検出は27%，ウイルスのみの検出は4%でした[1)2)](図E-11)．クリニックを受診する急性中耳炎患児の多くでは，細菌(＋ウイルス)感染が主な原因となっていると考えられます．したがって，治療の観点からは，肺炎球菌やインフルエンザ菌などの病原細菌を標的とした抗菌薬治療が必要となります．

Ⅱ ウイルスと細菌の相互作用

急性中耳炎におけるウイルスと細菌の相互作用については，インフルエンザウイルスが最も研究されていますが，近年その他のウイルスについても細菌との相互作用が指摘されるようになり，急性中耳炎におけるウイルスの役割の大部分は，細菌性中耳炎の誘導や重症化であると考えられるようになりました[3)4)].

1. 耳管機能不全

ウイルス感染により上気道炎が起こると，鼻咽腔の耳管開口部付近の粘膜障害により耳管機能が障害され，中耳腔の陰圧化，侵入した微生物のクリアランスの低下が起こり，急性中耳炎を発症すると考えられています．

2. 免疫機能の低下

チンチラの肺炎球菌性中耳炎モデルにおいて，インフルエンザウイルスとの重感染で好中球の機能低下が引き起こされ，好中球による肺炎球菌の貪食処理が低下することがわかっています[5)].

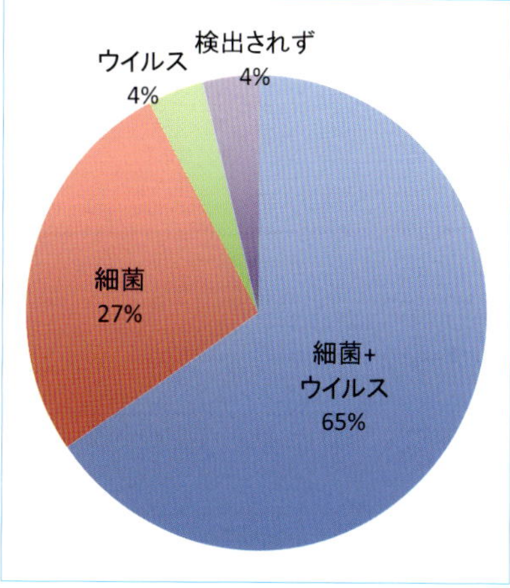

（文献 1 より）

図 E-11　耳漏から検出された病原微生物の内訳
ウイルスは単独での検出率は 4%と低く，ほとんどが細菌とともに検出される．

3. 炎症性免疫反応

炎症性物質の誘導中耳腔に細菌やウイルスなどの外来性微生物が侵入し，それらに対する炎症性免疫反応によって急性中耳炎が発症すると考えられます．ウイルスは感染部位における炎症性サイトカインの産生を誘導します．ウイルスにより産生され，急性中耳炎の増悪に関与していると思われる炎症性物質を紹介します．

1）ヒスタミン

248 例の急性中耳炎患児において，ウイルスが検出された症例では中耳貯留液中のヒスタミンが上昇していることが示されています[6)7)].

2）マクロファージ炎症性蛋白 1α，単球遊走性蛋白 1

中耳貯留液に細菌とウイルスの両方が検出された症例で有意に高値となり，これらはヒスタミンを誘導するケモカインとしても知られています．

3）インターロイキン 8(IL-8)，ロイコトリエン B_4(LTB_4)

IL-8 により局所に浸潤した好中球は，LTB_4を分泌し強い炎症反応を惹起します．これらのサイトカインは，中耳貯留液中に細菌のみが検出された症例よりも，細菌とウイルス両者が検出された症例で有意に高いことがわかっています[8)].

4. 中耳腔における抗菌薬移行の抑制

もともと中耳腔は骨組織に囲まれ血流に乏しく抗菌薬の移行が悪い部位ですが，ウイルス感染により粘膜の局所炎症（浮腫や血流障害）が起こり，アモキシシリンなどの抗菌薬の移行がさらに悪化することが証明されています[9)].

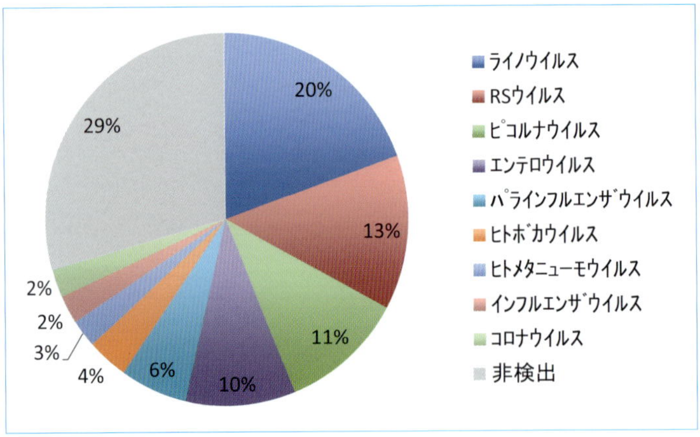

（文献 1 より引用改変）

図 E-12　耳漏から検出されたウイルスの内訳（N＝79）

耳漏から検出されるウイルスの種類は多いが，例えばライノウイルスが常在ウイルスともいわれているように，すべてが中耳炎に関与しているとは考えにくい.

Ⅲ　急性中耳炎を引き起こすウイルスは？

1. 鼻咽腔ぬぐい液から検出されたウイルスと中耳炎罹患率

検出されたウイルス別に上気道感染症患児の急性中耳炎の罹患率を検討した結果，コロナウイルス検出例で 50%と最も高く，次いで RS ウイルス検出例 47.4%，インフルエンザウイルス検出例 34.5%，エンテロウイルス検出例 34.4%，パラインフルエンザウイルス検出例 33.3%，ライノウイルス検出例 30.4%でした.

2. 耳漏から検出されたウイルスの検討

鼓膜換気チューブ留置症例の急性中耳炎における耳漏を検討した Ruohola らのデータをウイルス側から解析すると，70%の症例で耳漏からウイルスが検出されました（図 E-12）. ライノウイルスが 20%と最も多く，RS ウイルスが 13%，ピコルナウイルスが 11%，エンテロウイルスが 10%と続きます. 多くはありませんが，近年中耳炎を引き起こすウイルスとして知られるようになったヒトメタニューモウイルス，ヒトボカウイルスも数%検出されています[1).

3. 鼻咽腔や中耳貯留液から検出されたウイルスをどう考えるか？

鼻咽腔のウイルスも経耳管経由で中耳腔に到達しますが，上記で報告されているウイルスのすべてが急性中耳炎の発症に関わっているとはいえません.

例えば上気道感染症患児の急性中耳炎において，上気道から検出されたウイルスが，中耳貯留液からどれだけの頻度で検出されるかを検討すると，エンテロウイルスやアデノウイルスの検出頻度はそれぞれ 11%と 4%であるのに対し，RS ウイルス，パラインフルエンザウイルス，インフルエンザウイルスの検出頻度はそれぞれ 74%，52%，42%と明らかに高いという結果が得られました[10)]. また上気道からしばしば検出されるライノウイルスなどは，常在ウイルスともいわれています．

上気道炎罹患時は耳管機能不全により中耳腔が陰圧となるため，細菌と同様に鼻咽腔に存在するウイルスも中耳腔に移動しやすいと考えられていますが，一部のウイルスは鼻咽腔から受動的に中耳腔に到達するのではなく，積極的に中耳腔に侵入する機構を持ち，上気道感染症罹患後の急性中耳炎の発症に大きく関与している可能性が指摘されています．

すなわち，上気道炎罹患後の急性中耳炎は，

- ウイルス単独による急性中耳炎の発症は少ない．
- 細菌による2次感染を第一に考え，重症度に応じた抗菌薬治療を検討する．
- 混合感染が疑われる場合には，重症化，遷延化しやすい．
- RSウイルス，パラインフルエンザウイルス，インフルエンザウイルスは急性中耳炎の起炎ウイルスとなる可能性が高い．
- 検出頻度は低いが，ヒトメタニューモウイルス，ヒトボカウイルスも急性中耳炎の起炎ウイルスとして近年報告されている．

（河野正充）

文献

1) Ruohola A, et al：Microbiology of acute otitis media in children with tympanostomy tubes：prevalences of bacteria and viruses. Clin Infect Dis. 43：1417-1422, 2006.
2) Lieberthal AS, et al：The diagnosis and management of acute otitis media. Pediatrics. 131：e964-e999, 2013.
3) Short KR, et al：Influenza virus induces bacterial and nonbacterial otitis media. J Infect Dis. 204：1857-1865, 2011.
4) Brockson ME, et al：Respiratory syncytial virus promotes *Moraxella catarrhalis*-induced ascending experimental otitis media. PLoS One. 7：e40088, 2012.
5) Abramson JS, et al：Virus-induced neutrophil dysfunction：role in the pathogenesis of bacterial infections. Pediatr Infect Dis J. 13：643-652, 1994.
6) Chonmaitree T, et al：Virus and bacteria enhance histamine production in middle ear fluids of children with acute otitis media. J Infect Dis. 169：1265-1270, 1994.
7) van der Ven LT, et al：A new rat model of otitis media caused by *Streptococcus pneumoniae*：conditions and application in immunization protocols. Infect Immun. 67：6098-6103, 1999.
8) Chonmaitree T, et al：Role of leukotriene B_4 and interleukin-8 in acute bacterial and viral otitis media. Ann Otol Rhinol Laryngol. 105：968-974, 1996.
9) Canafax DM, et al：Amoxicillin middle ear fluid penetration and pharmacokinetics in children with acute otitis media. Pediatr Infect Dis J. 17：149-156, 1998.
10) Heikkinen T, et al：Prevalence of various respiratory viruses in the middle ear during acute otitis media. N Engl J Med. 340：260-264, 1999.

E．中耳炎

Q.5 急性中耳炎の細菌検査で，鼻から採取した検体は有用ですか？

回答

• 急性中耳炎は，鼻咽腔において増殖した病原菌が，耳管を経由して中耳に感染を引き起こすことによって発症します．

• 中耳炎患児の鼻咽腔細菌叢の状態を把握することは，急性中耳炎の診断，治療において有用です．

• 鼻咽腔の細菌検査で検出されない細菌は急性中耳炎の原因となっていないと考えて良いです．しかし，鼻咽腔に細菌が検出された場合，インフルエンザ菌，肺炎球菌，モラクセラ・カタラーリスの順に原因菌の可能性は低くなっていくと考えて良いと思われます．

解説

感染症の原因菌の決定には，感染部位から採取した検体中に多量の細菌が検出されるか，白血球による貪食像を確認することが重要です．

急性中耳炎の原因菌の確定には，感染部位の中耳腔から採取した貯留液を検査する必要があります．鼓膜が破れ，耳漏をきたした重症急性中耳炎以外では，鼓膜穿刺あるいは鼓膜切開を行って中耳貯留液を採取しなければなりません．しかし，急性中耳炎の罹患頻度が最も高い乳幼児では，外来での鼓膜切開による貯留液採取は難しいことが多く，本邦における小児急性中耳炎診療ガイドライン 2013 年版でも，中等症における 2 次治療，重症における 1 次治療で鼓膜切開が推奨されています[1]．

このような実地臨床の現状から，急性中耳炎の原因菌検査では，比較的簡易に採取できる鼻咽腔の検体が頻繁に用いられています．

I 中耳腔と鼻咽腔の解剖学的関係（図 E-13）

中耳腔は，解剖学的に，外耳道と鼻咽腔に連絡する耳管の間にある「半閉鎖空間」です．外耳道との間には鼓膜が存在するため，直接的な交通はありません．一方，中耳腔と鼻咽腔を連絡する耳管は，中耳腔の換気，排液，圧調整の機能があり，直接的な交通があります．嚥下や欠伸の際に口蓋帆帳筋の収縮で開きますが，普段は線毛運動により，上咽頭の細菌が中耳腔に到達することを防いでいます（図 E-13）[2]．

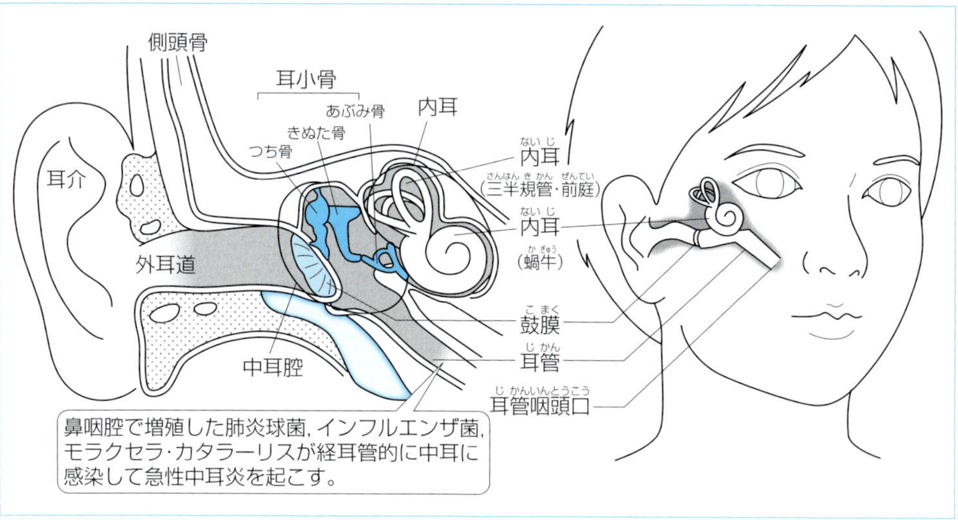

(文献 2 より)

図 E-13　中耳腔，耳管，鼻咽腔の位置関係

鼻咽腔で増殖した中耳炎 3 大原因菌は，経耳管的に中耳腔に侵入する．小児では耳管が短く，水平であるため，病原体が中耳腔に侵入しやすいとされている．

Ⅱ　耳管機能障害と中耳炎

主にウィルス性上気道炎などにより，耳管の鼻咽腔開口部付近に粘膜障害が起こると，耳管機能不全をきたし，①換気障害に伴う中耳腔の陰圧化，②鼻咽腔で増殖した病原菌の中耳腔への侵入，③中耳腔から鼻咽腔への排泄機能の低下，が起こり，中耳腔において病原菌が増殖し，急性中耳炎を発症します．これはもともと耳管機能が未発達である小児で急性中耳炎が起こりやすい原因の 1 つとなっています[3]．

Ⅲ　急性中耳炎と鼻咽腔細菌叢の関係

1．中耳貯留液と鼻咽腔ぬぐい液から同じ細菌が検出されるか？

Syrjänen らは 2 歳未満の急性中耳炎患児の中耳貯留液と鼻咽腔ぬぐい液を同時に採取し，細菌学的検討を行い，下記の特徴を認めました(**表 E-1**)[4]．

1）肺炎球菌

感度，陰性的中率が非常に高く，特異度，陽性的中率がやや低いです．つまり肺炎球菌は，中耳貯留液中に検出されれば鼻咽腔からも検出され，逆に鼻咽腔から検出されなければ中耳貯留液中に存在しない可能性が非常に高いことが示唆されます．

2）インフルエンザ菌

肺炎球菌と比較して，感度が低く，特異度，陽性的中率が高いです．インフルエンザ菌は肺炎球菌より検出されにくいですが，鼻咽腔に検出された場合には中耳貯留液にも存在する可能性が高くなります．

2．中耳貯留液と鼻咽腔ぬぐい液から検出された細菌は本当に同一か？

急性中耳炎における鼻咽腔の細菌叢の状態を詳細に検討するため，急性中耳炎患児の中耳貯留液と鼻咽腔ぬぐい液から分離された細菌を分子遺伝子学的(パルスフィールドゲル

表 E-1　中耳炎患児における中耳貯留液と鼻咽腔ぬぐい液の培養同定結果（N＝586）

	中耳貯留液（%）	鼻咽腔ぬぐい液（%）	感度（95% CI）	特異度（95% CI）	陽性的中率（95% CI）	陰性的中率（95% CI）
肺炎球菌	27	54	99（95～100）	63（57～68）	50（43～56）	＞99（97～100）
インフルエンザ菌	22	26	77（69～83）	88（85～91）	64（56～71）	93（90～95）

感度：中耳から細菌が検出された場合，鼻咽腔から同一細菌が検出される確率
特異度：中耳から細菌が検出されなかった場合，鼻咽腔から同一細菌が検出されない確率
陽性的中率：鼻咽腔から細菌が検出された場合，中耳に同一細菌が存在すると見込まれる確率
陰性的中率：鼻咽腔から細菌が検出されなかった場合，中耳に同一細菌が存在しないと見込まれる確率

（文献 4 より）

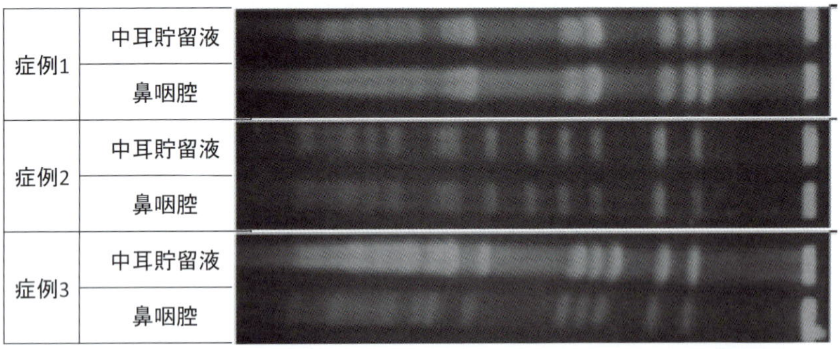

（文献 5 より）

図 E-14　鼻咽腔と中耳貯留液から検出された肺炎球菌の遺伝子学的検討
急性中耳炎患児の症例 1，2，3 において，鼻咽腔と中耳貯留液から同時に検出された肺炎球菌の PFGE のパターンは完全に一致しており，遺伝子学的にも同一であることが証明された．

電気泳動法：pulsed-field gel electrophoresis；PFGE）に調べて，細菌の同一性を検討しました．

細菌の DNA を制限酵素で処理すると，様々な分子量の断片化された DNA になります．これを電気泳動という方法で分離すると，断片化された DNA は分子量や荷電の状態で異なる位置に移動し，あたかも個々の商品を認識するバーコードのように多くのバンドが確認できます．

急性中耳炎の主な原因菌である肺炎球菌は，中耳腔と鼻咽腔に存在する菌の PFGE のパターン（遺伝子型）が高率に一致し，急性中耳炎の原因菌は鼻咽腔細菌叢由来であることが遺伝子レベルでも証明されました（図 E-14）[5]．

すなわち，急性中耳炎の病原菌は外耳道からではなく，鼻咽腔から耳管を経由してやってくるのです．

表 E-2　鼻咽腔細菌検査による急性中耳炎原因菌の予測

	陽性予測値 鼻咽腔から培養された細菌が，中耳炎の原因菌である可能性	陰性予測値 鼻咽腔から培養されなかった細菌が，中耳炎の原因菌ではない可能性
肺炎球菌	22～44%	95～99%
インフルエンザ菌	50～71%	95～99%
モラクセラ・カタラーリス	17～19%	95～99%

経耳管感染によって発症する急性中耳炎において，鼻咽腔から検出されなかった細菌が原因菌となる可能性は非常に低いといえる.

（文献 6 より）

Ⅳ　鼻咽腔ぬぐい液から得られた結果をどう解釈するか？

鼻咽腔ぬぐい液中に検出された細菌をそのまま急性中耳炎の原因菌として考えてもいいのでしょうか？　米国急性中耳炎診療ガイドライン 2013 で詳細な検討が行われました.

ガイドラインによると，鼻咽腔から検出された細菌が原因菌である可能性(陽性予測値)はあまり高くないことが判明しました．一方，鼻咽腔から検出されなかった細菌が原因菌ではない可能性(陰性予測値)は非常に高く，鼻咽腔の培養が特定の細菌に対して陰性であれば，その細菌は急性中耳炎の原因菌ではないと推測されます(表 E-2)[6].

これは，急性中耳炎の原因菌は，鼻咽腔ぬぐい液中に検出される程度まで増殖している必要があることを示しており，鼻咽腔で増殖した細菌が経耳管経由で急性中耳炎を引き起こす病態と合致しています.

1. 鼻咽腔検体検査の結果から抗菌薬選択を検討する

「前回の診察時に急性中耳炎中等症の診断および鼻咽腔検体検査を行い，治療後の診察で中耳炎が改善していなかった」という実地臨床においてよく遭遇する場面を想定します．この際に鼻咽腔検体検査結果を参考に，小児急性中耳炎診療ガイドライン 2013 年版[1]に準じたセカンドラインの治療を考察します.

1）肺炎球菌が検出され，インフルエンザ菌が検出されなかった場合

インフルエンザ菌の陰性予測値は 95～99% と高く，肺炎球菌を原因菌としてアモキシシリン高用量あるいはクラブラン酸アモキシシリン(クラバモックス®)を検討します.

2）インフルエンザ菌が検出され，肺炎球菌が検出されなかった場合

1)と同様に肺炎球菌が原因菌となっている可能性は低く，インフルエンザ菌をターゲットに，セフジトレンピボキシル(メイアクト®)の高用量投与を検討します.

3）肺炎球菌とインフルエンザ菌が両方検出された場合

基本的には菌量が多いほうを原因菌と考えますが，菌量が同じである場合，陽性予測値が比較的高いインフルエンザ菌が原因菌となっている可能性を第一に考慮し，セフジトレンピボキシル(メイアクト®)の高用量投与を検討します.

4）モラクセラ・カタラーリスについて

モラクセラ・カタラーリスは急性中耳炎の間接原因菌として関与していることがほとんどであり，同時に検出された肺炎球菌あるいはインフルエンザ菌を直接的な原因菌と考えます．ただし，β-ラクタマーゼ産生菌であり，肺炎球菌に対するアモキシシリン投与は奏効しないことが多いため，β-ラクタマーゼ阻害作用を有するクラブラン酸アモキシシリン（クラバモックス®）投与を検討すべきです．

V 難治性中耳炎における鼻咽腔細菌叢の状態 —バイオフィルム形成と細菌の保管所（リザーバー）としてのアデノイドの役割—

1．反復性中耳炎患児と健常児の鼻咽腔

Zuliani らは，反復性中耳炎患児と，健常対照児として睡眠時無呼吸症候群の小児のアデノイド表面のバイオフィルムを観察しました．睡眠時無呼吸症候群の小児ではバイオフィルムはアデノイドの1％程度にすぎなかったのに対し，反復性中耳炎患児のアデノイド表面は93％がバイオフィルムに覆われているという驚くべき結果が得られました[7]．

バイオフィルムは，細菌が周囲に産生する細胞外多糖を主成分とし，鎧のように細菌を排除しようとする免疫や抗菌薬の攻撃から守っています．増殖したバイオフィルムとその中の細菌は，適宜放出され（planktonic shedding），経耳管的に中耳腔に到達し，治療抵抗性の感染を繰り返す可能性が指摘されています[8]．

つまり鼻咽腔は，反復性中耳炎の原因菌がバイオフィルムを産生し，免疫や抗菌薬から身を守る絶好の隠れ家であり，鼻咽腔の細菌検査は，この隠れ家の中の状態を把握し，抗菌薬の選択，鼓膜換気チューブ留置術やアデノイド切除術などの手術療法を検討するうえでも非常に意義があると考えられます．

（河野正充）

文　献

1) 日本耳科学会，日本小児耳鼻咽喉科学会，日本耳鼻咽喉科感染症・エアロゾル学会編：小児急性中耳炎診療ガイドライン 2013 年版，金原出版，2013.
2) 山中　昇ほか：子どもはなぜ中耳炎を起こしやすいのか？ 271-275，小耳中耳炎のマネジメントⅡ，医薬ジャーナル社，2014.
3) Bylander A, et al：Changes in Eustachian tube function with age in children with normal ears. A longitudinal study. Acta Otolaryngol. 96：467-477, 1983.
4) Syrjänen RK, et al：The value of nasopharyngeal culture in predicting the etiology of acute otitis media in children less than two years of age. Pediatr Infect Dis J. 25：1032-1036, 2006.
5) Arai J, et al：Streptococcus pneumoniae isolates from middle ear fluid and nasopharynx of children with acute otitis media exhibit phase variation. J Clin Microbiol. 49：1646-1649, 2011.
6) Lieberthal AS, et al：The diagnosis and management of acute otitis media. Pediatrics. 131：e964-e999, 2013.
7) Zuliani G, et al：Biofilm density in the pediatric nasopharynx：recurrent acute otitis media versus obstructive sleep apnea. Ann Otol Rhinol Laryngol. 118：519-524, 2009.
8) Hoa M, et al：Identification of adenoid biofilms with middle ear pathogens in otitis-prone children utilizing SEM and FISH. Int J Pediatr Otorhinolaryngol. 73：1242-1248, 2009.

Q.6 おしゃぶり，受動喫煙は中耳炎を起こしやすくしますか？

回答 おしゃぶりや受動喫煙は中耳炎の危険因子です．特に反復性中耳炎や遷延する中耳炎については，おしゃぶりや家族の喫煙に伴う小児の受動喫煙によってリスクが増加することが知られています．

解説

I 急性中耳炎の危険因子（リスクファクター）

様々な因子が小児急性中耳炎の発症に密接に関連し，リスクファクターとなっています．急性中耳炎のリスクファクターを知ることは，急性中耳炎の予防にはもちろんですが，中耳炎が長引く遷延性中耳炎やなかなか治らない難治性中耳炎，治ってもすぐ再発反復する反復性中耳炎などの治療にも非常に重要です．急性中耳炎の発症に関与する因子は様々ありますが，患児自身の因子（内的因子）と，周りの環境（外的因子）の2つに分けられます．中でも強く関与するものは，外的因子として，①集団保育，②人工（非母乳）栄養，内的因子としては，①低年齢，②鼻副鼻腔炎の合併があります．外的因子として，おしゃぶりと受動喫煙も中耳炎のリスクファクターの1つと考えられています．

II おしゃぶり

おしゃぶりはどの程度急性中耳炎の発症に関与しているのでしょうか？　これについてはいくつかの報告があります（表 E-3）．様々な研究から，おしゃぶりの使用は急性中耳炎，中でも反復性中耳炎の危険因子と考えられています．原因としては，おしゃぶりを吸い続けることにより，鼻咽腔が陰圧になって耳管（耳と鼻をつなぐ管）に悪影響を及ぼすと考えられています．したがって急性中耳炎を起こしやすい子どもは，おしゃぶりを使用しないように指導することが良いと考えられます．

中耳炎以外のことでは，おしゃぶりについてはどう考えられているのでしょうか？　乳幼児期のおしゃぶりの使用の是非について様々な議論があります．6か月以下のおしゃぶり使用乳児での乳幼児突然死症候群（SIDS）のリスクが低いことが報告され，アメリカ小児科学会では，SIDS 予防におしゃぶりの使用が推奨されています[5)]が，母乳栄養継続という

表 E-3　おしゃぶりと急性中耳炎

著　者	方　法	結　果
Jackson JM ら[1] (1999)	後ろ向き研究	200 人の乳児の家庭にアンケート調査．12 か月以下の乳児では，おしゃぶり使用の子どものほうが急性中耳炎のリスクが 2 倍であった．
Niemelä M ら[2] (2000)	前向き研究	小児科医院でのソーシャルクラスでおしゃぶりを使用しない介入を行ったところ，おしゃぶり使用が 21％減少し，急性中耳炎も 29％減少した．
Warren JJ ら[3] (2001)	前向き研究	1,375 人の新生児を追跡調査．中耳炎に罹患しやすいファクターは，低年齢，男児，おしゃぶり使用であった．
Rovers MM ら[4] (2008)	前向き研究	0～4 歳の 495 人の子どもを追跡調査．急性中耳炎の発症率はおしゃぶり使用でも変わらなかったが，反復性中耳炎はおしゃぶりを使用している子どもに多かった．

おしゃぶりは急性中耳炎や急性中耳炎が遷延する遷延性中耳炎のリスクファクターの 1 つであるとする報告が多くある．遷延性中耳炎や反復性中耳炎では，おしゃぶりを使用しないように指導することが望ましいと考えられる．

観点からは否定的な意見が多いようです．一方，おしゃぶり使用のデメリットとしては急性中耳炎のリスクと咬合不正などが挙げられています．少なくとも生後 6 か月を超えると SIDS の予防的意義はなく，急性中耳炎や咬合不正のことを考えると，いつまでもおしゃぶりを使用するのは有益ではないと考えられています．

Ⅲ　受動喫煙

タバコの煙には約 4,000 種類の化学物質が含まれ，そのうち 200 種類以上が人体に有害な物質と考えられています．喫煙自体の健康に及ぼす影響はもちろんですが，実際に喫煙しない家族や同居者の受動喫煙も大きな問題です．よく換気扇の下で吸うとかベランダで吸うから大丈夫という方がいますが，そのような場合でも子どもの尿からはニコチンが検出されますので，受動喫煙を防止することはできていません．換気扇の下でカレーを作っていても，家の中にはカレーの臭いがするように，換気扇の下で吸っても受動喫煙になります．またベランダでの喫煙ですが，喫煙後しばらくは喫煙者の呼気にはタバコの化学物質が含まれます．

家族や同居者による受動喫煙は，どのように小児の健康に影響を与えるのでしょうか．それについては，たくさんの研究がなされています．様々な小児疾患と受動喫煙との関連がいわれていますが，中耳炎は喘息や気管支炎などと共に，受動喫煙によりリスクが増大します[6)～9)]．

国内や海外の文献から，中耳炎と受動喫煙の関係を**表 E-4** に示しました．単発の急性中耳炎については，受動喫煙が関与するとするものと，あまり関与しないとする論文があり，十分なエビデンスがあるとはいえないようです．しかし，反復性中耳炎や滲出性中耳炎に関しては，受動喫煙が関与するとする論文が多く，これについてはまず危険因子と考えてよいと思われます．受動喫煙が中耳炎のリスクとなる機序としては，タバコの有害物質により，鼻粘膜，のど，気管などの粘膜の線毛運動が障害され，耳管機能が悪化したり，感染に弱くなることが考えられています．また，最近では受動喫煙により，鼻咽腔で肺炎球

表 E-4　受動喫煙と急性中耳炎

著　者	方　法	結　果
Uhari M ら[6] (1996)	メタアナリシス	受動喫煙の急性中耳炎における相対危険度は 1.66 であった.
Strachan DP ら[7] (1998)	システマティックレビュー	反復性中耳炎はオッズ比 1.48，滲出性中耳炎のオッズ比は 1.21 であった.
Håberg SE ら[8] (2010)	後ろ向き研究	32,077 人の乳児の家庭にアンケート調査．妊娠中の母親の喫煙により急性中耳炎は 1.28 倍，反復性中耳炎は 1.34 倍に増える.
加藤俊徳[9] (2013)	後ろ向き研究	受動喫煙は単純急性中耳炎の有意なリスクではなかったが，遷延性中耳炎オッズ比 1.68 で有意なリスクであった.

妊娠中の母親の喫煙によって，急性中耳炎，遷延性中耳炎ともに増加する．小児期の受動喫煙については，単純性急性中耳炎は，増加するとする報告と変わらないとする報告とがある．遷延性中耳炎や反復性中耳炎は増加する.

菌やインフルエンザ菌が付着・増殖しやすくなるといわれています[10]．受動喫煙は中耳炎だけでなく，喘息やアレルギーなどの小児の健康を損なう疾患に様々に関与しますので，受動喫煙防止の啓発は非常に重要です.

（澤田正一）

文　献

1) Jackson JM, et al：Pacifier use and otitis media in infants twelve months of age or younger. Pediatric Dentistry. 21(4)：255-260, 1999.
2) Niemelä M, et al：Pacifier as a risk factor for acute otitis media：A randomized, controlled trial of parental counseling. Pediatrics. 106(3)：483-488, 2000.
3) Warren JJ, et al：Pacifier use and the occurrence of otitis media in the first year of life. Pediatric Dentistry. 23(2)：103-107, 2001.
4) Rovers MM, et al：Is pacifier use a risk factor for acute otitis media? A dynamic cohort study. Family Practice. 25(4)：233-236, 2008.
5) American academy of pediatrics task force on sudden infant death syndrome：The changing concept of sudden infant death syndrome：diagnostic coding shifts, controversies regarding the sleeping environment, and new variables to consider in reducing risk. Pediatrics. 116(5)：1245-1255, 2005.
6) Uhari M, et al：A meta-analytic review of the risk factors for acute otitis media. Clinical Infectious Diseases. 22(6)：1079-1083, 1996.
7) Strachan DP, et al：Health effects of passive smoking. 4. Parental smoking, middle ear disease and adenotonsillectomy in children. Thorax. 53(1)：50-56, 1998.
8) Håberg SE, et al：Prenatal and postnatal parental smoking and acute otitis media in early childhood. Acta Paediatrica. 99(1)：99-105, 2010.
9) 加藤俊徳：受動喫煙と小児中耳炎．小児耳鼻．34(1)：29-33，2013.
10) Brook I：The impact of smoking on oral and nasopharyngeal bacterial flora. J Dent Res. 90(6)：704-710, 2011.

E．中耳炎

Q.7 母乳は中耳炎の予防に有効ですか？

回答 最低でも生後 4〜6 か月間の母乳栄養は，急性中耳炎発症やその反復化のリスクを下げることが複数の研究から報告されています．さらに生後 6 か月までの人工乳を一切使用しない完全母乳栄養は，最も顕著な中耳炎予防効果があることがわかっています．また，その機序として母乳中の分泌型免疫グロブリン A(IgA)を含む様々な抗菌物質が明らかになっています．

解説

I 主な疫学的調査の結果

世界保健機構(WHO)は乳幼児の健康のため，生後 1 時間以内に初乳を与えること，および完全母乳栄養(exclusive breastfeeding)を生後 6 か月まで行うことを推奨しています．その後も 2 歳以降まで適切な補完食とともに母乳栄養を継続することが推奨されています[1]．すなわち，生後 6 か月を過ぎると母乳のみでは乳児が必要とする栄養を満たさないため，頻回かつ乳児の求めに応じた母乳栄養を行いながらも，足りないぶんの栄養を補う食事を与えることを勧めています[2]．

WHO の推奨を裏付ける前向きコホート研究やそれらのメタアナリシスで母乳栄養の有用性が報告されています．Ip ら[3]や Hörnell ら[4]のメタアナリシスでは，母乳栄養は急性中耳炎を含む呼吸器感染症や消化器感染症など，様々な疾患発症のリスクを下げることを示しています．Duffy ら[5]の 306 例におけるコホート研究では，生後 6 か月および 12 か月までの累積中耳炎発症率は，完全母乳栄養児においてはそれぞれ 25%，51%だったのに対し，人工乳栄養児においてはそれぞれ 54%と 76%であり有意に多かったことを示しています．著者ら[6)7]は乳児期の栄養形態と鼻咽腔細菌感染および中耳炎発症の関連性を検討する目的で，生後 1 か月以内の新生児 233 児(母乳のみ 138 例，人工乳のみ 95 例)を対象にして，鼻咽腔細菌叢の同定と中耳炎の有無を生後 1〜12 か月まで毎月追跡調査しました．その結果，母体からの受動免疫が切れる生後 4〜6 か月時において，母乳栄養児では鼻咽腔に肺炎球菌，無莢膜型インフルエンザ菌(nontypeable *Haemophilus influenzae*：NTHi)，またはモラクセラ・カタラーリスを検出した乳児の割合が有意に低く，またその月に中耳炎に罹患した乳児の割合も低かったことがわかりました．

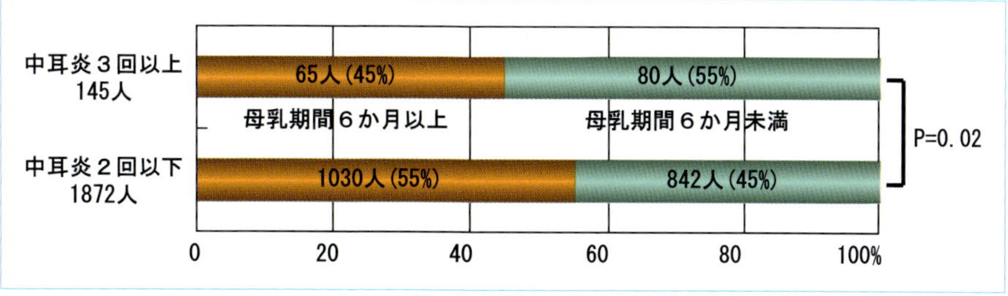

図 E-15　中耳炎罹患回数と母乳栄養

北海道根室市の学校検診におけるアンケート調査(n＝2,017)で，中耳炎に３回以上罹患した小児では母乳期間が６か月未満の例が有意に多い結果を得た．

本邦では母乳栄養はほぼ90％の乳児に与えられているとされていますが，著者ら[8]は根室市の学校検診でアンケート調査(n＝2,017)をしたところ，中耳炎に３回以上罹患した小児では母乳期間が６か月未満の例が有意に多い結果を得ました(図 E-15)．欧米においても，Abrahams ら[9]は生後６か月間人工乳栄養を受けた乳児は，完全母乳栄養を受けた乳児に比べ急性中耳炎の発症リスクが上がると結論づけています．

Ⅱ　母乳に含まれる抗菌物質

母乳中には獲得免疫に重要な分泌型 IgA のみならず，サイトカイン，ラクトフェリン，リゾチームなどの抗菌物質も含まれており，それ自身もしくは相互に抗菌作用を促します[10]．

1．分泌型免疫グロブリン A(分泌型 IgA)

母乳中に含まれる免疫グロブリンの中では分泌型 IgA が最も多く，母乳栄養の鼻咽腔細菌感染および中耳炎発症に対する抑制効果の機序の１つとして，この分泌型 IgA が細菌感染に対して防御的に働いていることが考えられます．そこで，著者らは母乳栄養児 68 例を対象とし，母乳に含まれるインフルエンザ菌外膜蛋白 P6 の特異的分泌型 IgA が鼻咽腔の無莢膜型インフルエンザ菌感染と中耳炎発症に与える影響について１年間追跡調査をしました．その結果，母乳中の P6 特異的分泌型 IgA 抗体価と無莢膜型インフルエンザ菌検出頻度および中耳炎罹患頻度にはそれぞれ統計学的に有意な負の相関が認められました(図 E-16)．さらに，生後 2，4，6，8，12 か月以内で，母乳栄養期間中に無莢膜型インフルエンザ菌が検出されなかった乳児および中耳炎に罹患しなかった乳児に与えられた母乳の抗体価は，同じ月齢で母乳栄養期間中に無莢膜型インフルエンザ菌が検出された乳児および中耳炎に罹患した乳児に与えられた母乳の抗体価に比較して，いずれの月齢においても有意に高いことが明らかとなりました．以上の結果から，母乳栄養による中耳炎発症の抑制効果の機序の１つとして，母乳中の分泌型 IgA が鼻咽腔のインフルエンザ菌感染に対し防御的に働き，その結果，中耳炎発症が抑制される可能性が示唆されました[7]．

2．サイトカイン

様々なサイトカインが母乳に含まれていることが明らかとなっています．これまでにイ

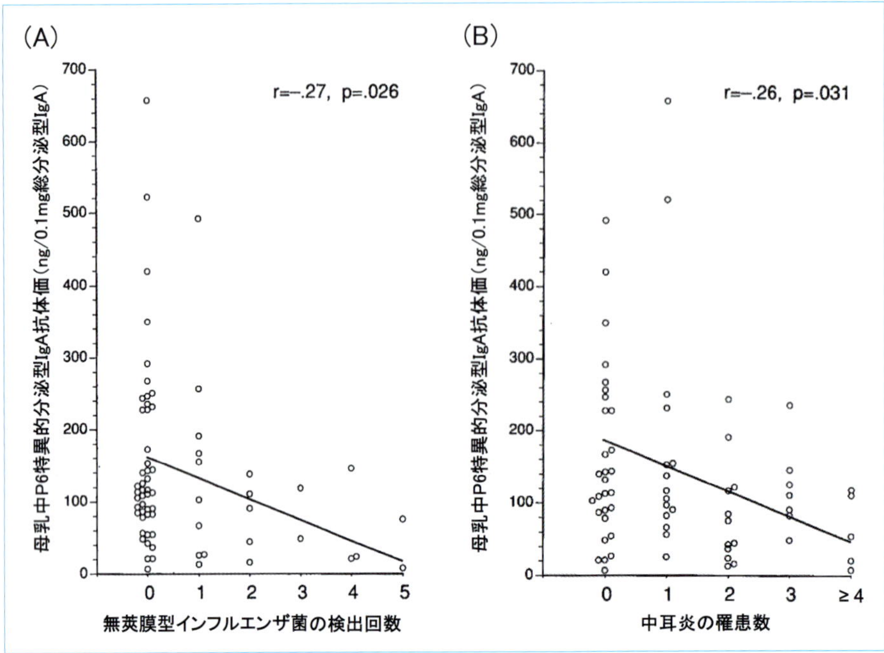

図 E-16　母乳中 P6 特異的分泌型 IgA と無莢膜型インフルエンザ菌検出頻度および中耳炎罹患頻度の関連

母乳中の P6 特異的分泌型 IgA 抗体価と鼻咽腔における無莢膜型インフルエンザ菌検出頻度(A)および中耳炎罹患頻度(B)にはそれぞれ統計学的に有意な負の相関が認められた.

ンターロイキン(IL)-1β, IL-2, IL-6, IL-8, IL-10, IL-12, IL-18, インターフェロン-γ, 腫瘍壊死因子(TNF)-α, トランスフォーミング増殖因子(TGF)-β, 顆粒球コロニー刺激因子(G-CSF), マクロファージコロニー刺激因子(M-CSF), 顆粒球-マクロファージコロニー刺激因子(GM-CSF)などの存在が報告されています. これらのサイトカインは母乳中のタンパク質分解酵素阻害因子の存在により, 破壊されることなく消化管で吸収され, 乳児の免疫機能を調節すると考えられています[10].

3. ラクトフェリン, リゾチーム

ラクトフェリンは, グラム陽性菌・陰性菌, 真菌, ウイルスなど広範囲な抗微生物活性を有することが知られています. その機序として, トランスフェリンと同様に鉄をキレート化する作用を有し, それにより生育に鉄を必要とする細菌の増殖を抑制したり, 直接的に細菌の外膜を溶解したりする作用があることが知られています[11]. リゾチームも母乳中には比較的多く含まれており, グラム陰性菌の外膜を分解する作用があることが知られています. リゾチームはまた, ラクトフェリンとともにグラム陽性菌に対する殺菌作用があることも知られています[11].

(上田征吾・原渕保明)

文献

1) 清水俊明：小児科医と母乳育児推進 母乳育児の定義. 日小児会誌. 115(8)：1364-1367, 2011.
2) WHO：Complementary Feeding. 19-28, Infant and Young Child Feeding, World Health Organization, 2009.
3) Ip S, et al：A summary of the Agency for Healthcare Research and Quality's evidence report on breastfeeding in developed countries. Breastfeed Med. 4 Suppl 1：S17-30, 2009.
4) Hörnell A, et al：Breastfeeding, introduction of other foods and effects on health：a systematic literature review for the 5th Nordic Nutrition Recommendations. Food Nutr Res. 57：2013.
5) Duffy LC, et al：Exclusive breastfeeding protects against bacterial colonization and day care exposure to otitis media. Pediatrics. 100(4)：E7, 1997.
6) Faden H, et al：The influence of feeding status on nasopharyngeal colonization and otitis media in infants：protective role of breast milk antibody. In：Mogi G, ed. 485-488, Recent advances in otitis media：proceedings of the second extraordinary international symposium, Kugler Publications, 1994.
7) Harabuchi Y, et al：Human milk secretory IgA antibody to nontypeable Haemophilus influenzae：possible protective effects against nasopharyngeal colonization. J Pediatr. 124(2)：193-198, 1994.
8) 林 達哉ほか：反復性中耳炎のリスクファクター. MB ENT. 56：15-21, 2005.
9) Abrahams SW, et al：Breastfeeding and otitis media：a review of recent evidence. Curr Allergy Asthma Rep. 11(6)：508-512, 2011.
10) Chirico G, et al：Antiinfective properties of human milk. J Nutr. 138(9)：1801S-1806S, 2008.
11) Lonnerdal B：Bioactive proteins in human milk：mechanisms of action. J Pediatr. 156(2 Suppl)：S26-30, 2010.

E．中耳炎

Q.8 遷延性中耳炎，反復性中耳炎，難治性中耳炎の違いは何ですか？

回答　急性中耳炎の病態は，原因菌の抗菌薬感受性と患児の免疫能の 2 つの要素が関与します．急性中耳炎は，その病態により大きく，①単純急性中耳炎，②遷延性中耳炎，③反復性中耳炎の 3 つの主分類と，④乳幼児中耳炎，⑤無症候性中耳貯留液の亜分類をあわせた 5 つに分類することができます．

難治性中耳炎は，これらの中でも主に，遷延性中耳炎と反復性中耳炎をあわせた，「いわゆる治り難い中耳炎」の総称です．遷延化は，抗菌薬治療を行うにも関わらず急性中耳炎が改善しない場合を指します．一方，反復化はそれぞれの急性中耳炎は一度改善するものの，急性中耳炎を繰り返す場合といえます．そのため，小児急性中耳炎の診療においては，難治性の原因を把握することが極めて大切です[1)2)]．

解説

小児急性中耳炎を診療する際に，抗菌薬治療にて改善しないというだけで「難治性中耳炎」と決めていませんか？

急性中耳炎が治り難いのには原因があります．

- 治療抵抗因子：薬剤耐性菌，鼻副鼻腔炎の合併，集団保育
- 難治化因子：低年齢(2 歳未満)，両側性，急性中耳炎反復の既往

これらの原因を理解することが大切です．

I　難治性中耳炎＝遷延性中耳炎＋反復性中耳炎

急性中耳炎の病態は，原因菌の抗菌薬感受性と患児の免疫能の 2 つの要素が関与し，①単純急性中耳炎，②遷延性中耳炎，③反復性中耳炎の 3 つの主分類と，④乳幼児中耳炎，⑤無症候性中耳貯留液の亜分類をあわせた 5 つに分類することができます(図 E-17，表 E-5)．

遷延性中耳炎では，中耳貯留液に加えて，鼓膜発赤・黄変，肥厚，膨隆などの所見が改善せず，いわゆるセミホットイヤー(semi-hot ear)の状態を示すことが多い傾向があります．反復性中耳炎では，エピソードごとに鼓膜所見は完全に改善する急性中耳炎散発型と，滲出性中耳炎を伴っているため寛解期にも中耳貯留液を認める滲出性中耳炎合併型があり

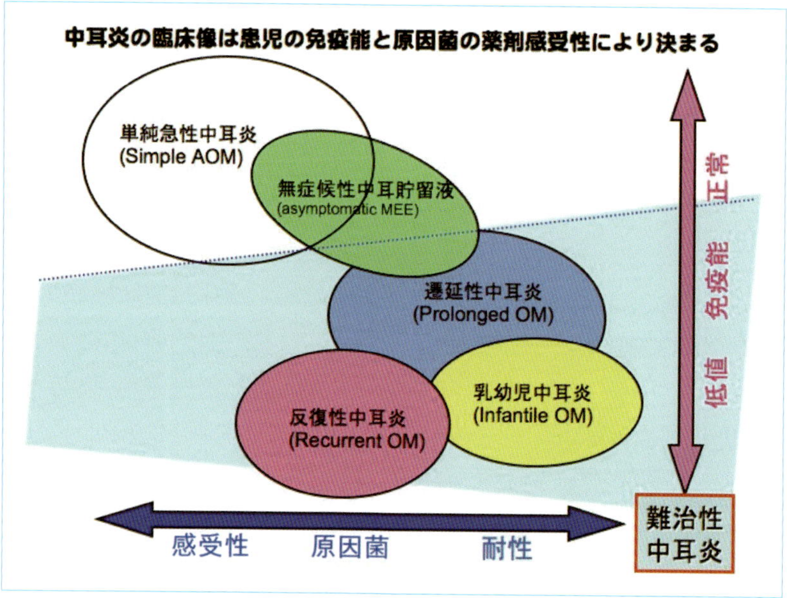

図 E-17　急性中耳炎の分類

急性中耳炎の病態は，原因菌の抗菌薬感受性と患児の免疫能の 2 つの要素が関与し，それぞれの関与の度合いにより，①単純急性中耳炎，②遷延性中耳炎，③反復性中耳炎の 3 つの主分類と，④乳幼児中耳炎，⑤無症候性中耳貯留液の亜分類をあわせた 5 つに分類することができる．
遷延性中耳炎では，薬剤耐性菌の関与が高いのに対して，反復性中耳炎では患児の免疫能の関与が高いといえる．
乳幼児中耳炎では原因菌の抗菌薬感受性と患児の免疫能の 2 つの要素が関与している．

表 E-5　急性中耳炎の分類

単純急性中耳炎 (simple acute otitis media)	通常の急性中耳炎
無症候性中耳貯留液 (asymptomatic middle ear effusion)	急性中耳炎に引き続いて，その治癒過程で認められる無症候性の遺残性貯留液 急性期の消退後 3 週までの遺残性貯留液で，鼓膜の発赤や肥厚はほとんど認められないもの
遷延性中耳炎 (prolonged otitis media)	抗菌薬治療により十分な改善が得られず，中耳貯留液が 3 週間以上持続する状態．鼓膜所見が改善せず，鼓膜肥厚や粘膿性貯留液が認められることが多い．いわゆるセミホットイヤー(semi-hot ear)とも呼ばれることがある
反復性中耳炎 (recurrent otitis media/otitis prone)	過去 6 か月以内に 3 回以上または 12 か月以内に 4 回以上の急性中耳炎に罹患
乳児中耳炎 (infantile otitis media)	2 歳未満の乳幼児期における中耳炎

急性中耳炎は，①単純急性中耳炎，②遷延性中耳炎，③反復性中耳炎の 3 つの主分類と，④乳幼児中耳炎，⑤無症候性中耳貯留液の亜分類をあわせた 5 つに分類することができる．

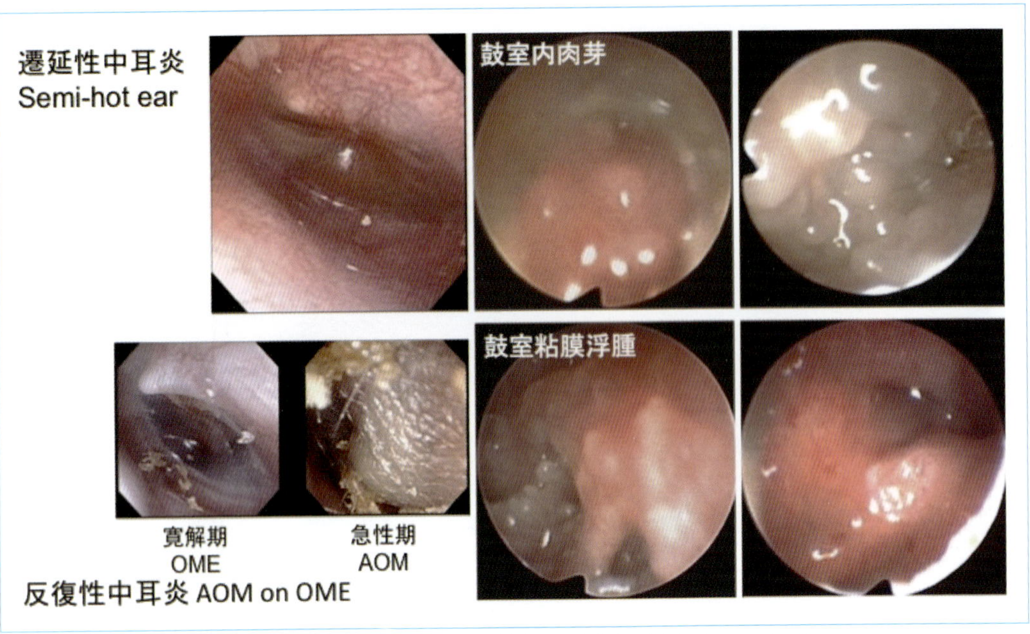

図 E-18　遷延性中耳炎・反復性中耳炎の鼓膜所見と鼓室内所見

遷延性中耳炎では，鼓膜所見は中耳貯留液と軽度の膨隆を認め，いわゆるセミホットイヤーの状態といえる．鼓室内粘膜は長期間の炎症による肉芽の増生を認める．反復性中耳炎では，鼓膜所見は寛解期には中耳貯留液と鼓膜陥凹を認め，急性期には鼓膜の強い膨隆と膿性中耳貯留液による乳白色の変化を認める．鼓室粘膜は発赤・浮腫を認める．
AOM：acute otitis media（急性中耳炎）
OME：otitis media with effusion（滲出性中耳炎）

ます（図 E-18）．

無症候性中耳貯留液は，急性中耳炎に引き続いてその治癒過程で認められる症状のない遺残性貯留液であり，乳幼児中耳炎は，2 歳未満の低年齢期における中耳炎の総称で，遷延性と反復性のいずれの要因も持った中耳炎といえます．

Ⅱ　遷延性中耳炎と反復性中耳炎―難治化の要因を知ることが大切です

急性中耳炎の病態を知るうえで，難治化のリスクファクターを知ることは極めて重要です．従来から，低年齢をはじめとする様々な要因が，難治化のリスクファクターとして考えられてきました．しかし，近年の新規抗菌薬の開発や小児急性中耳炎診療ガイドラインによる抗菌薬治療の適正化，肺炎球菌ワクチンの普及に伴い，急性中耳炎の臨床経過も大きく変化しています．これらのリスクファクターをすべて難治化の要因とするのではなく，「難治化の原因＝難治化因子」と「治療に反応しにくい＝治療抵抗因子」に分けて考えることが，急性中耳炎の病態をより理解しやすくするといえます．

①難治化因子：低年齢（2 歳未満），両側性，急性中耳炎反復の既往など[3)]

急性中耳炎が十分に改善しない宿主側の要因であり，急性中耳炎の反復に深く関与します[4)～6)]．主に，低年齢期における免疫学的な未成熟が関与するもので，免疫能により原因菌の除菌が十分に行えず，耳管機能および中耳換気機構が障害されやすいことから，抗菌薬治療にも関わらず急性中耳炎が再発あるいは再燃します．

そのため，難治化因子を有する場合には，抗菌薬治療に頼る治療でなく，鼓膜切開/換気チューブ挿入などの中耳の換気ドレナージを十分につけることが重要となります．

＜反復性中耳炎には，2 歳までに反復する急性中耳炎の回数が重要＞

急性中耳炎の反復性を獲得するには，急性中耳炎に初めて罹患する年齢(2 歳未満の低年齢)と罹患回数が重要とされます．ほとんどの反復性中耳炎患児では，生後 2 歳までに急性中耳炎に罹患し，その後に反復性のパターンが形成されます．

②治療抵抗因子：薬剤耐性菌，鼻副鼻腔炎の合併，集団保育，1 か月以内の抗菌薬治療の既往など

抗菌薬治療にも関わらず，急性中耳炎が改善しない背景因子であり，急性中耳炎の遷延化に関与します．主に，薬剤耐性菌の検出とその伝播に関与する要因といえます．急性中耳炎と急性鼻副鼻腔炎の合併率は，0～2 歳で約 50%，3～6 歳で 40%，6～12 歳で 10%以下であり，低年齢であるほど急性鼻副鼻腔炎の合併率が高いといえます[7]．

このような治療抵抗因子に対しては，抗菌薬治療をうまく効果的に行う工夫が重要となります．すなわち，鼻処置により鼻咽腔の原因菌量を減らすことや，抗菌薬の増量，新規抗菌薬(トスフロキサシン(オゼックス®)あるいはテビペネムピボキシル(オラペネム®))による治療が鍵といえます[8)9)]．

（保富宗城）

文　献

1) Hotomi M, et al：Treatment and outcome of severe and non-severe acute otitis media. Eur J Pediatr. 164：3-8, 2005.
2) Hotomi M, et al：Factors associated with clinical outcomes in acute otitis media. Ann Otol Rhinol Laryngol. 113：846-852, 2004.
3) Hotomi M, et al：Antibody responses to the outer membrane protein P6 of non-typeable *Haemophilus influenzae* and pneumococcal capsular polysaccharides in otitis-prone children. Acta Otolaryngol. 119：703-707, 1999.
4) 鈴木聡明ほか：両側性急性中耳炎は一側性急性中耳炎よりも難治性か？　耳鼻臨床．107：447-451，2014.
5) Yamanaka N, et al：Local antibody response to P6 of nontypable Haemophilus influenzae in otitis-prone and normal children. Acta Otolaryngol. 113：524-529, 1993.
6) Yamanaka N, et al：Antibody response to outer membrane protein of nontypeable *Haemophilus influenzae* in otitis-prone children. J Pediatr. 122：212-218, 1993.
7) 山中　昇ほか：鼻副鼻腔炎併発は小児急性中耳炎難治化の危険因子である．耳鼻臨床．107：381-386，2014.
8) 山中　昇ほか：反復・遷延例を含む小児急性中耳炎に対する経口カルバペネム系抗菌薬 TBPM-PI の有効性評価．耳鼻臨床．105：687-698，2012.
9) 山中　昇ほか：2 歳未満の急性中耳炎の病態とトスフロキサシンの有効性．耳鼻臨床．106：659-667，2013.

E．中耳炎

Q.9 急性中耳炎はなぜ繰り返すのですか？

回答 小児，特に2歳未満の幼児では，急性中耳炎を反復しやすいことがいわれています．その危険因子として，①年齢，②細菌抗原に対する免疫応答の未熟性，③短い母乳栄養期間，④集団保育，⑤アレルギー性鼻炎や鼻副鼻腔炎の合併，⑥薬剤耐性菌の増加，が考えられます．

解説

Ⅰ 急性中耳炎の発症頻度

アメリカの報告では，生後1歳までに62%，3歳までに83%の小児が少なくとも1回は急性中耳炎に罹患するといわれています．さらに生後1歳までに17%，3歳までに46%の小児が急性中耳炎を3回以上繰り返すことが報告されています[1]．また本邦においても，急性中耳炎の罹患頻度は1歳児が最多であると報告されています[2]．以上のように小児，特に2歳未満の幼児では，急性中耳炎が好発し，繰り返しやすいことがわかります．なお，小児急性中耳炎診療ガイドライン2013年版における反復性中耳炎の定義は，「過去6か月以内に3回以上，12か月以内に4回以上の急性中耳炎に罹患」した場合としています．

Ⅱ 急性中耳炎の反復化に関わる因子

急性中耳炎の反復化に関わる因子としては，①年齢，②細菌抗原に対する免疫応答の未熟性，③短い母乳栄養期間，④集団保育，⑤アレルギー性鼻炎や鼻副鼻腔炎の合併，⑥薬剤耐性菌の増加（E．中耳炎 Q10（p. 186）参照），が挙げられます．これらの要因が相互に複雑に絡み合った結果として，反復性中耳炎が成立していると考えられます．

1. 年　齢

反復性中耳炎の危険因子として，乳児期，特に生後6か月以内での中耳炎の発症がいわれています[1)3)]．

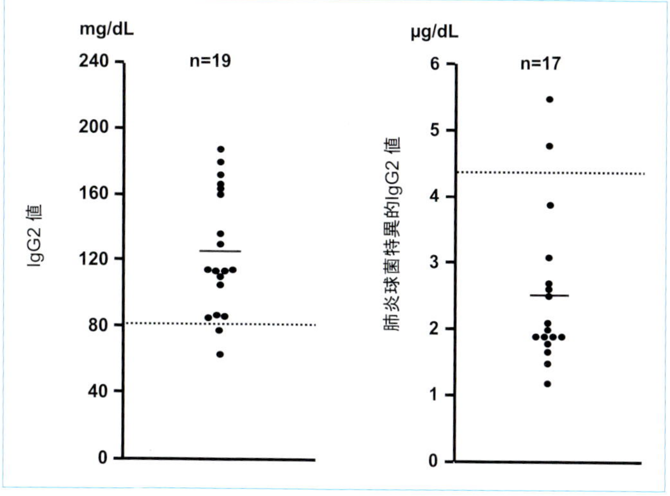

（文献 7 より）

図 E-19　反復性中耳炎患者血清に含まれる IgG2 の総量および肺炎球菌特異的 IgG2 値

反復性中耳炎患者の血清 IgG2 の総量は 19 例中 17 例が正常範囲にあったが，肺炎球菌特異的 IgG2 値は 17 例中 15 例で低値を示した（点線はカット・オフ値を示す）．

2. 細菌抗原に対する免疫応答の未熟性

急性中耳炎では肺炎球菌，無莢膜型インフルエンザ菌およびモラクセラ・カタラーリスが 3 大原因菌として報告されています．反復性中耳炎患児では血清免疫グロブリン（IgG, IgM, IgA）値は健康小児と差がないことが報告されており，全体的な免疫不全は認められていません．しかし，肺炎球菌莢膜多糖体，インフルエンザ菌 P6 蛋白，モラクセラ・カタラーリス CD 蛋白などのあらゆる菌株に共通して存在し，感染防御抗体の標的になっている細菌抗原に対し，免疫応答能の脆弱性があり，これらの抗原に特異的な抗体の産生に支障をきたしていると考えられています[4)~6)]．

反復性中耳炎患児 17 例について検討したところ，血清 IgG2 値はほぼ正常範囲にありますが，抗肺炎球菌莢膜多糖体 IgG2 抗体価は 17 例中 15 例で低値でした（図 E-19）[7)]．また，インフルエンザ菌 P6 蛋白に対する血清中の特異的 IgG 抗体価も反復性中耳炎患児では健康児に比較して有意に低下していることが報告されています[4)5)]．著者ら[8)]は生後 1 か月以内の新生児 157 名を対象に 1 歳まで追跡調査を行い，中耳炎罹患頻度，鼻咽腔におけるインフルエンザ菌の検出頻度および鼻咽腔分泌液中の抗 P6 分泌型 IgA 抗体価の関連性を検討しました．その結果，鼻咽腔分泌液中における P6 蛋白特異的分泌型 IgA 抗体価と，インフルエンザ菌の検出頻度および中耳炎罹患頻度の間にはおのおの有意な負の相関を認め，反復性中耳炎と判断された乳児では P6 蛋白特異的分泌型 IgA 抗体価が低下していたことがわかりました（図 E-20）．また，アデノイドリンパ球の P6 蛋白に対する増殖化反応も反復性中耳炎患児では低下しており[9)]，中耳貯留液中の肺炎球菌莢膜多糖体，インフルエンザ菌 P6 蛋白，モラクセラ・カタラーリス CD 蛋白に対する IgG 抗体が低下していることを報告しています[10)11)]．これらの結果から，鼻咽腔局所，中耳腔局所，さらにアデノイドにおけるこれらの細菌抗原に対する免疫応答の不良性が中耳炎の反復感染に深く関与し

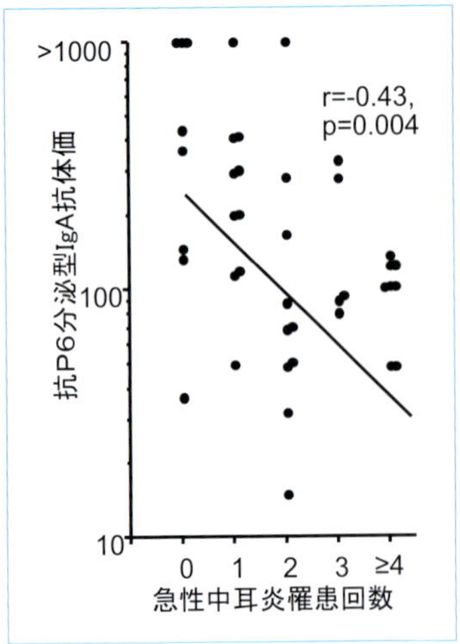

（文献8より）

図 E-20
乳児期における鼻咽腔分泌液中の抗インフルエンザ菌 P6 蛋白に対する特異的分泌型 IgA 抗体価と中耳炎罹患頻度
乳児期（生後 12 か月以内）における中耳炎罹患頻度が多い乳児では有意に抗体価が低下していた．

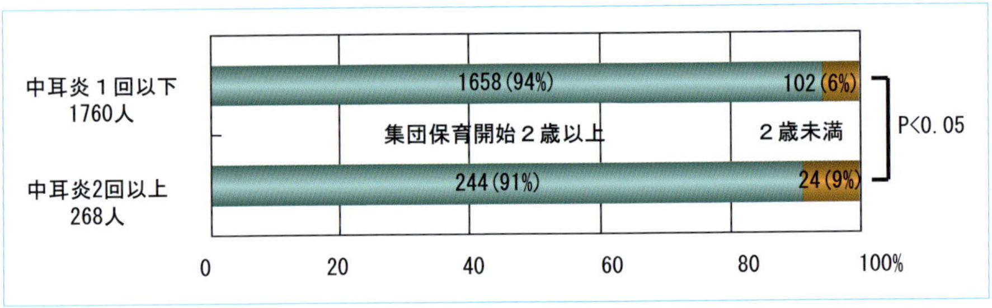

図 E-21　中耳炎罹患回数と集団保育開始年齢
北海道根室市の学校検診におけるアンケート調査（n＝2,028）の結果，中耳炎に 2 回以上罹患した小児では集団保育開始年齢が 2 歳未満の例を有意に多く認めた．

ている可能性が示唆されました．

3. 短い母乳栄養期間

E．中耳炎 Q7（p. 174）で解説したように，中耳炎に 3 回以上罹患した小児には母乳期間が 6 か月未満の例が有意に多く，母乳栄養期間が中耳炎の反復化に関わっている可能性が高いと思われます．

4. 集団保育

集団保育の環境では鼻咽腔に細菌叢を形成している急性中耳炎の原因菌が容易に伝搬し[12]，その結果，中耳炎の反復化を招きやすいと考えられています．著者らが行った北海道根室市の学校検診におけるアンケート調査（n＝2,028）の結果から中耳炎に 2 回以上罹患した小児では集団保育開始年齢が 2 歳未満の例が有意に多かったことがわかりました（図 E-21）．集団保育，特に低年齢からの集団保育は急性中耳炎の反復化の重要な危険因子と考えられます．

5. アレルギー性鼻炎や鼻副鼻腔炎の合併

Stenstrom ら[13]はスウェーデンの 2 歳の反復性中耳炎児 252 名と対照児 252 名について

7歳まで追跡調査した結果，反復性中耳炎児の37%がアレルギー疾患に罹患したのに対し，対照児では17%と，反復性中耳炎罹患例は有意にアレルギー疾患に罹患しやすいことを指摘しています．本邦では，著者ら[3]が行った調査でも，同様の結果を得ています．また，Lanphearら[14]は反復性中耳炎の危険因子としてアレルギーと集団保育が独立した因子であることを示しています．鼻副鼻腔炎については，山中ら[15]が急性中耳炎と診断を受けた小児103例について検討し，難治性中耳炎(反復性中耳炎および遷延性中耳炎)症例のほうが単純性中耳炎(難治性中耳炎に該当しない)症例に比べて有意に鼻副鼻腔炎合併率が高く，鼻副鼻腔炎の合併は小児急性中耳炎難治化の危険因子であると結論づけています．

（上田征吾・原渕保明）

文 献

1) Teele DW, et al：Epidemiology of otitis media during the first seven years of life in children in greater Boston：a prospective, cohort study. J Infect Dis. 160(1)：83-94, 1989.
2) Otsuka T, et al：Incidence survey of acute otitis media in children in Sado Island, Japan-Sado Otitis Media Study(SADOMS). PLoS One. 8(7)：e68711, 2013.
3) 原渕保明ほか：小児中耳炎の発症と反復化および遷延化に関する疫学的検討 当科小児中耳炎外来通院患児と耳鼻咽喉科検診児の比較から．耳鼻臨床．(補冊)84：7-14，1995.
4) Yamanaka N, et al：Local antibody response to P6 of nontypable Haemophilus influenzae in otitis-prone and normal children. Acta Otolaryngol. 113(4)：524-529, 1993.
5) Hotomi M, et al：Antibody responses to the outer membrane protein P6 of non-typeable Haemophilus influenzae and pneumococcal capsular polysaccharides in otitis-prone children. Acta Otolaryngol. 119(6)：703-707, 1999.
6) 原渕保明：小児反復性上気道感染症における免疫異常とワクチン療法開発の可能性．耳鼻・頭頸外科．72(6)：321-331，2000.
7) 林 達哉ほか：反復性中耳炎のリスクファクター．MB ENT．56：15-21，2005.
8) Harabuchi Y, et al：Nasopharyngeal colonization with nontypeable Haemophilus influenzae and recurrent otitis media. Tonawanda/Williamsville Pediatrics. J Infect Dis. 170(4)：862-866, 1994.
9) Kodama H, et al：Cellular immune response of adenoidal and tonsillar lymphocytes to the P6 outer membrane protein of non-typeable *Haemophilus influenzae* and its relation to otitis media. Acta Otolaryngol. 119(3)：377-383, 1999.
10) Takada R, et al：Antibodies specific to outer membrane antigens of *Moraxella catarrhalis* in sera and middle ear effusions from children with otitis media with effusion. Int J Pediatr Otorhinolaryngol. 46(3)：185-195, 1998.
11) Harabuchi Y, et al：Serum antibodies specific to CD outer membrane protein of *Moraxella catarrhalis*, P6 outer membrane protein of non-typeable *Haemophilus influenzae* and capsular polysaccharides of *Streptococcus pneumoniae* in children with otitis media with effusion. Acta Otolaryngol. 118(6)：826-832, 1998.
12) Ito M, et al：Nasopharyngeal penicillin-resistant *Streptococcus pneumoniae* strains among young children in Japan. Otol Neurotol. 23(3)：349-352, 2002.
13) Stenstrom C, et al：General illness and need of medical care in otitis prone children. Int J Pediatr Otorhinolaryngol. 29(1)：23-32, 1994.
14) Lanphear BP, et al：Increasing prevalence of recurrent otitis media among children in the United States. Pediatrics. 99(3)：E1, 1997.
15) 山中 昇ほか：鼻副鼻腔炎併発は小児急性中耳炎難治化の危険因子である．耳鼻臨床．107(5)：381-386，2014.

E．中耳炎

Q.10 2歳未満の中耳炎はなぜ治りづらいのですか？

回答 子ども側の要因としては，乳幼児の未成熟な免疫能があります．すなわち，乳幼児では胎盤を介した母親由来の移行抗体が生後6か月前後に最低値となり，生後24か月まで低免疫状態が続きます．また離乳の時期も重なり，母乳を介した免疫能も期待できなくなります．原因菌側の要因としては，2歳未満の乳幼児における中耳炎原因菌は薬剤耐性菌の検出率が高く，抗菌薬により除菌されにくいことが考えられます．これらの子ども側，原因菌側の両面から2歳未満の中耳炎は反復・遷延が起こりやすく，治りづらいと考えられます．

解説

Ⅰ 子ども側の難治の原因

急性中耳炎では肺炎球菌，インフルエンザ菌およびモラクセラ・カタラーリスが3大原因菌として知られています．生後2歳未満では肺炎球菌表面蛋白抗原 PspA，インフルエンザ菌外膜蛋白 P6，モラクセラ・カタラーリス外膜蛋白 UspA など，菌株共通抗原に対する免疫応答能の脆弱性があり，これらの抗原に対する特異的な抗体産生に支障をきたしていると考えられています．

1．肺炎球菌に対する免疫応答が低い

肺炎球菌表面蛋白抗原 PspA に対する免疫応答の検討では PspA 特異的抗体価は IgG 抗体，IgA 抗体，IgM 抗体ともに年齢とともに上昇することが報告されています．また IgG 抗体は，出生後まもなくは母親からの胎盤経由の移行抗体が存在するものの，生後6か月頃には低下してしまいます．その後2歳まで漸増したのち，2歳以降は急激に上昇することが報告されています（図 E-22）[1]．したがって2歳未満では肺炎球菌に対する免疫応答が未熟であることが示唆されました．

2．インフルエンザ菌に対する免疫応答が低い

インフルエンザ菌外膜蛋白 P6 に対する免疫応答の検討では，肺炎球菌同様，出生時には母親由来の IgG 抗体を高濃度に認めたものの，生後6か月頃には急激な低下を認めてい

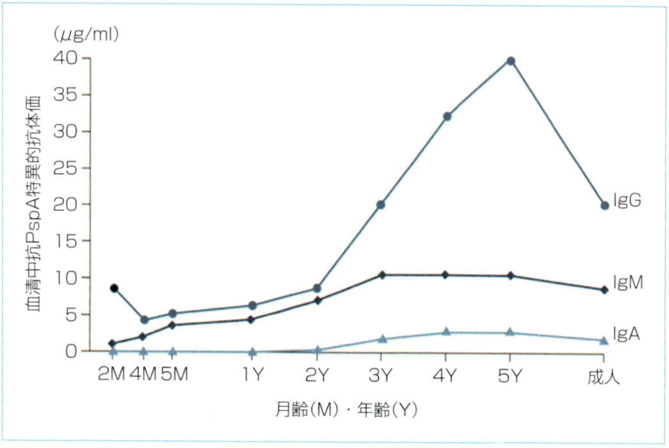

（文献 1 より）

図 E-22　肺炎球菌表面蛋白抗原 PspA に対する特異的抗体価の年齢的変化

PspA 特異的 IgG 抗体は，出生後まもなくは母親からの胎盤経由の移行抗体が存在するものの，生後 6 か月頃には低下してしまう．その後 2 歳まで漸増したのち，2 歳以降は急激に上昇することがわかる．

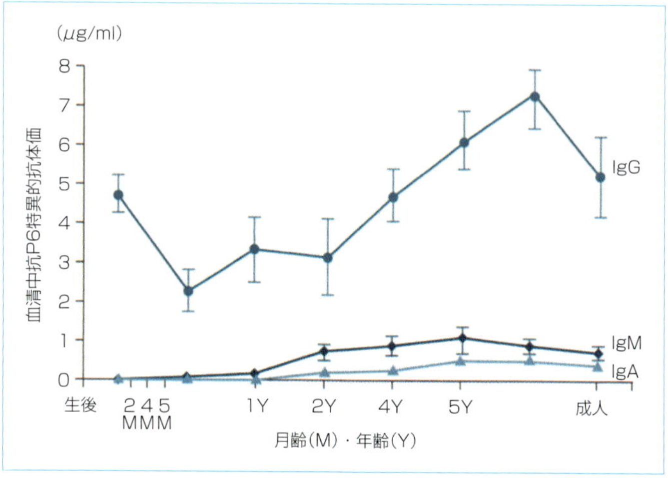

（文献 2 より）

図 E-23　インフルエンザ菌外膜蛋白 P6 に対する特異的抗体価の年齢的変化

生後まもなくは母親由来の P6 特異的 IgG 抗体を高濃度に認めたものの，生後 6 か月頃には急激な低下を認め，その後 2 歳まで漸増したのち，2 歳以降は急激に上昇することがわかる．

ます．その後 2 歳まで漸増したのち，2 歳以降は急激に上昇することが報告されています(**図 E-23**)[2]．また著者ら[3]は生後 1 か月以内の新生児 157 名を対象に 1 歳まで追跡調査を行い，中耳炎罹患頻度，鼻咽腔におけるインフルエンザ菌の検出頻度および鼻咽腔分泌液中の抗 P6 分泌型 IgA 抗体価の関連性を検討しました．その結果，鼻咽腔分泌液中における P6 蛋白特異的分泌型 IgA 抗体価と，インフルエンザ菌の検出頻度および中耳炎罹患頻度の間にはおのおの有意な負の相関を認め，反復性中耳炎と判断された乳児では P6 蛋白特異的分泌型 IgA 抗体価が低下していたことがわかりました(**図 E-24**)．これらの結果から，2 歳未満はインフルエンザ菌に対する免疫応答が未熟であることが示され，さらに反

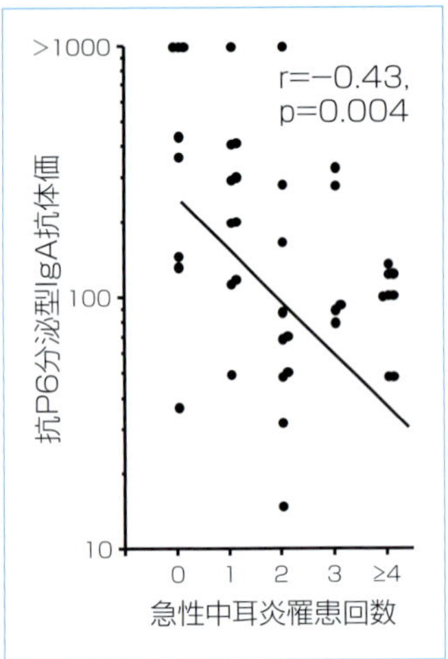

図 E-24
乳児期鼻咽腔分泌液中の P6 蛋白に対する特異的分泌型 IgA 抗体価と中耳炎罹患頻度
乳児期（生後 12 か月以内）における中耳炎罹患頻度が多い乳児では有意に抗体価が低下していることがわかる．

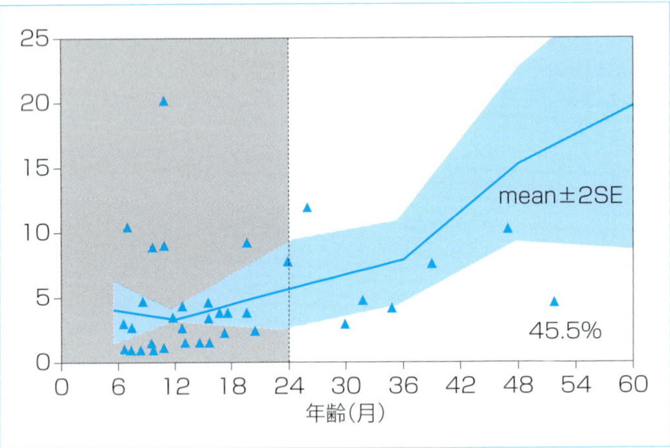

（文献 4 より）

図 E-25　**健常児（青帯）および反復性中耳炎児（▲）におけるカタラーリス菌外膜蛋白 UspA2 に対する特異的 IgG 抗体価の年齢的変化**
健常児では血清中のカタラーリス菌外膜蛋白 UspA2 に対する特異的 IgG 抗体価は 2 歳頃まで低値を示し，その後加齢とともに上昇する．また健常児に比べ反復性中耳炎症例では 45.5%に抗 UspA2 特異的 IgG 抗体の低値を認める．

復性中耳炎症例においては健常児に比べさらに未熟であることが示唆されました．

3. モラクセラ・カタラーリスに対する免疫応答が低い

健常児では血清中のモラクセラ・カタラーリス外膜蛋白 UspA2 に対する特異的 IgG 抗体価は 2 歳頃まで低値を示し，以後加齢とともに上昇します（図 E-25）[4]．また健常児に比べ反復性中耳炎症例では 45.5%に抗 UspA2 特異的 IgG 抗体の低値を認め，2 歳未満はモラクセラ・カタラーリスに対する免疫応答が未熟であることに加え，反復性中耳炎症例においては健常児に比べさらに未熟であることが示唆されました．

Ⅱ　薬剤耐性菌の増加と抗菌薬選択が原因

反復性中耳炎をはじめとする小児急性中耳炎の難治化を考えるうえで，原因菌の薬剤耐

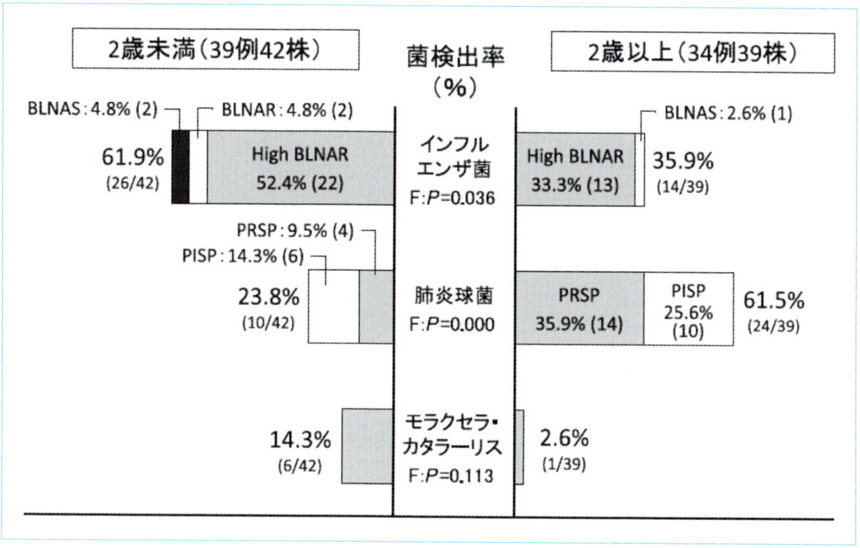

（文献5より）

図 E-26　急性中耳炎検出菌と薬剤耐性化率

2 歳未満の急性中耳炎症例では特にインフルエンザ菌において 90%以上の薬剤耐性化を認める.
F：Fisher の直接確率法
BLNAS：β-ラクタマーゼ非産生アンピシリン感性
BLNAR：β-ラクタマーゼ非産生アンピシリン耐性
PRSP：ペニシリン耐性肺炎球菌
PISP：ペニシリン中等度耐性肺炎球菌

性化は大きな問題です．またこの耐性菌の要因として，抗菌薬の選択をはじめとする治療の因子が大きく関わっており，2 つを分けて論じることはできないと考えられます．

1. 急性中耳炎原因菌の薬剤耐性化

未治療の急性中耳炎症例における原因菌の年齢別の検討によると，2 歳未満の急性中耳炎症例では原因菌は 90%以上が薬剤耐性化をきたしていたことが報告されています(図 E-26)[5]．特に 2 歳未満ではインフルエンザ菌の検出頻度が有意に高く，難治化，遷延化することが示唆されます．

2. 抗菌薬選択と薬剤耐性菌

このような耐性菌の出現は，抗菌薬，特にセフェム系抗菌薬の使用量が多い国で顕著であることや，耐性菌の耐性遺伝子の検討から一般にセフェム系抗菌薬の乱用による弊害と考えられています．著者らは 1999 年から北海道根室市立病院において小児科と共同で小児上気道感染症に対する第一選択抗菌薬をペニシリン系抗菌薬であるアモキシシリン(サワシリン®，ワイドシリン®)とする治療を実践してきました．その結果，60%前後であったセフェム系処方が 20%前後まで減少すると共に，鼻咽腔培養にて約 80%を占めていたペニシリン耐性肺炎球菌が 50%を下回るまでに減少させることに一時的に成功しました[6]．しかし，院内における処方薬剤の監視を怠った結果，セフェム系抗菌薬の処方量は 2002 年

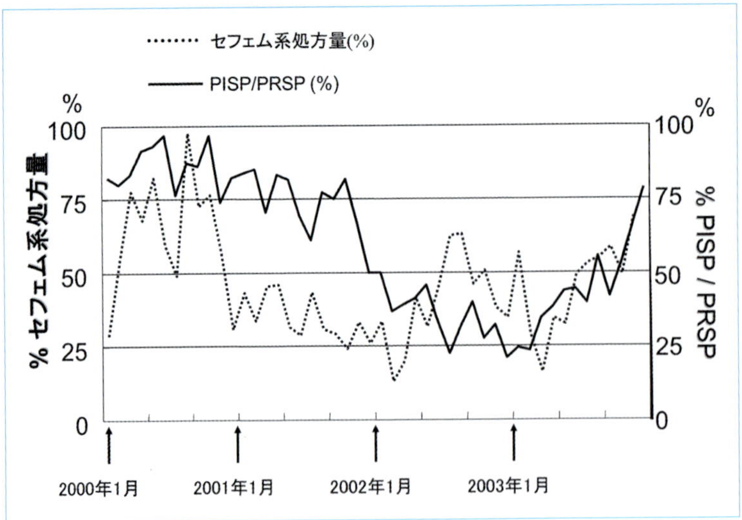

図 E-27　北海道根室市における耐性肺炎球菌の年次変化とセフェム系抗菌薬処方量

アモキシシリンを中心とした抗菌薬治療を開始した結果，セフェム系抗菌薬の処方率を減少させると共に，ペニシリン耐性肺炎球菌を減少させることに一時的に成功した．しかし，院内における処方薬剤の監視を怠った結果，セフェム系抗菌薬の処方量は 2002 年初頭から再増加に転じ，同時に肺炎球菌の耐性化も 75%にまで再上昇した．

PISP：ペニシリン中等度耐性肺炎球菌

PRSP：ペニシリン耐性肺炎球菌

初頭から再増加に転じ，同時に肺炎球菌の耐性化も 75%にまで再上昇しました（図 E-27）．この結果は，セフェム系抗菌薬の不適切な使用が薬剤耐性菌を招いていることを示しており，地域全体で抗菌薬使用を適正化する必要があることを示しています．なお，近年ではガイドラインの普及に伴う，抗菌薬使用の適正化とワクチン普及の結果，薬剤耐性肺炎球菌の減少と，難治例の減少が認められてきています．

（上田征吾・林　達哉・原渕保明）

文　献

1) Samukawa T, et al：Immune responses to specific antigens of *Streptococcus pneumoniae* and Moraxella catarrhalis in the respiratory tract. Infect Immun. 68 (3)：1569-1573, 2000.
2) Yamanaka N, et al：Antibody response to outer membrane protein of nontypeable *Haemophilus influenzae* in otitis-prone children. J Pediatr. 122(2)：212-218, 1993.
3) Harabuchi Y, et al：Nasopharyngeal colonization with nontypeable *Haemophilus influenzae* and recurrent otitis media. Tonawanda/Williamsville Pediatrics. J Infect Dis. 170(4)：862-866, 1994.
4) 山中　昇ほか：乳幼児はなぜ中耳炎を起こしやすいか…免疫応答について．163-178，小児中耳炎のマネジメント，医薬ジャーナル社，2006.
5) 山中　昇ほか：2 歳未満の急性中耳炎の病態とトスフロキサシンの有効性．耳鼻臨床. 106(7)：659-667，2013.
6) 林　達哉ほか：反復性中耳炎のリスクファクター．MB ENT．56：15-21，2005.

Q.11 肺炎球菌抗原迅速検査はいつ，どのように使ったら良いですか？

回答 短時間（20 分以内）に肺炎球菌抗原を検出することが可能で，原因菌を推定するうえで有用です．小児急性中耳炎診療ガイドライン 2013 年版でも，抗菌薬選択の参考にすることが推奨されました．

急性中耳炎において，次のようなタイミングで使用し，原因菌の推定と抗菌薬の選択を検討します．

① 軽症例で経過観察後に改善がみられず，アモキシシリン（AMPC）40 mg/kg/day を 3 日間投与し，さらに改善が認められない場合
② 中等症例で初回治療後に改善がみられない場合
③ 重症例では初診時あるいは初回治療後に改善がみられない場合
④ 遷延例では治療開始後 3 週間経過しても改善がみられない場合（可能であれば細菌培養検査を優先する）

この迅速検査は常在菌や死菌を検出する可能性もありますので，原因菌の決定は臨床所見と組み合わせて総合的に行う必要があります．

解説

I　肺炎球菌抗原迅速検査法

- 2011 年，肺炎球菌抗原を迅速かつ簡便に検出するイムノクロマトグラフィーキット「ラピラン肺炎球菌 HS®（中耳・副鼻腔炎）」（大塚製薬，東京）（以下，HS キット）が保険適用となりました[1)]．
- 細菌培養検査と基準とした HS キットの有効性の検討では[2)]耳材料（中耳貯留液あるいは耳漏）を用いた場合には感度 81.4%，特異度 80.5%，上咽頭スワブを用いた場合には感度 75.2%，特異度 88.8% といずれも高い値が得られています．
- HS キットの高い感度および特異度の成績から，小児急性中耳炎診療ガイドライン 2013 年版にはこの HS キットが掲載され，治療アルゴリズムの抗菌薬選択の際に参考にすることが推奨されています[3)]．

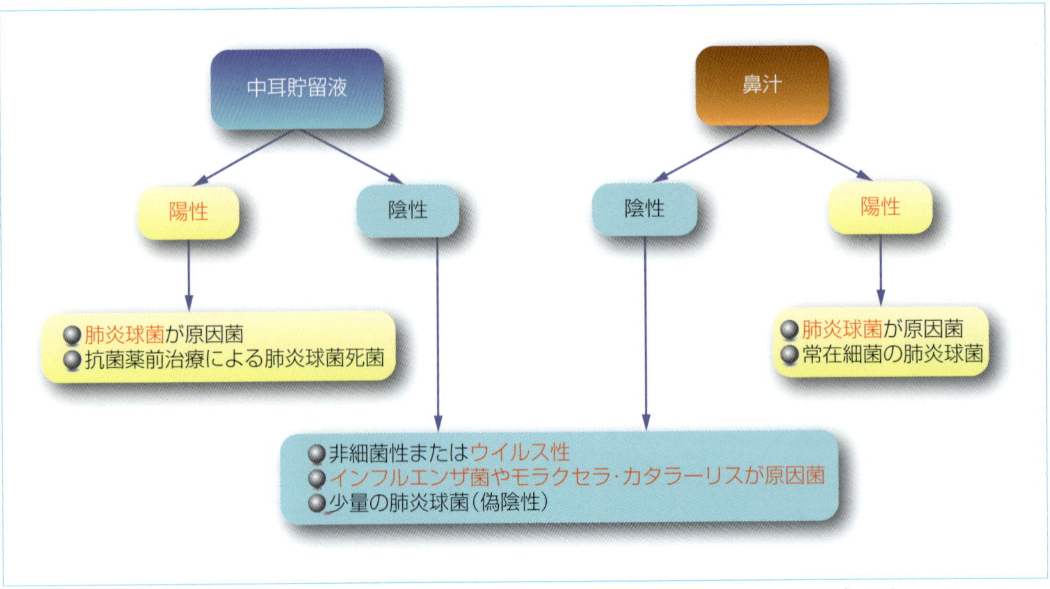

図 E-28　中耳貯留液，上咽頭スワブ(鼻汁)の肺炎球菌抗原迅速検査(HS キット)の結果による原因菌の推測

Ⅱ　肺炎球菌抗原迅速検査(HS キット)の判定(図 E-28)

- 中耳貯留液(耳漏)を検体とした場合
  ①陽性：肺炎球菌が原因菌，前治療による死菌が残存
  ②陰性：ウイルス性，インフルエンザ菌やモラクセラ・カタラーリスが原因菌
- 上咽頭(鼻咽腔)ぬぐい液，鼻汁を検体とした場合
  ①陽性：肺炎球菌が原因菌，常在菌の肺炎球菌を検出
  ②陰性：ウイルス性，インフルエンザ菌やモラクセラ・カタラーリスが原因菌
- いずれの場合でも，陽性例における複数菌(肺炎球菌＋インフルエンザ菌，モラクセラ・カタラーリス)の混合感染も否定できません.

Ⅲ　診療のどの時点で HS キットを使用するか

急性中耳炎に対する抗菌薬治療を行った症例で，引き続き同じ抗菌薬治療を行うのか，抗菌薬を変更するのか，直ちに決定しなければならない場合に HS キットの結果が大変有用です[4]．HS キットは保険診療上，細菌培養検査と同時算定可能ですが，検査の意義，医療費を考慮し，両検査を行う症例は限定すべきです．小児急性中耳炎診療ガイドライン 2013 年版[3]では HS キットの使用場面として以下のように掲載されています.

- 軽症例で経過観察後に改善がみられず，AMPC を 3 日間投与し，さらに改善が認められない症例の抗菌薬選択(3 回目診察，4 回目診察)
- 中等症例で初回治療後に改善がみられない症例の抗菌薬選択(2 回目診察，3 回目診察)
- 重症例では初診時あるいは初回治療後に改善がみられない症例の抗菌薬選択

Ⅳ HS キットと薬剤耐性菌リスクファクターを組み合わせた抗菌薬選択

薬剤耐性菌リスクファクター(①2歳未満，②集団保育，③1か月以内の抗菌薬使用のうち2つ以上を満たすものを陽性)と中耳貯留液，上咽頭スワブ(鼻汁)のHSキット検査結果に基づいて，抗菌薬を選択できます[5]．以下に実際の処方例を示します．

中等症の2次治療，重症例の1次治療における抗菌薬選択として，

• 中耳貯留液の場合

1）HS キット陽性

a）耐性菌リスクファクター陽性：PRSP をターゲットとし TBPM-PI 治療(8 mg/kg/day, 分2)

b）耐性菌リスクファクター陰性：CVA/AMPC(96.4 mg/kg/day, 分2)や AMPC の高用量治療(80 mg/kg/day, 分3)

2）HS キット陰性

a）耐性菌リスクファクター陽性：BLNAR をターゲットとし TFLX 治療(12 mg/kg/day, 分2)

b）耐性菌リスクファクター陰性：CDTR-PI の高用量治療(18 mg/kg/day, 分3)

• 上咽頭スワブ(鼻汁)の場合

中耳貯留液と異なり，HS 陽性であっても鼻咽腔に常在している菌か原因菌かの判断が難しい．HS 陰性であればインフルエンザ菌が原因菌であると予測される．

1）HS キット陽性

a）耐性菌リスクファクター陽性：CVA/AMPC(96.4 mg/kg/day, 分2)や AMPC の高用量治療(80 mg/kg/day, 分3)

b）耐性菌リスクファクター陰性：AMPC の高用量治療

2）HS キット陰性

a）耐性菌リスクファクター陽性：BLNAR をターゲットとし TFLX 治療(12 mg/kg/day, 分2)

b）耐性菌リスクファクター陰性：CDTR-PI の高用量治療(18 mg/kg/day, 分3)

注)
PRSP：ペニシリン耐性肺炎球菌
BLNAR：β-ラクタマーゼ非産生アンピシリン耐性インフルエンザ菌
CVA/AMPC：クラブラン酸アモキシシリン(クラバモックス®)
AMPC：アモキシシリン
CDTR-PI：セフジトレンピボキシル(メイアクト®)
TBPM-PI：テビペネムピボキシル(オラペネム®)
TFLX：トスフロキサシン(オゼックス®)

(山中　昇)

文 献

1) ラピラン肺炎球菌 HS（中耳・副鼻腔炎）添付文書　大塚製薬株式会社　2011 年 9 月作成.
2) Hotomi M, et al：Evaluation of a rapid immunochromatographic ODK-0901 test for detection of pneumococcal antigen in middle ear fluids and nasopharyngeal secretions. PLoA One. 7：e33620, 2012.
3) 日本耳科学会，日本小児耳鼻咽喉科学会，日本耳鼻咽喉科感染症・エアロゾル学会編：小児急性中耳炎診療ガイドライン 2013 年版，金原出版，2013.
4) 山中　昇ほか：急性中耳炎診療における肺炎球菌抗原検出キットの有用性の検討．耳鼻臨床．107（1）：7-14，2004.
5) 戸川彰久ほか：I．ガイドラインに基づく乳幼児急性中耳炎，鼻副鼻腔炎の抗菌薬療法 3．遷延化，慢性化したらどう治療するか？　②中耳炎．MB ENT．142：30-36，2012.

Q.12 急性中耳炎に点耳薬は有効ですか？

回答

・点耳薬治療がすべての急性中耳炎に有効とはいえません．
急性中耳炎の初診時に耳漏を伴う症例，すなわち鼓膜穿孔を伴う症例は，急性中耳炎の１割に過ぎず，多くの場合，抗菌薬点耳療法が急性中耳炎に有効に働くとはいえません．

・点耳液が有効に作用する状況がありますか？
鼓膜換気チューブが留置されている場合や，鼓膜切開後に十分量の点耳液が中耳腔に到達するだけの切開口がある場合に有効です．

解説

Ⅰ 点耳薬の種類

耳疾患に対する重要な局所治療薬である点耳薬には抗菌薬，ステロイド薬，耳垢水があり，少ない割合ですが局所麻酔薬の点耳療法による疼痛緩和などがあります．

代表的な点耳薬を表E-6に示しましたが，使用上の注意点として溶解後の有効期限が

表E-6　点耳薬の種類

点耳薬の種類	商品名	成　分	使用規定	使用方法	使用期限
抗菌薬点耳液	ベストロン®耳鼻科用1%	セフメノキシム塩酸塩	本剤を使用直前に溶解液で溶解する	1回5〜6滴を1日2回	1週間以内
	ホスミシン®S耳科用3%	ホスホマイシンナトリウム	本剤を使用直前に溶解液で溶解する	1回10滴を1日2回	2週間以内
	タリビッド®耳科用液0.3%	オフロキサシン		1回3〜5滴を1日2回	
	ロメフロン®耳科用液0.3%	塩酸ロメフロキサシン		1回5〜6滴を1日2回点耳	
ステロイド点耳液	リンデロン®点眼・点耳・点鼻液0.1%	ベタメタゾンリン酸エステルナトリウム		1回3〜5滴を1〜数回	
	オルガドロン®点眼･点耳･点鼻0.1%	デキサメタゾンリン酸エステルナトリウム		適量を1〜数回	

鼓膜換気チューブが留置されている場合は滴下量を増やし中耳腔に到達するよう気をつける．

定められている薬剤があることと，冷たい点耳薬を点耳するとめまいを誘発する恐れがありますので，必ず点耳する前に人肌に温めておく必要があります．刺激性はありませんが，幼児では点耳後の違和感を「痛い！」と訴えることがあります．

Ⅱ 点耳薬の有効性

抗菌薬点耳療法の多くが慢性中耳炎治療に対するものであり，鼓膜穿孔が明らかに存在して，点耳液が確実に中耳腔に到達する条件がそろっているからです[1)]．

すなわち抗菌薬の抗菌活性は高濃度の抗菌薬が原因菌に直接作用して発揮されるもので，鼓膜穿孔を認めない急性中耳炎の場合，鼓膜を介して点耳液が鼓室内に浸透することはないので，その作用は期待できません[2)]．

Ⅲ 急性中耳炎において点耳液が鼓室内に十分到達する条件

点耳液が鼓室内に到達する条件は以下の通りです．

①急性期に鼓膜が穿孔を起こして耳漏が流出する場合

②重症例や初期治療の失敗例に対して鼓膜切開が行われた場合

③反復性，遷延性中耳炎に対して鼓膜換気チューブ(tympanostomy tubes；TTs)を留置した場合

④滲出性中耳炎に対して鼓膜換気チューブが留置されていて急性増悪症から耳漏が流出した場合

⑤留置した鼓膜換気チューブが急性増悪後に粘液栓塞を起こした場合

これらの条件を考えると通常の急性中耳炎治療では点耳液を用いることがないと理解できます．しかし逆にいえば，点耳液が十分到達することがわかれば，抗菌薬の全身投与による副作用の軽減や治療効果の増大を期待した局所治療は極めて有効となるといえます．

Ⅳ 抗菌薬の除菌効果

オフロキサシン(OFLX：タリビット®)点耳とアモキシシリン／クラブラン酸カリウム(CVA/AMPC：クラバモックス®)経口を用いた除菌効果と臨床効果比較では，**表 E-7** に示すように点耳薬は黄色ブドウ球菌(*S. aureus*)や緑膿菌(*P. aeruginosa*)などの経口抗菌薬

表 E-7　点耳薬による除菌効果

原因菌	除菌効果			臨床効果		
	OFLX (点耳)	CVA/AMPC (経口)	95% CI	OFLX (点耳)	CVA/AMPC (経口)	95% CI
S. aureus	96%	48%	23.9〜73.0	82%	44%	10.3〜66.6
P. aeruginosa	100%	43%	7.8〜100	67%	43%	−36.8〜84.4
S. pneumoniae	100%	87%	−0.3〜6.6	81%	76%	−17.2〜25.6
H. influenzae	93%	77%	−3.4〜35.3	68%	67%	124.6〜27.0
M. catarrharis	93%	90%	−28.7〜34.4	71%	90%	−57.2〜20.3

(文献 2 より)

による除菌効果が弱い菌種に対しても優れた除菌効果を示しています[2].

またステロイド点耳薬は抗炎症作用として腫脹した中耳粘膜改善や，排泄通路である耳管中耳口が粘膜性に閉塞している状況を早期に改善できると期待できます.

V 鼓膜切開

従来の鼓膜切開刀による穿孔作成は，その穿孔の大きさ，点耳薬が鼓室に到達するかどうか，また穿孔閉鎖までの期間がどれほどであるか，という点で担当医師の技術，経験に依存しなければならない不安定な因子です.

これに代わるものとして炭酸ガスレーザー(OtoLAM™，日本ルミナス社製)を用いた鼓膜切開は，正確な位置に確実に切開口を作成し，さらに出血がないため鼓室内の視認，耳漏吸引が十分可能であり，かつ点耳薬が確実に中耳腔に到達する優れた方法です[3]．著者の診療所データ[4]では穿孔の平均開存期間は10.6日で，他の報告[5]でも鼓膜切開刀では平均3.8日，OtoLAM™では7.7日であり点耳療法にも有効な方法です.

VI 鼓膜換気チューブ留置中の急性増悪による耳漏について

チューブ留置耳の耳漏に対処するにはチューブの形状と多少技術的な配慮が必要です．点耳液が十分浸るだけの量が必要となるため，コーケンBタイプに代表されるボビン型であれば問題ありませんが，ストレートタイプやTチューブではチューブ先端が浸るためには相当量の点耳液が必要となります[6]．チューブ留置耳における点耳液中耳腔流入の違いを実験で行った報告では[7]，液の性質によっても差が出ていますが，製品化した点耳液では外耳道側から耳珠を押して加圧するパンピング法でよいとしています．しかし臨床的にはチューブ内腔が耳漏で満たされている場合はパンピング法でも難しく，可能な限りチューブ内の耳漏や痂皮を除去してから点耳する必要があります.

VII 点耳の仕方

有効な点耳療法とするためには点耳前に耳漏の吸引，外耳道の清拭，鼓膜穿孔の確認を行い，チューブ留置中であればチューブ内も可能な限り清拭したのちに，側臥位で患側耳を上方に向け，指示された至適量を滴下しパンピング法で中耳内に流入するようにします(図E-29)．5～10分の耳浴が一般的です.

(上出洋介)

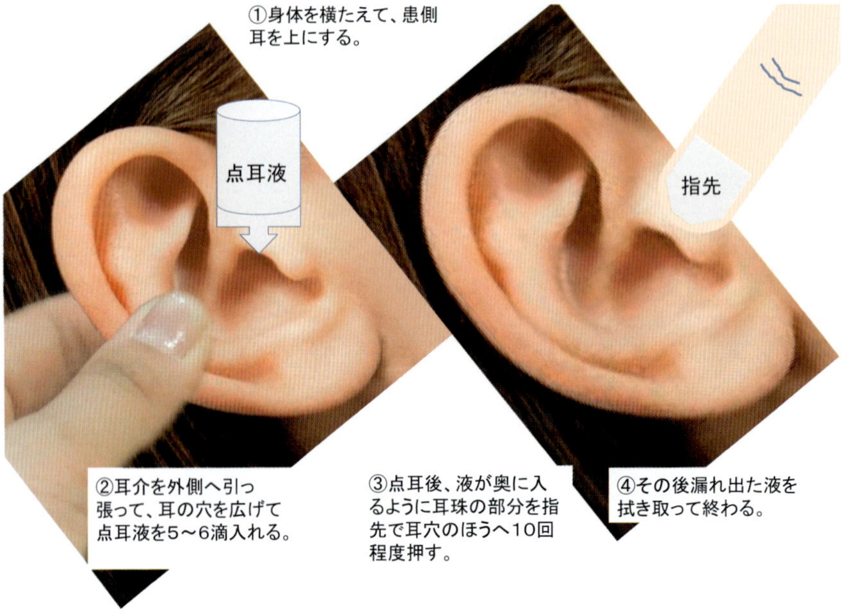

図 E-29　点耳方法

点耳のポイントは外耳道の清拭，患側耳を上方に向ける，点耳液の滴下後にパンピングすることである．

文　献

1) Abes G, et al：A systematic review of the effectiveness of ofloxaxin otic solution for the treatment of suppurative otitis media. ORL J Otorhinolaryngol Relat Spec. 65(2)：106-116, 2003.
2) 保富宗城ほか：急性中耳炎に点耳薬は必要か？―使用しない立場から―．JOHNS．21：1582-1586，2005.
3) 上出洋介：急性中耳炎に点耳薬は必要か？―使用する立場から―．JOHNS．21：1577-1581，2005.
4) 上出洋介：OtoLAM による中耳炎治療の実際．山中　昇編．95-102，急性中耳炎治療入門，金原出版，2009.
5) 澤田正一：鼓膜切開と OtoLAM の比較．山中　昇編．103-107，急性中耳炎治療入門，金原出版，2009.
6) 中島庸也：チューブ留置耳の感染にどう対処すべきか？―チューブからの点耳を重視する立場から―．JOHNS．21：1591-1594，2005.
7) Hebert RL 2nd, et al：Tympanostomy tubes and otic suspensions：do they reach the middle ear space?　Otolaryngol Head Neck Surg. 122(3)：330-333, 2000.

Q.13 原因菌がわからない場合にどの抗菌薬を使ったら良いですか？

回答 A

急性中耳炎に対する第一選択薬は原因菌に関わらずアモキシシリン(AMPC)です．軽症例で3日間様子をみて改善しない場合はアモキシシリン常用量(40 mg/kg/day)，中等症や重症の場合にはアモキシシリン高用量(80 mg/kg/day)を選択します．

アモキシシリン治療で改善しない場合には，薬剤耐性肺炎球菌(PRSP)や薬剤耐性インフルエンザ菌(BLNAR)が原因となっている可能性が高くなります．このような症例では，クラブラン酸アモキシシリン(CVA/AMPC：クラバモックス®，96.4 mg/kg/day)やセフジトレンピボキシル高用量(CDTR-PI：メイアクト®，18 mg/kg/day)，あるいは新規抗菌薬のトスフロキサシン(TFLX：オゼックス®，12 mg/kg/day)やテビペネムピボキシル(TBPM-PI：オラペネム®，8～12 mg/kg/day)を使うことにより治療効果が期待できます．

難治化のリスクファクターも治療選択のうえで有用です．

①2歳未満の低年齢，②保育園などの集団保育児，③両側中耳炎，④鼻副鼻腔炎の合併，などのリスクファクターを有する患児では，治療アルゴリズムのステップアップ治療，すなわち重症度を一段上げた治療を選ぶ必要があります．

＜ステップアップ治療＞

軽　症→中等症

中等症→重症

解説

小児急性中耳炎の二大原因菌は肺炎球菌とインフルエンザ菌であり，これらの細菌の薬剤耐性化が進行しています．しかし，アモキシシリン高用量投与により除菌が可能であり，臨床的有効性が期待できますので，急性中耳炎治療において原因菌に関わらずアモキシシリンが第一選択薬と考えるべきです．

I　アモキシシリン投与の利点と使い方のコツ

- 1日2回でも有効性が期待できる．
- 保育園や幼稚園などで昼に服用できない場合に，朝と夕の2回服用で良いので便利である．

表 E-7　生後 3 か月以上の小児に対するアモキシシリンの投与量（米国 FDA）

重症度	成人量	3 か月以上の小児
軽症/中等症	500 mg/12 時間毎 250 mg/ 8 時間毎	25 mg/kg　12 時間毎 20 mg/kg　8 時間毎
重症	875 mg/12 時間毎 500 mg/ 8 時間毎	45 mg/kg　12 時間毎 40 mg/kg　8 時間毎

- 1 日 2 回内服の場合には増量投与（60～90 mg/kg/day）が望ましい．
- 小児の最大投与量は成人量の最大（1,500～1,600 mg/kg/day）とする．
- アモキシシリン増量投与後の下痢は投与後 2～3 日目に最も頻度が高く，その後は少なくなることを前もって両親に話しておく．酪酸菌製剤や耐性乳酸菌製剤の併用も下痢の副作用の軽減に効果がある．

Ⅱ　アモキシシリンの投与回数と投与量

アモキシシリン（サワシリン®，ワイドシリン®，パセトシン®，など）が急性中耳炎の第一選択薬として推奨されます．アモキシシリンやセフェム系抗菌薬は β-ラクタム系抗菌薬ですが，アモキシシリンは殺菌性が優れているため有効な抗菌作用を示す time above MIC は 30～40％とセフェム系抗菌薬の約 70％と短くて良く，1 日 2 回でも有効性が期待できます．したがって，保育園や幼稚園において患児が昼に服用できないような場合では，増量して 1 日 2 回投与で有効性が期待できるので使いやすい薬剤です．

米国 FDA が推奨する成人あるいは 3 か月以上の小児に対してのアモキシシリンの投与量を示します（**表 E-7**）．重症度に関わらず，1 日 2 回投与の場合には，1 日 3 回投与に比べて投与量を増量している点が注目されます．また，小児で体重が 40 kg を超える場合は，成人の最大量を上限とします．

Ⅲ　原因菌がわからない場合には，アモキシシリンの 1 日 3 回投与が望ましい

抗菌薬を投与後，その血中濃度や組織濃度が抗菌作用を期待できないような低濃度になっても，細菌の再増殖が一定期間起こらないことが認められます．これを抗菌薬の持つ「後抗生物質効果：post-antibiotic effect（PAE）」といい，抗菌薬の投与間隔を決めるうえで重要なファクターとなります[1)]．

一般に肺炎球菌やブドウ球菌などのグラム陽性菌に対しては，ほとんどの抗菌薬が PAE を示します．しかし，インフルエンザ菌やモラクセラ・カタラーリスのようなグラム陰性菌に対しては，マクロライド系抗菌薬やキノロン系抗菌薬は PAE を示しますが，ペニシリン系抗菌薬やセフェム系抗菌薬は PAE をほとんど示しません．したがって肺炎球菌性急性中耳炎に対してアモキシシリンを使用する場合には，PAE を期待して 1 日 2 回投与でも効果を期待できますが，インフルエンザ菌が原因菌と考えられるような中耳炎に対しては，アモキシシリンは PAE を示さないので，少なくとも 1 日 3 回の投与回数を守るように指導しないと効果を期待できません．

原因菌が不明な場合には，アモキシシリンを 1 日 3 回投与したほうがより有効性が期待できます．

表 E-8　急性中耳炎の難治化のリスクファクター

リスクファクター	基　準	オッズ比
集団生活(保育園通園)	集団生活なし	6.2[7]
年齢：2 歳未満	2 歳以上	4.2[7]，7.2[6]
鼻副鼻腔炎合併	合併なし	2.9[7]
両耳罹患	一側性	8.6[6]

Ⅳ 難治化のリスクファクター

急性中耳炎の難治化には遷延化と反復化が含まれます．

遷延化：治療を開始して 3 週間経過しても改善がみられない．

反復化：過去 6 か月以内に 3 回以上，12 か月以内に 4 回以上の罹患

難治化の原因として低年齢が明らかになっており，特に 2 歳未満の乳幼児では免疫学的に未熟であり，主要原因菌である肺炎球菌やインフルエンザ菌に対する特異的免疫応答が生後 6 か月〜2 歳頃まで未熟であることが報告されています[2)〜4)]．乳幼児は鼻咽腔に高率に肺炎球菌やインフルエンザ菌を保菌しており，集団保育によりこれらの細菌が容易に伝播すると考えられます．さらに急性中耳炎と急性鼻副鼻腔炎の合併頻度は非常に高く，0〜2 歳が約 50%，3〜6 歳が 40%，6〜12 歳が 10%と報告されています[5)]．中耳炎の罹患側に関しては，低年齢ほど両側罹患が多く，2 歳未満が 84%，2〜3 歳が 58%，4〜7 歳が 45%，8 歳以上が 27%と，年齢が長じるに従って一側性となっています[6)]．

難治化と有意に関連するリスクファクターを検討した結果，集団保育，2 歳未満，鼻副鼻腔炎合併，両耳罹患が非常に高いオッズ比を示し[6)7)]，これらのリスクファクターを有する場合には難治化しやすいと考えられます(**表 E-8**)．

（山中　昇）

文　献

1) 山中　昇：PK/PD 理論に基づいた抗菌薬の有効な使い方．小児内科．42：23-27，2010.
2) Hotomi M, et al：Antibody responses to the outer membrane protein P6 of non-typeable *Haemophilus influenzae* and pneumococcal capsular polysaccharides in otitis-prone children. Acta Otolaryngol. 119：703-707, 1999.
3) Yamanaka N, et al：Local antibody response to P6 of nontypable *Haemophilus influenzae* in otitis-prone and normal children. Acta Otolaryngol. 113：524-529, 1993.
4) Yamanaka N, et al：Antibody response to outer membrane protein of nontypeable *Haemophilus influenzae* in otitis-prone children. J Pediatr. 122：212-218, 1993.
5) Revai K, et al：Incidence of acute otitis media and sinusitis complicating upper tract infection：Effect of age. Pediatrics. 119：e1408-1412, 2007.
6) 鈴木聡明ほか：両側性急性中耳炎は一側性急性中耳炎よりも難治性か？　耳鼻臨床．107(6)：447-451，2014.
7) 山中　昇ほか：鼻副鼻腔炎併発は小児急性中耳炎難治化の危険因子である．耳鼻臨床．107(5)：381-386，2014.

E．中耳炎

Q.14 耳痛はどのように治療したら良いですか？

回答

①耳鼻咽喉科医であれば正確な鼓膜所見を取って耳痛の原因を調べて対応します．

②それ以外の医療従事者であれば状況から中耳炎を判断し的確な鎮痛を行います．

③小児の耳痛に対しては基本的にはアセトアミノフェン(acetaminophen)の使用を推奨します．

④問い合わせで，患者が一般医療施設や救急医療施設に受診できる場合は，該当医療施設への受診を指示し，病態に応じた鎮痛方法を受けてもらってください．耳痛が高度であれば鼓膜切開・排膿による鎮痛を図ることも必要です．

⑤問い合わせで，患者が医療施設に受診できない場合は，患側耳周囲を冷やすことの指示と，過去2～3か月以内に本人に処方してもらった鎮痛用坐剤もしくは内服薬が家庭に残っていればそれで対処するよう指示します．

解説

急性中耳炎と耳痛の関連については，急性といえども必ずしも耳痛を伴うとはいえません．逆に耳痛があるからといって必ずしも中耳炎であるともいえません．中耳炎以外に耳痛を呈する疾患(外耳炎，急性扁桃炎，頸部リンパ節炎，耳下腺炎，齲歯など)は多くありますが，原疾患に関わらず耳痛があれば鎮痛剤の投与による疼痛緩和が必要です．

I 耳痛の頻度

Kontiokari[1)]は，痛みと夜間の不穏は高い頻度(71%)で急性中耳炎を予測するとしている一方で，15%は中耳炎がないと報告しており，耳痛は必ずしも中耳炎の特異的症状ではありません．耳痛を訴えることのできる年齢は一般的に2歳以上とされており，当院調査における0～1歳の急性中耳炎初診患者では，保護者の87%は痛みに気付いていません[2)]．

一般に反復する中耳炎患児では痛みの訴えが弱く，新鮮な急性中耳炎では訴えが強い傾向があります．したがって痛みの程度と中耳炎重症度は必ずしも一致せず，特にウイルス性中耳炎や水疱を形成するタイプは強い痛みを訴えます．

表 E-9　アセトアミノフェン

一般名・商品名	剤型・規格	小児用量	副作用・注意点など
アセトアミノフェン カロナール® コカール® アニルーメ® カルジール®	細粒：20%　50% 錠剤：200 mg 坐剤：100，200 mg シロップ：20 mg/ml	10～15 mg/kg/回 1 日総量 60 mg/kg を超えない (成人量 500 mg を超えない) 原則 1 日 2 回までだが 4～6 時間の間隔で投与可能	常用量での副作用は少ない (低体温があっても軽症) 新生児でも使用可能 大量投与で肝障害
アルピニー® アンヒバ®	坐剤：50，100，200 mg 坐剤：50，100，200 mg		
ピリナジン® 末	末		

小児の鎮痛緩和にはアセトアミノフェンを原則用いる．痛みの強さと発熱によって内服もしくは座剤を選択する．乳児では体重が少なければ座剤をさらに半量などにすることも検討する．

Ⅱ　中耳炎の診断

まず耳痛の原因が急性中耳炎であるかどうかについては確認すべきですが，耳鼻咽喉科医であれば鼓膜所見を確認し，どの程度の中耳炎であるかを診断する必要があります．

専門医でなければ，判断材料として先行する上気道感染，膿性鼻汁を伴い，その他の耳症状として難聴，耳閉感，拍動性耳鳴などが伴っていれば急性中耳炎と診断し，症状の強さにより鎮痛剤の投与を考慮します．夜間救急医療施設では医師の多くは内科，小児科医であり，中耳炎が原因と予想されれば鎮痛剤の投与と翌日の耳鼻咽喉科専門医への受診を指示してください．

通常の診療時間帯以外に家族からの電話問い合わせがあり，症状が激烈であれば夜間救急施設への受診を指示するか，家庭内に解熱・鎮痛目的で過去に処方された薬剤があればそれで対処することも可能です(ただし過去に本人に処方されたもので，未開封薬剤は 2 年程度の猶予はあるが，小児の場合は体重の増加による用量不足も予想されるので過去 2～3 か月以内のものとする)．

Ⅲ　疼痛緩和の方法

米国小児科学会急性中耳炎ガイドライン[3]は 2013 年に改訂され，初めに key action statement(KAS)1 として急性中耳炎の診断を行い，次いで KAS 2 で疼痛緩和を行うことを「強く推奨」しています．つまり臨床医は中耳炎に伴う耳痛を重要視するよう注意喚起しており，ここでは抗菌薬の投与に関係なく，特に急性中耳炎発症の 24 時間内に疼痛緩和処置を行い，痛みが続く限り緩和を続けるとしています．治療薬としてアセトアミノフェン，イブプロフェン(acetaminophen，ibuprofen)が記載されています．

本邦の小児急性中耳炎診療ガイドライン[4]でも耳痛，発熱(38.5℃以上)に対してはアセトアミノフェン(10～15 mg/kg)(頓用)の使用を推奨しています(**表 E-9**)．経口または経直腸投与で速やかに吸収され，血中濃度は 30～60 分でピークに達し，血中半減期は約 2 時間です．一般的に小児の鎮痛薬にはアセトアミノフェンを用いるのが安全で，非ステロイド系抗炎症剤(NSAIDs 系)に伴う副作用を可能な限り避けるのがよいでしょう．

鎮痛用坐剤が挿入後溶けずにすぐに出てきたら再挿入してもよいですが，溶けたものが出てきた場合は，30分〜2時間程度様子をみて解熱効果がなければ再挿入します．

診療ガイドラインでは紹介にとどめていますが，そのほかの鎮痛方法として外耳道内への2%リドカイン（キシロカイン®）局所投与法があります．生理的食塩水投与との二重盲検ランダム化比較試験で，リドカイン局所投与により10分と30分で耳痛が点耳前の50%に有意に減少しました[4)5)]．ただ，本邦ではまだ一般的ではありません．

急性中耳炎重症度スコアが重症で高熱があり耳痛が強い場合は，鼓膜切開による排膿と疼痛除去が推奨されます．ただし中耳炎による痛みが強いうえに鼓膜麻酔操作，鼓膜切開に伴う痛みがさらに加わるため，少ない割合ですがそれ以後の耳鼻咽喉科受診を避けたがる保護者や患児がいることも事実です．

夜間の耳痛は本人ばかりでなく，保護者にも相当のストレスを与えることになるため，急性中耳炎の診断時に痛みを訴えていなくても，セーフティネットとしてあらかじめ鎮痛剤を処方しておくことも有用です．

（上出洋介）

文　献

1) Kontiokari T, et al：Symptoms of acute otitis media. Pediatr Infect Dis J. 17(8)：676-679, 1998.
2) 上出洋介：0，1歳を中心とした急性中耳炎の病期分類(Stage分類)と解析．日耳鼻感染症研会誌．24：65-72，2006.
3) Lieberthal AS, et al：The diagnosis and management of acute otitis media. Pediatrics. 131(3)：e964-e999, 2013.
4) 日本耳科学会，日本小児耳鼻咽喉科学会，日本耳鼻咽喉科感染症・エアロゾル学会編：小児急性中耳炎診療ガイドライン2013年版，金原出版，2013.
5) Bolt P, et al：Topical lignocaine for pain relief in acute otitis media：results of a double-blind placebo-controlled randomised trial. Arch Dis Child. 93(1)：40-44, 2008.

Q.15 急性中耳炎の重症度はどのように診断するのですか？

回答

重症度は次のようなプロセスで診断されます．

1. 必要な条件

①鼓膜所見（図 E-30）を観察して，その病的変化を診断できる．

②鼓膜の詳細な観察には手術用顕微鏡や CCD カメラ付き鼓膜内視鏡などを用いるのが望ましい．

2. 重症度判定から治療へ

①小児急性中耳炎診療ガイドライン[1]（以下，ガイドライン）を参考にして症状と鼓膜の病的変化をスコア化する．

②年齢，臨床症状，鼓膜所見によってそれぞれ加点され，合計点数によって軽症，中等症，重症に分類する．

③重症度判定に基づいた治療アルゴリズムを参考に治療を開始する．

解説

I 重症度の診断

乳幼児は外耳道が狭く，かつ耳垢が溜まっていて鼓膜を見ることが難しい場合が多いで

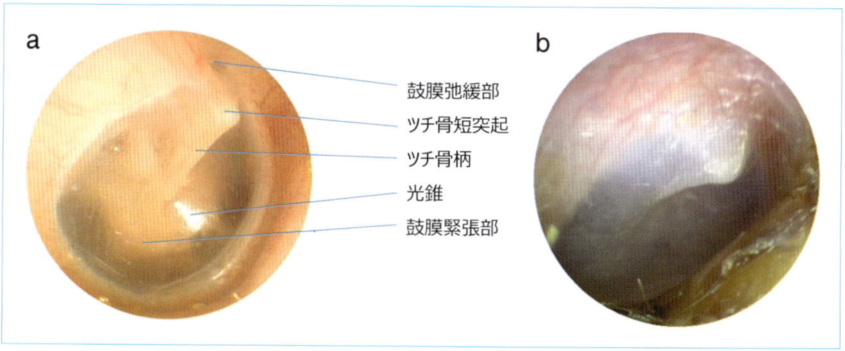

図 E-30　鼓膜所見（右）

a：正常鼓膜所見

b：生後 4 か月正常鼓膜．鼓膜は外耳道下壁に対して十分には起立しておらず，やや肥厚し光錐もはっきりしない．外耳道下壁に胎脂が一部遺残している．この時点では下壁，後壁ともに骨形成はされていない．

表 E-10　重症度スコア

年齢	24 か月齢未満は 3 点を加算する						
臨床症状	耳痛	なし	0	痛みあり	1	持続性の高度疼痛	2
	発熱(腋窩)	37.5℃未満	0	37.5～38.5℃未満	1	38.5℃以上	2
	啼泣・不機嫌	なし	0	あり	1		
鼓膜所見	鼓膜発赤	なし(図 E-32)	0	ツチ骨柄あるいは鼓膜の一部の発赤(図 E-31，33)	2	鼓膜全体の発赤(図 E-34，35)	4
	鼓膜の膨隆	なし(図 E-31, 32)	0	部分的な膨隆(図 E-33，34)	4	鼓膜全体の膨隆(図 E-35)	8
	耳漏	なし	0	外耳道に膿汁あるが鼓膜観察可能	4	鼓膜が膿汁のため観察できない(図 E-36)	8

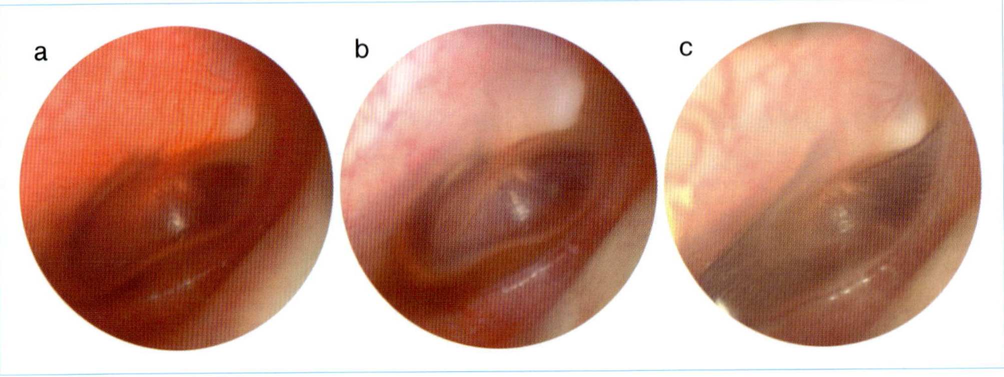

図 E-31　症例 1：軽症例から経過観察にて改善した例(右鼓膜)

a：初診時．鼻汁と咳を訴えて受診した．鼓膜を透して薄茶色の貯留液が観察された．耳痛，発熱などはない．鼓膜発赤(＋)，鼓膜膨隆(－)

b：2 日目．経過観察したところ鼓膜発赤(－)，鼓膜膨隆なく，わずかな貯留液があるのみ．

c：5 日目．鼓膜発赤なく，貯留液が消失した．

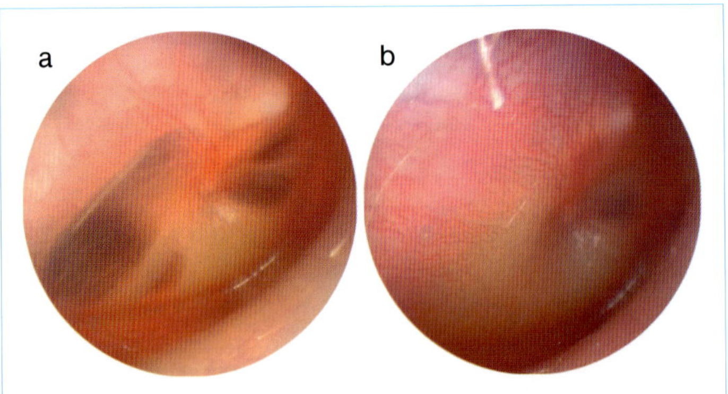

図 E-32　症例 2：軽症例から経過観察にて増悪した例(右鼓膜)

a：初診時．鼓膜を透して白い膿が観察された．臨床症状はなく，鼓膜発赤(－)，鼓膜膨隆(－)

b：3 日目．経過観察したところ鼓膜発赤(＋2)，鼓膜膨隆(＋2)となり増悪した．

す．鼓膜所見を確実に観察できるように耳垢鉗子や耳垢水，洗浄を用いて耳内を見やすくし，光量の十分な観察機器で詳細に観察します．さらに画像ファイリングシステムに記録すれば後々の中耳炎評価にも役立ちます．

ガイドラインでは，鼓膜の詳細な観察には光量が十分な拡大耳鏡は有用であるとし，さらに手術用顕微鏡，CCD カメラ付き鼓膜内視鏡を用いるのが望ましいとしています．オー

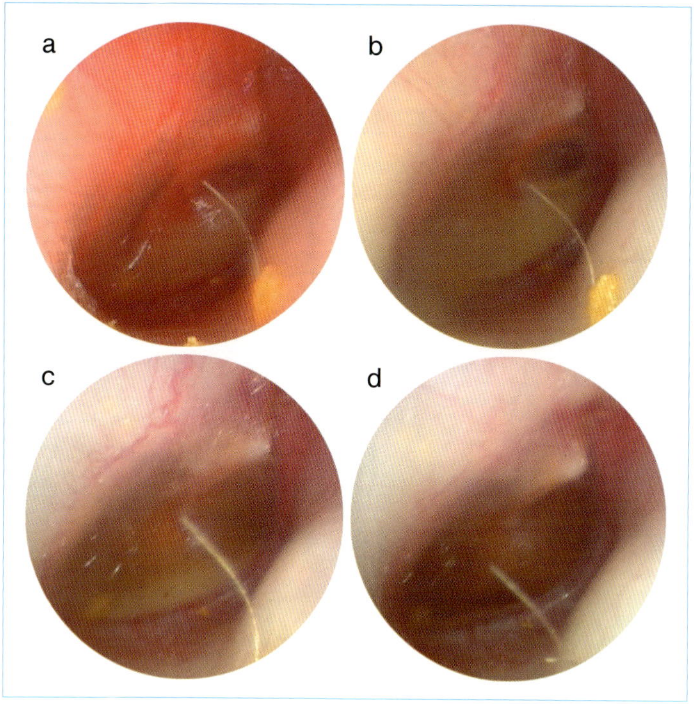

図 E-33　症例 3：中等症例から治療開始して改善した例（右鼓膜）

a：初診時．鼓膜発赤（＋），鼓膜膨隆（＋）．鼓膜を透して白い膿が観察された．
b：2 日目．鼓膜発赤（－），鼓膜膨隆（－）．鼓膜を透して白い膿が観察された．
c：3 日目．鼓膜発赤（－），鼓膜膨隆（－）．貯留液は薄茶色の滲出液とその下層に白い膿が観察された．
d：6 日目．貯留液は薄茶色の滲出液に置き換わったが遺残している．

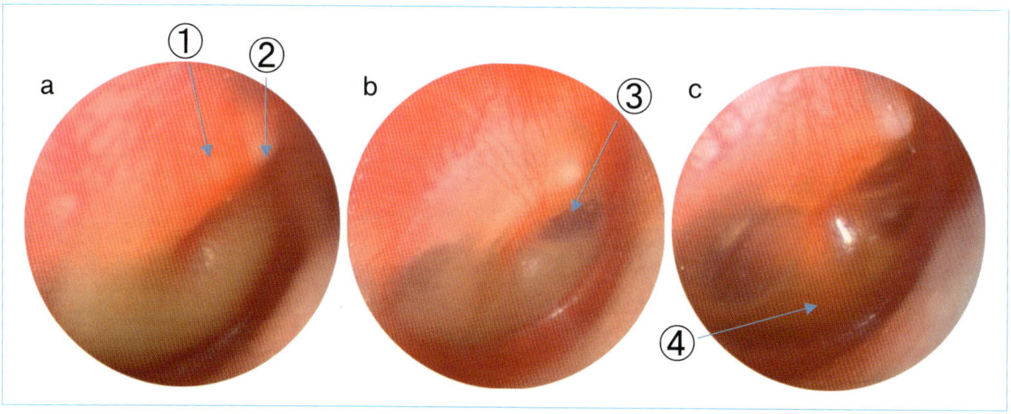

図 E-34　症例 4：中等症から治療開始して改善した例（右鼓膜）
（鼓膜発赤（2＋），膨隆（＋）の例）

a：初診時．右鼓膜の発赤①が強くみられる．黄色の貯留液も多量で鼓膜膨隆がみられる．ツチ骨短突起②がようやく確認できる．
　①：鼓膜の発赤は外耳道からの血管支配があるのでツチ骨周辺とその上方に強くみられる．
　②：鼓膜膨隆があってもツチ骨短突起が視認できれば部分膨隆とする．
b：5 日目．鼓膜膨隆は改善し，含気も一部にみられる．ツチ骨短突起も視認できる．鼓膜発赤がまだ残っている．
　③：貯留液が減少し含気がみられる．これは改善の兆候である．
c：10 日目．鼓膜膨隆はなく，含気も十分にみられる．ツチ骨短突起も視認できる．薄茶色の貯留液がまだ残っている．
　④：薄茶色の貯留液は感染性の膿汁から滲出液に変わったことを示している．

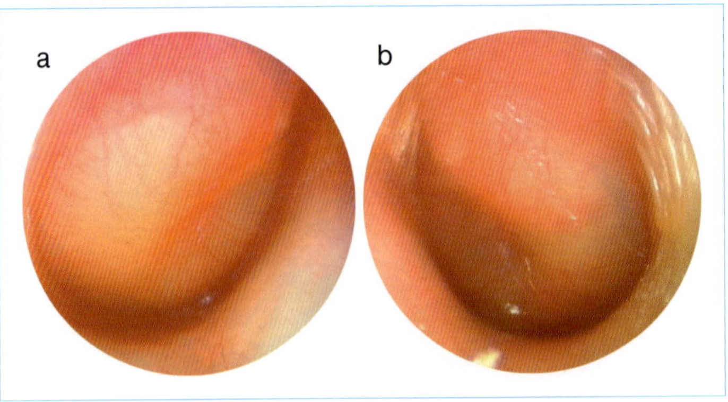

図 E-35　症例 5：重症例の鼓膜所見（右左鼓膜）
（鼓膜発赤（2+），鼓膜膨隆（2+）の例）
a（右），b（左）：両側鼓膜ともに強く膨隆（2+）しており，さらにツチ骨短突起が視認できないので鼓膜膨隆は高度であると判断する．鼓膜全体の発赤（2+）も認められる．

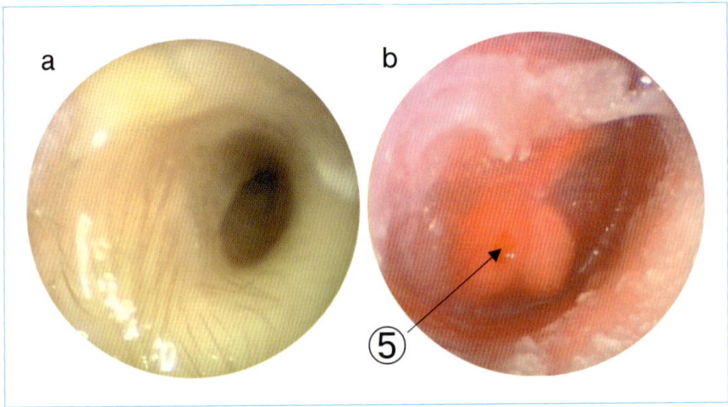

図 E-36　症例 6：重症例の鼓膜所見（右鼓膜）
（鼓膜穿孔によって耳漏が流出している例）
a：右耳外耳道が汚れており，耳漏が流出している．この時点では外耳炎か中耳炎の耳漏かの判断はできない．
b：直ちに外耳道を洗浄して観察すると鼓膜緊張部の一部がやや膨隆しその先端に穿孔がみられる．
⑤：ややわかり難いが小穿孔があり，そこから耳漏が漏出している．

ディオメトリー，ティンパノメトリーでは中耳炎の診断はある程度可能ですが重症度判定はできません．

急性中耳炎の診断がつけば，ガイドラインが示す重症度判定を用いて評価することを推奨します．判定項目は年齢，臨床症状，鼓膜所見であり，各項目のスコアを合計して重症度を決定します（**表 E-10**，**図 E-31～36**）．

①年齢は 24 か月齢未満に 3 点を加算する．
②臨床症状は耳痛，発熱（腋窩），啼泣・不機嫌の程度で加算する．
③鼓膜所見は鼓膜発赤，鼓膜の膨隆，耳漏の程度で加算する．
④重症度のスコアにより軽症，中等症，重症に分類する（**表 E-11**）．

表 E-11　重症度のスコアによる分類

軽症	5 点以下
中等症	6～11 点
重症	12 点以上

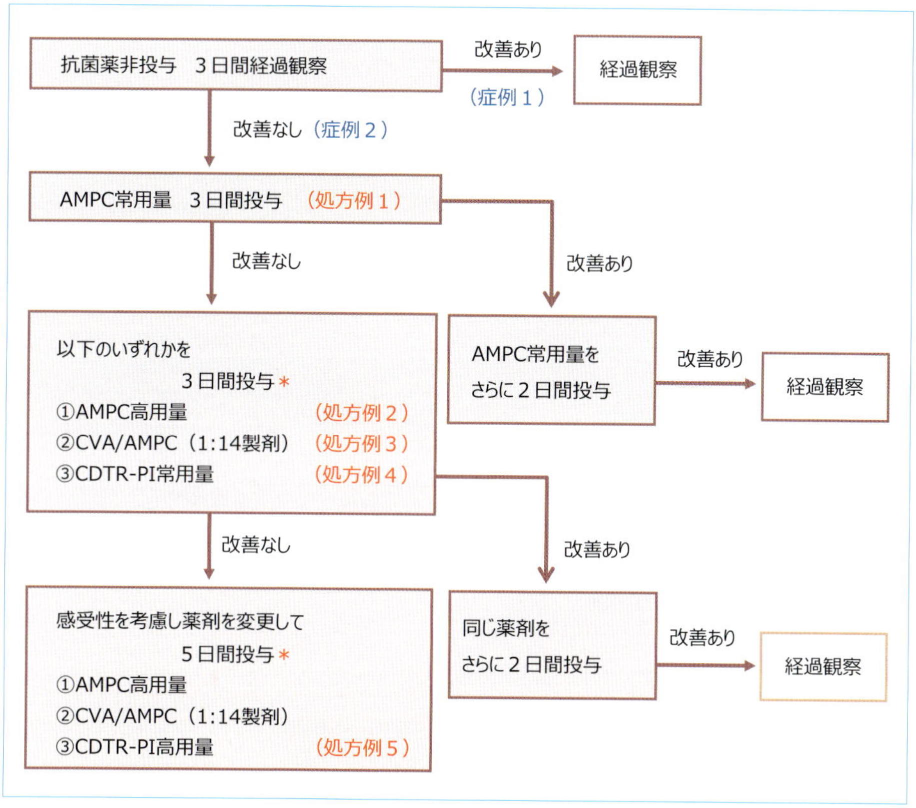

図 E-37　軽症(スコア 5 点以下)

処方例 1) ワイドシリン® 細粒 20% (200 mg/g)　常用量(40 mg/kg，力価)
処方例 2) ワイドシリン® 細粒 20% (200 mg/g)　高用量(60〜80 mg/kg，力価)
処方例 3) クラバモックス® 小児用配合シロップ　常用量(96.4 mg/kg，力価)
処方例 4) メイアクト MS® 小児用細粒 10%　常用量(9 mg/kg，力価)
処方例 5) メイアクト MS® 小児用細粒 10%　高用量(18 mg/kg，力価)

Ⅱ 中耳炎治療アルゴリズム

重症度スコアで軽症，中等症，重症に応じてガイドラインに示された治療を開始します．

1. 軽症(図 E-37)

- 軽症(スコア 0〜5 点)では，抗菌薬を投与せずで 3 日間の経過観察を行う．
- 3 日後改善があれば経過観察とする．
- 3 日後改善がなければワイドシリン®細粒 20% (200 mg/g) (AMPC)，常用量(40 mg/kg，力価)を 3 日間投与する．
- 3 日後に経過を判定し，改善があればさらにワイドシリン®細粒 20%常用量を 2 日間追加投与する．
- 改善がなければ，①ワイドシリン®細粒 20%高用量(60〜80 mg/kg，力価)，②クラバモックス®小児用配合シロップ(96.4 mg/kg，力価) (CVA/AMPC) (1：14 製剤)，③メイアクト MS®小児用細粒 10%常用量(9 mg/kg，力価) (CDTR-PI)，のいずれかを選択し，3 日間追加投与する．

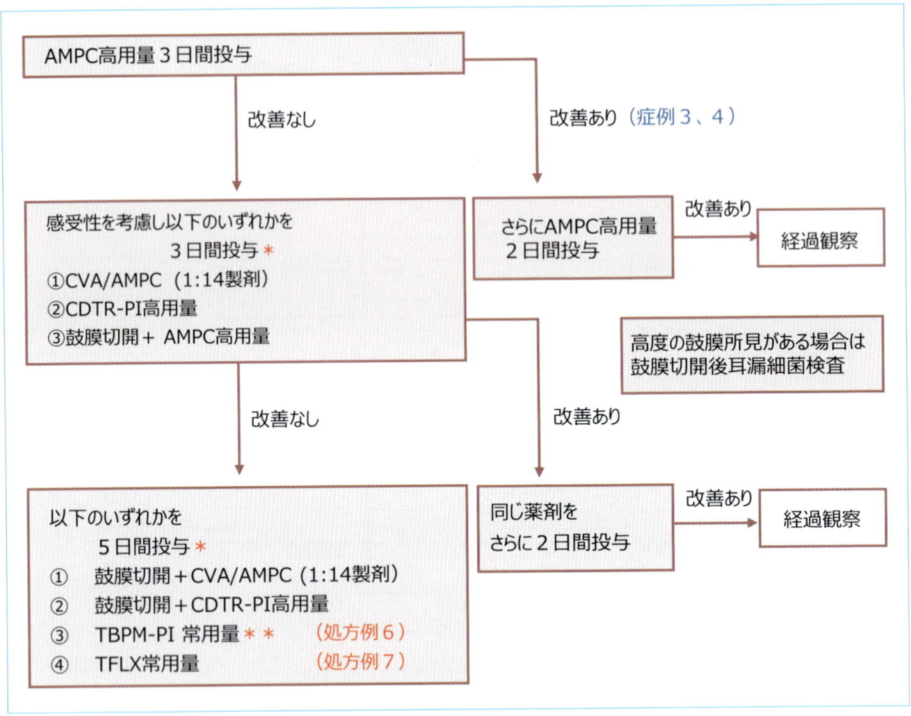

図 E-38　中等症（スコア 6〜11 点）

処方例 6）オラペネム® 小児用細粒 10%　常用量（8 mg/kg，力価）
処方例 7）オゼックス® 細粒小児用 15%　常用量（12 mg/kg，力価）
中等症以上で改善しない場合や鼓膜所見が増悪していて重症度が高い場合は耳鼻科専門医に紹介し，治療依頼や鼓膜切開の適否を相談する．
（注）
耳痛，発熱（38.5℃以上）ではアセトアミノフェン 10〜15 mg/kg（頓用）を用いることも可
鼻所見がある場合は鼻処置も併用する．
上咽頭（鼻咽腔）あるいは耳漏から細菌検査を行う．
抗菌薬投与時の下痢には耐性乳酸菌や酪酸菌製剤が有効な場合がある．
＊で経過が思わしくない場合には肺炎球菌迅速診断なども参考のうえ，抗菌薬の変更を考慮する．
＊＊保険診療上の投与期間は 7 日間である．
抗菌薬投与量は下記の用量を超えない．
AMPC：　1 回 500 mg，1 日 3 回 1,500 mg
CDTR-PI：1 回 200 mg，1 日 3 回 600 mg
TBPM-PI：1 回 300 mg，1 日 600 mg
TFLX：　1 回 180 mg，1 日 360 mg
経過観察は初診時より 3 週までとする．

- さらに 3 日後に経過を判定し，改善があれば同じ薬剤を 2 日間追加投与する．改善がなければ感受性を考慮し，①ワイドシリン®細粒 20%高用量，②クラバモックス®小児用配合シロップ，③メイアクト MS®小児用細粒 10%高用量のいずれかを 3 日間追加投与する．

2. 中等症（図 E-38）

- 中等症（スコア 6〜11 点）では，ワイドシリン®細粒 20%高用量を 3 日間投与する．
- 3 日後改善があれば更にワイドシリン®細粒 20%高用量を 2 日間投与する．改善がなければ感受性を考慮し，①クラバモックス®小児用配合シロップ，②メイアクト MS®小児用細粒 10%高用量（18 mg/kg），③鼓膜切開＋ワイドシリン®細粒 20%高用量のいずれ

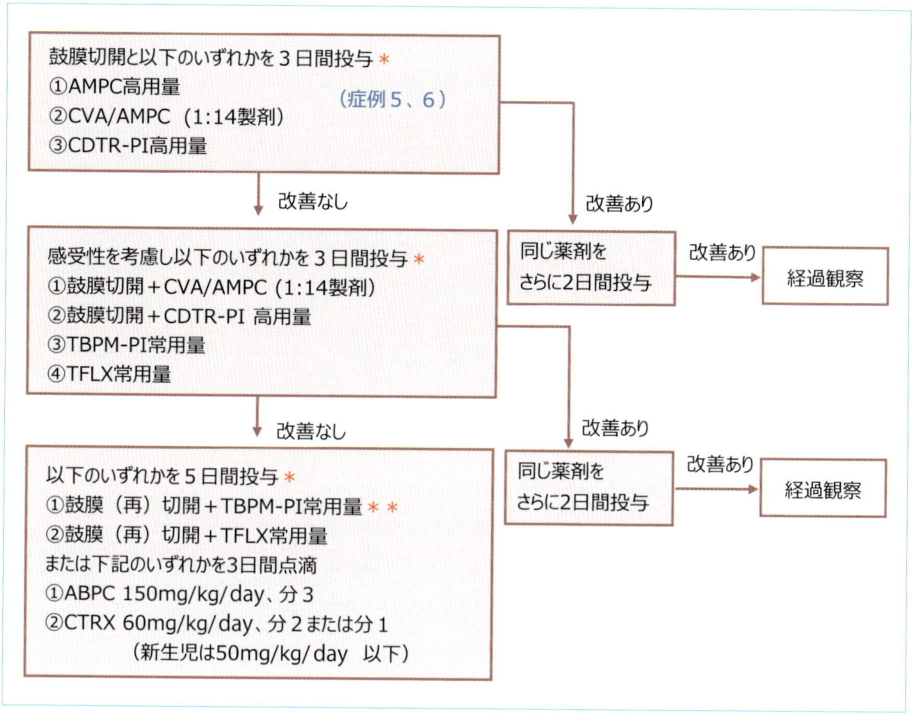
鼓膜切開と以下のいずれかを 3 日間投与＊
①AMPC高用量
②CVA/AMPC（1:14製剤）
③CDTR-PI高用量
（症例 5、6）
改善なし
改善あり
感受性を考慮し以下のいずれかを 3 日間投与＊
①鼓膜切開＋CVA/AMPC（1:14製剤）
②鼓膜切開＋CDTR-PI 高用量
③TBPM-PI常用量
④TFLX常用量
同じ薬剤を
さらに2日間投与
改善あり
経過観察
改善なし
改善あり
以下のいずれかを 5 日間投与＊
①鼓膜（再）切開＋TBPM-PI常用量＊＊
②鼓膜（再）切開＋TFLX常用量
または下記のいずれかを3日間点滴
①ABPC 150mg/kg/day、分 3
②CTRX 60mg/kg/day、分 2 または分 1
（新生児は50mg/kg/day 以下）
同じ薬剤を
さらに2日間投与
改善あり
経過観察

図 E-39　重症例(スコア 12 点以上)

かを 3 日間投与する.

- 3 日後に経過を判定し，改善があれば同じ薬剤を 2 日間追加投与する．改善がなければ，①鼓膜切開＋クラバモックス®小児用配合シロップ，②鼓膜切開＋メイアクト MS®小児用細粒 10%高用量，③オラペネム®小児用細粒 10%常用量(8 mg/kg，力価)，④オゼックス®細粒小児用 15%常用量(12 mg/kg，力価)のいずれかを 5 日間追加投与する.

3. 重症(図 E-39)

- 重症スコア(12 点以上)では，鼓膜切開と①ワイドシリン®細粒 20%高用量，②クラバモックス®小児用配合シロップ，③メイアクト MS®小児用細粒 10%高用量のいずれかを 3 日間投与する.
- 3 日後改善があれば更に同一薬剤を 2 日間投与する．改善がなければ感受性を考慮し，①鼓膜再切開＋クラバモックス®小児用配合シロップ，②鼓膜再切開＋メイアクト MS®小児用細粒 10%高用量，③オラペネム®小児用細粒 10%常用量，④オゼックス®細粒小児用 15%常用量のいずれかを 3 日間投与する.
- 3 日後に経過を判定し，改善があれば同じ薬剤を 2 日間追加投与する．改善がなければ，①鼓膜(再)切開＋オラペネム®小児用細粒 10%®常用量，②鼓膜(再)切開＋オゼックス®細粒小児用 15%常用量のいずれかを 5 日間追加投与する(総投与期間は 7 日以内を目安とする).
- または，①ビクシリン®注(ABPC)150 mg/kg/day，分 3，点滴静注，3 日間，②ロセフィン®注(CTRX)60 mg/kg/day，分 2 または分 1，点滴静注，3 日間(新生児は 50 mg/kg/day 以下)のいずれかを 3 日間追加投与する.

<重症度スコアの「改善ありと改善なし」の判断について>

ガイドラインの重症度分類は初診時の治療方法の選択の基準を示し，3週間目のアウトカムが改善していることを目指すものである．

治療を開始して3～5日目に改善ありか改善なしを判断する大きな基準は鼓膜所見の変化である．

急性中耳炎は局所的に発症する一般的な感染症であることから，抗菌薬の投与，非投与に関わらず耳痛，発熱は数日以内に改善する．したがって治療開始後の評価に臨床所見のスコアを加えると多くの例が改善と判断される．

急性中耳炎に対して抗菌薬治療を行った場合，起炎菌に対する抗菌薬の効果判定を行うのが一般的である．

このことから改善の評価は鼓膜所見の評価(改善あり，改善なし)をもって行うのが良い．

<改善ありのポイント>

- 鼓膜発赤の軽減(症例1：図E-31)　鼓膜発赤の増悪(症例2：図E-32)
- 鼓膜膨隆の軽減(症例4：図E-34)　鼓膜膨隆の増悪(症例2：図E-32，症例5：図E-35)
- 貯留液色調の変化(症例3：図E-33，症例4：図E-34)
- 中耳腔内の含気増多(症例4-③：図E-34)

<経過観察期間>

乳児は痛みの訴えをしないことと冬場には容易に再発することから，経過観察は貯留液消失後3週間程度行うのが良い．

(上出洋介)

文　献

1) 日本耳科学会，日本小児耳鼻咽喉科学会，日本耳鼻咽喉科感染症・エアロゾル学会編：小児急性中耳炎診療ガイドライン2013年版，金原出版，2013.

E．中耳炎

Q.16 急性中耳炎と診断したときに，軽症でも抗菌薬を処方しないのは心配です．セーフティネット処方をしたいのですがその内容は？

回答

急性中耳炎の軽症例に対して３日間は抗菌薬を使わずに経過観察することが推奨されています．しかし，軽症例か中等症か迷う場合，あるいは保護者が治療を強く希望している場合など，経過観察のみとするか悩むことが少なくありません．このような場合には必要時に抗菌薬治療をすぐに始められる体制が整っていることが必要です．これをセーフティネット処方と呼んでいます．すなわち，親または保護者に前もって抗菌薬を処方しておく，あるいは処方箋を渡しておいて，2～3 日で改善がない場合や症状が悪化した場合に抗菌薬を服用してもらうように指導する方法です．すぐに抗菌薬を処方するかわりに，改善がない場合や症状が悪化した場合に電話で連絡，あるいは来院してもらうことも良い方法です．

セーフティネット用処方内容としては，アモキシシリン常用量（10～15 mg/kg，1 日３回投与）３日間と解熱鎮痛薬としてアセトアミノフェン 10 mg/kg，頓用の処方が望ましいと考えます．

解説

小児急性中耳炎診療ガイドライン 2013 年版では「軽症例に限って３日間は抗菌薬の投与を行わず，自然経過を観察する」ことを推奨度 A（強い推奨）としています[1]．この３日間の初期経過観察において大事なのは，必要なときに抗菌薬治療を始められる体制を整えておくことです．これは“セーフティネット safety net”（safety net antibiotic prescription, SNAP）[2]や“wait-and-see prescription”（WASP）[3]と呼ばれています．

急性中耳炎の軽症例に対して，抗菌薬を投与せずに経過観察することは，抗菌薬による副作用や薬剤耐性菌の増加を防ぐ意味で極めて重要です．しかし，発熱や耳痛が出現した場合（軽症例の 5% 程度）には，セーフティネット処方を行っておくことにより，両親や保護者の安心感は大きいと思われます．特に経過観察期間が医療機関や薬局が休診となる週末に当たる場合には，セーフティネットを利用することにより，医師と患者やその保護者との信頼関係が維持される点でも意義は大きいと考えられます．

I セーフティネット処方のエビデンス

- Safety net antibiotic prescription（SNAP）を利用した研究[2)]では，基準を満たした両親にSNAPが与えられ，48時間改善がないか，症状が悪化した場合には処方箋を使用するように指導し，5日間有効であり痛み止めは必要なら使用を薦められるとした．診断5～10日後に電話相談が行われ，175家族中120が処方箋を使わなかったことが判明した．処方箋を使用した理由としては，痛みの持続23%，発熱の持続11%，睡眠障害6%，欠勤3%，子供の世話ができない3%，理由なし5%，であった．すなわち耳痛や発熱が出現あるいは持続した場合に処方箋が使用され，抗菌薬や解熱鎮痛薬が投与された．
- “Wait-and-see prescription”（WASP）の研究では[3)]，283人の患者がWASP群と一般的な処方群に無作為に割り付けられた．診断3日目までに処方箋が使われるか否かを検討したところ，WASP群で62%，一般的な処方群では13%が処方箋を使わなかった（P<0.001）．WASP群で処方箋を使用した理由としては，発熱60%，耳痛34%，泣く6%で，重大なアクシデントは報告されなかった．

セーフティネット処方を行ったところ，62～68%で処方箋は使われなかったという結果から，急性中耳炎に対する抗菌薬使用を減らす効果が期待され，このことが医療費および薬剤耐性菌の出現も減らすことにつながると考えられます．

（山中　昇）

文　献

1) 日本耳科学会，日本小児耳鼻咽喉科学会，日本耳鼻咽喉科感染症・エアロゾル学会編：軽症の小児急性中耳炎の治療として抗菌薬非投与は妥当か．56-58，小児急性中耳炎診療ガイドライン2013年版，金原出版，2013.
2) Siegel RM, et al：Treatment of otitis media with observation and a safety-net antibiotic prescription. Pediatrics. 112：527-531, 2003.
3) Spiro DM, et al：Wait-and-see prescription for the treatment of acute otitis media：a randomized controlled trial. JAMA. 296：1235-1241, 2006.

Q.17 抗菌薬をいつ変更（スイッチ）し，いつ止めたら良いですか？

回答 小児急性中耳炎診療ガイドライン 2013 年版[1]の治療アルゴリズムにおいて，軽症と診断し抗菌薬投与を行わず経過観察する症例では，3 日後に改善が認められない場合に抗菌薬治療を開始します．抗菌薬投与を開始した場合には 3 日後に効果判定を行い，改善していればその抗菌薬を後 2 日間投与し，合計 5 日間の投与が推奨されています．3 日後に改善が認められない場合には，他の抗菌薬に変更します．さらに鼓膜所見の改善度を判定して，スコアの改善が 50%を超える場合にはそのままの抗菌薬治療を行い，改善が 50%以下の場合には抗菌薬の増量あるいは変更を検討することが有用です[2]．

抗菌薬の投与期間の目安としては，年齢によって調節することが重要です．

2 歳未満：7～10 日間
2～5 歳 ：5～7 日間
6 歳以上：5 日間

どの年齢群でも鼓膜の十分な改善を確認することが望ましいでしょう．

解説

小児急性中耳炎の診療において重要な点は，重症度を判定し，その重症度に合わせた治療方針を早急に立てることです．抗菌薬治療は軽症例の第二選択，中等症や重症例の第一選択となります．この抗菌薬治療では早期に有効性を評価し，その抗菌薬を続行するか，あるいは変更するかの判断は，薬剤耐性菌の増加を予防し，さらに難治化への進行を阻止するうえで極めて重要です．

I 治療開始時期や効果判定時期のエビデンス

• CVA/AMPC（クラバモックス®）とプラセボ 7 日間投与のランダム化比較試験では，治療失敗率は 3 日目から両群に有意差が認められ[3]，10 日間投与の試験では 4～5 日目に有意差が認められたと報告されています[4]．したがって米国小児急性中耳炎診療ガイドライン 2013[5]では，初期抗菌薬治療を開始した際に，診断後 24 時間の間に小児の症状はわずかに悪化する場合がありますが，次の 24 時間で，患者の症状は改善しはじめること

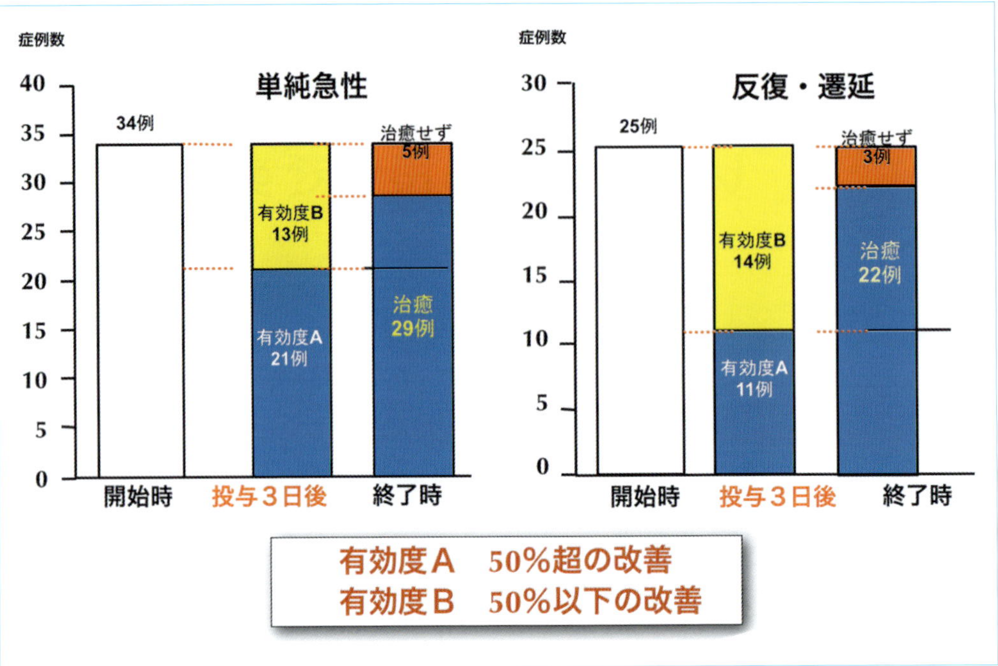

図 E-40　投与開始３日後のスコアと治療成績（治癒，未治癒）との関係
有効度 A（スコアの 50％を超える改善）を示した症例は全例治癒と判定された．

が多いとしています．つまり臨床的改善が認められる場合には 48～72 時間以内に現われ，多くの症例で発熱は 48～72 時間以内に解熱し，易刺激性や興奮はなくなり，睡眠と飲水は正常化します．本邦での小児急性中耳炎診療ガイドラインでも，抗菌薬の臨床効果の発現は投与後３日目にみられることが多く，投与後３日での抗菌薬効果判定が推奨されています[1]．

- TBPM-PI（オラペネム®）治療による急性中耳炎の重症度スコアと治療成績を比較解析しました[2]．鼓膜所見のスコア変動と治療成績の関係を ROC 曲線で解析し，最適なカットオフ値を検討した結果，いずれにおいてもカットオフ値を 50％とすることで，感度 50～62％，特異度 100％が得られることが明らかとなりました．臨床的により高い確率で治癒を予測するためには，感度よりも特異度を優先することが重要であり，この意味でカットオフ値を 50％と設定しました．すなわちスコアが投与開始時から 50％超改善した場合を有効度 A，改善が 50％以下の場合を有効度 B に２群分類し，投与開始３日後に有効度 A であれば，オラペネム®による治療を継続することで急性中耳炎が治癒すると診断できることが示されました（図 E-40）．

この３日後のスコアによる有効度判定法は他の抗菌薬にも広く利用できる可能性があり，抗菌薬の変更（スイッチ）の判断に非常に有用と考えられます．

Ⅱ　抗菌薬の投与期間

日本の小児急性中耳炎診療ガイドラインでは，中等症，重症に対して原則的に５日間投与が推奨されています[1]．米国小児急性中耳炎診療ガイドラインでは，乳幼児に対しては年長児よりも長い投与期間を推奨しており，2歳未満では10日間投与，軽症または中等症で2～5歳の小児に対しては7日間の投与，6歳またはそれ以上の小児に対しては5～7日間の投与が十分な治療であると述べています[3]．

2歳未満の乳幼児では免疫学的に未熟なために，細菌の免疫学的排除が不良となりやすく重症化や難治化（反復性，遷延性）しやすいと考えられます．したがって，7～10日間の抗菌薬投与により十分に細菌量を減少させることが必要です．さらにどの年齢群においても鼓膜の十分な改善を確認することは抗菌薬の変更や投与期間を判定するうえで重要です．

（山中　昇）

文献

1) 日本耳科学会，日本小児耳鼻咽喉科学会，日本耳鼻咽喉科感染症・エアロゾル学会編：小児急性中耳炎診療ガイドライン 2013年版，金原出版，2013.
2) 山中　昇ほか：小児急性中耳炎治療における抗菌薬変更の判断をいつ，どのように行うか―テビペネムピボキシルと有効度分類を用いた検討―．耳鼻臨床．107(3)：199-207, 2014.
3) Lieberthal AS, et al：The diagnosis and management of acute otitis media. Pediatrics. 131：e964-e999, 2013.

E．中耳炎

Q.18 急性中耳炎治療後 10〜14 日後の中耳貯留液は滲出性中耳炎ですか？

回答 急性中耳炎を起こしたあとの中耳貯留液は，無症候性中耳貯留液または持続性中耳貯留液といわれ，滲出性中耳炎とは別のものと考えられています．

解説

急性中耳炎は発症初期には耳痛，発熱などの急性期症状を認めますが，適切な治療により，早期に耳痛や発熱などの症状は改善します．鼓膜の膨隆，混濁，液貯留などの鼓膜所見が改善してくるのは，臨床症状より遅くなります．鼓膜所見で，鼓膜の膨隆や混濁が改善しても，中耳の液体貯留のみが遷延することも多くみられます．これは無症候性中耳貯留液（asymptomatic middle ear effusion）または持続性中耳貯留液（persistent middle ear effusion）と呼ばれますが，滲出性中耳炎とは違うものと考えられます．

無症候性中耳貯留液と滲出性中耳炎は何が違うのでしょうか？　急性中耳炎後の無症候性中耳貯留液は，75〜90％のものが無治療でも 3 か月以内に自然に消失することが多いようです[1)]（米国版小児急性中耳炎ガイドライン 2013）．滲出性中耳炎は慢性的に中耳に液が溜まっているものであり，自然軽快もありますが，短期間には消失しません．したがって，一般的に 3 か月未満で消失する貯留液を無症候性中耳貯留液，3 か月以上持続している場合を滲出性中耳炎と診断します．

I　無症候性中耳貯留液の鼓膜像

代表的な無症候性中耳液貯留の鼓膜写真（図 E-41）と，一般的な小児急性中耳炎の鼓膜所見の経過（図 E-42）を示します．初診時は著明な鼓膜の膨隆と混濁を認めます（図 E-42-a）．抗菌薬治療を行い，10 日目には鼓膜の膨隆や混濁は改善していますが，中耳内にやや黄色の滲出液貯留を認めます（図 E-42-b）．この状態が無症候性中耳貯留液です．この時点で抗菌薬治療は終了し，経過を観察したところ初診から 3 週間で貯留液は自然に消失し，正常の鼓膜所見となっています（図 E-42-c）．このように無症候性中耳液貯留は自然軽快することが多くあります．

無症候性中耳貯留液は治療によって予防できるのでしょうか？　急性中耳炎に対して抗菌薬治療を行うことにより，中耳炎後の無症候性中耳貯留液を予防できるかをみた研究で

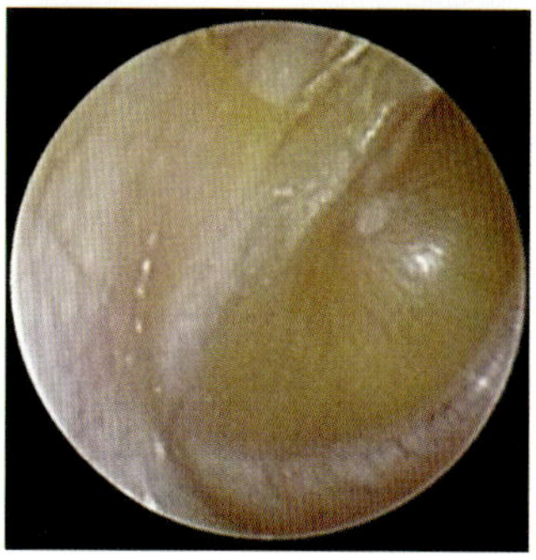

図 E-41
代表的な無症候性中耳液貯留の鼓膜写真
無症候性中耳液貯留は滲出性中耳炎と異なり，鼓膜の陥凹はなく，正常かやや膨隆している．急性中耳炎の炎症も治まっており，鼓膜の発赤もあまりない．

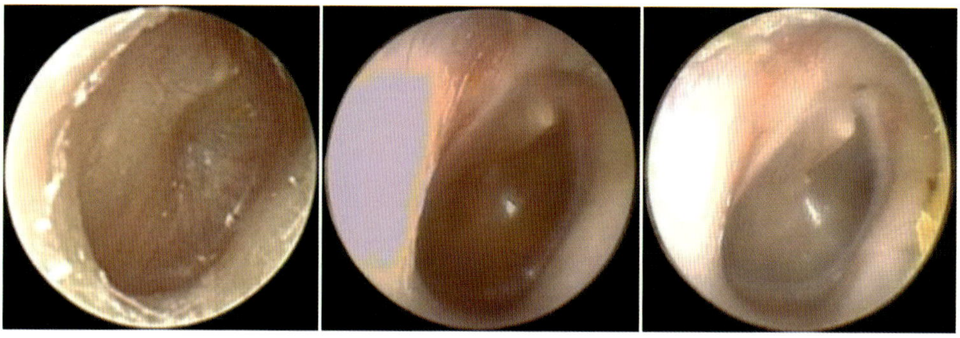

図 E-42　急性中耳炎の鼓膜所見の変化
初診時(a)は膿貯留による鼓膜の混濁と膨隆があり，経過と共に鼓膜の膨隆はなくなり，無症候性中耳液貯留の状態(b)になる．さらに滲出液がなくなり，正常の鼓膜の状態(c)になる．

表 E-12　抗菌薬治療と無症候性中耳液貯留

著　者	方　法	結　果
Burke ら[2] (1991)	前向き研究	急性中耳炎に対して，抗菌薬アモキシシリンの投与は中耳液貯留の頻度に影響を与えなかった．
Le Saux ら[3] (2005)	前向き研究	急性中耳炎に対してプラセボとアモキシシリンを 10 日間投与．1 か月後と 3 か月後の中耳貯留液の頻度に差はなかった．
Koopman ら[4] (2008)	メタアナリシス	1,328 例のメタアナリシス．無症候性中耳貯留液の発症に抗菌薬の有効性は認めなかった．

急性中耳炎に抗菌薬治療を行っても行わなくても，中耳炎後の無症候性中耳貯留液の頻度は変わらない．無症候性中耳貯留液は 75～90%は 3 か月以内に自然に引くとされている．遷延性中耳炎や滲出性中耳炎とは異なるものと認識することが重要である．

は，抗菌薬治療は無症候性中耳貯留液を予防することはできませんでした(表 E-12)．これは様々な年齢群や反復性中耳炎の有無などの因子を加味して分析しても同様でした．

Ⅱ 無症候性中耳貯留液と遷延性中耳炎や滲出性中耳炎との鑑別

無症候性中耳貯留液との鑑別として，急性中耳炎が遷延している遷延性中耳炎と，慢性的に中耳に分泌液が溜まる滲出性中耳炎が重要です．遷延性中耳炎は感染症としての炎症が持続していますので，適切な治療が必要となります．通常は鼓膜所見で，鼓膜の発赤，膨隆や混濁があるものは遷延性中耳炎，そういった所見がなく液貯留のみのものは無症候

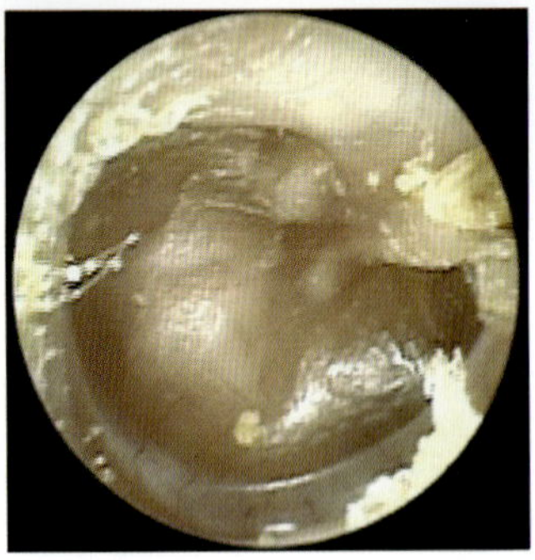

図 E-43
代表的な滲出性中耳炎の鼓膜写真
無症候性中液貯留と異なり，鼓膜の陥凹と，黄色の滲出液の貯留を認める．症例によっては，暗褐色（Glue ear）の滲出液の場合もある．

性中耳液貯留と考えてよいと思われます．しかし，軽度な鼓膜の膨隆や発赤などがありそうで，無症候性中耳貯留液か遷延性中耳炎か悩ましい症例も実際の臨床ではたくさんあります．このような場合は，鼓膜のスコア判定を行い，中等症以上の遷延性中耳炎と判断すれば，鼓膜切開や抗菌薬投与などが行われます．

鼓膜所見での滲出性中耳炎との鑑別点として，滲出性中耳炎は耳管機能が悪いものや鼻すすりの癖のある子どもに発症することが多いので，鼓膜は菲薄化したり陥凹しているものが多いのが特徴です．一方，急性中耳炎後の無症候性中耳液貯留は，鼓膜の陥凹などは認められません．

無症候性中耳貯留液と滲出性中耳炎との鑑別は，鼓膜所見からだけでは難しい場合もあります．初診時が急性症状を伴った急性中耳炎で，急性炎症がとれたところで液体貯留がある場合は，無症候性中耳液貯留としてよいと思われます．しかし滲出性中耳炎があって，それに急性中耳炎が併発することもあります．その場合は自然には中耳液はなくなりませんので，滲出性中耳炎として治療や経過観察にあたることになります．急性中耳炎後の無症候性中耳液貯留であれば，経過観察を行い，滲出性中耳炎の場合でも通常はすぐに鼓膜チューブ留置術などの外科的治療などは行わず，3か月間は聴力に気をつけながら経過観察[4]となります．滲出性中耳炎の代表的な鼓膜写真を提示します（図 E-43）．いずれにせよ保護者に丁寧に説明したうえで，自然に中耳貯留液が消失するか経過観察します．

（澤田正一）

文献

1) Lieberthal AS, et al：The diagnosis and management of acute otitis media：American Academy of Pediatrics Guidelines 2013. Pediatrics. 131(3)：964-999, 2013.
2) Burke P, et al：Acute red ear in children：controlled trial of non-antibiotic treatment in general practice. BMJ. 303(6802)：558-562, 1991.
3) Le Saux N, et al：A randomized, double-blind, placebo-controlled noninferiority trial of amoxicillin for clinically diagnosed acute otitis media in children 6 months to 5 years of age. CMAJ. 172(3)：335-341, 2005.
4) Koopman L, et al：Antibiotic therapy to prevent the development of asymptomatic middle ear effusion in children with acute otitis media. Arch Otolaryngol Head Neck Surg. 134(2)：128-132, 2008.
5) 山中　昇ほか：滲出性中耳炎の治療はいつ判断するのか？　山中　昇ほか編．205-207，小児中耳炎のマネジメントⅡ，医薬ジャーナル社，2014.

Q.19 鼓膜切開と鼓膜穿刺の違いは何ですか？

回答 A 鼓膜切開は文字通り鼓膜を切ることで，鼓膜には一定の長さの切開創が生じることになります．一方，鼓膜穿刺は注射針などを鼓膜から刺入して中耳に至ることで，鼓膜に生じる創は針穴のみです．

中耳貯留液の排膿効果は鼓膜切開のほうが優れていると考えられます．

解説

鼓膜切開は鼓膜切開刀という小さなメスで鼓膜を通常 2〜3 mm にわたり切開する方法です．切開刀は以前より使われているルーツェ式のものに加えて，最近は衛生面の配慮から刃の部分だけディスポーザブルのものがよく使われています(図 E-44)．一方，鼓膜穿刺とは注射器を付けた針で鼓膜を穿刺して中耳内の貯留液などを吸引除去する方法です．穿刺針は普通の注射針よりもベーベルの切り方の角度が大きく，鈍角です．これはベーベルの部分全体が中耳内に入らないと外耳道の空気を吸引してしまい，中耳貯留液などが十分吸引できないからです(図 E-45)．

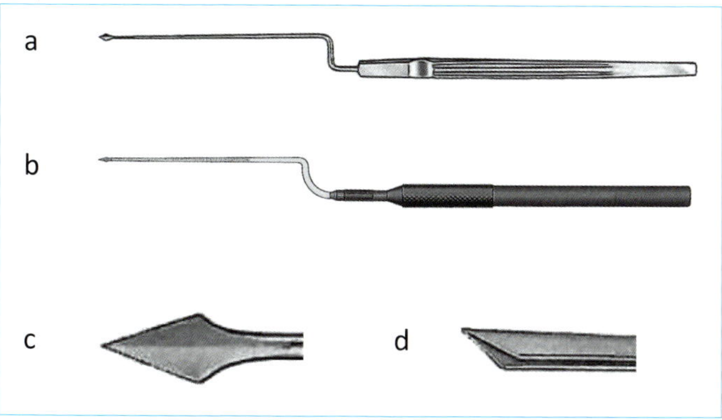

図 E-44　鼓膜切開刀
a：ルーツェ式鼓膜切開刀
b：最近のディスポーザブルの刃を用いる鼓膜切開刀
c：一般の鼓膜切開刀の先端部
d：先端が片刃の鼓膜切開刀
(永島医科器械のご厚意による)

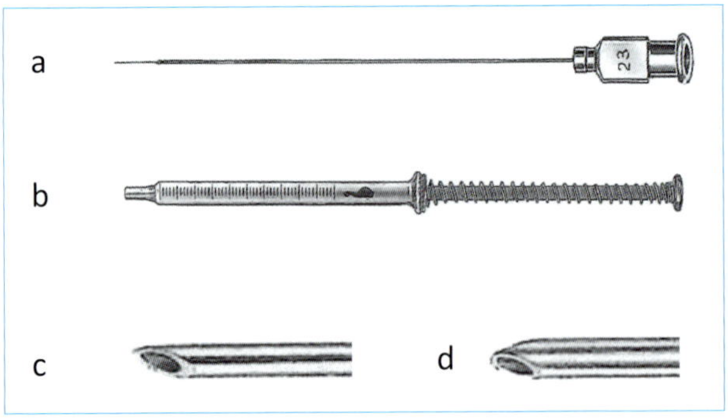

図 E-45　鼓膜穿刺に用いられる機器

a：鼓膜穿刺針
b：注射器．内筒周囲にバネがついており，鼓膜を穿刺してから内筒を引かなくてもよい．
c：鼓膜穿刺針の先端．普通のカテラン針よりベーベルの切り口の角度が鈍である．
d：内腔が２つに分かれている鼓膜穿刺針（鰐淵式中耳吸引器）．一方の腔のみが注射針に接続しており中耳貯留液等を吸引除去し，もう一方の腔から中耳に空気が入るようになっている．
（永島医科器械のご厚意による）

耳鼻咽喉科学用語解説集では[1]，鼓膜切開術（myringotomy，paracentesis）は「急性中耳炎や滲出性中耳炎などで鼓室内から中耳貯留液の排泄が必要な際に鼓膜に切開を入れ排泄をはかる．鼓膜切開の部位や大きさは様々であり一定ではないが，症例によって排泄の最も良さそうな場所を選ぶべきである．一般には耳小骨連鎖を障害する恐れのない鼓膜の前下象限の中央を切開する．」となっています．一方，鼓膜穿刺（tympanic membrane puncture）は「鼓室内に溜まった膿性，粘液性あるいは漿液性の貯留液を除去するための手技．鼓膜麻酔液あるいはイオンとフォレーゼで麻酔後，鰐淵式中耳吸引器やカテラン針を用いて鼓膜の前下象限で穿刺吸引する．」となっています．

したがって，両者の目的は中耳の貯留液を排泄あるいは除去することで一致しています．違いはそれによって生じる創部の大きさで，鼓膜穿刺の創は注射針の穴だけであり，数分からせいぜい１日で閉鎖しますが，一方，鼓膜切開術後には一定の長さの創が鼓膜に生じ，治癒には１日から 2〜3 週間を要します．また，萎縮鼓膜の例や高齢者では，稀に鼓膜切開のみで鼓膜の永久穿孔を生じることすらあります[2]．

両者をその臨床的効果という点からみると，鼓膜穿刺では鼓膜に生じるのは針穴であるため，一般的には注射器を付けて吸引しないと中耳貯留液は排泄・除去できません．しかし，この操作で除去できるのは粘度の低い漿液性（serous）あるいはせいぜい漿粘液性（seromucoid）の貯留液に限られるため，その適応も成人の滲出性中耳炎や圧外傷などにとどまり，粘液性貯留液が多い小児滲出性中耳炎には有用でないことが多いです．

一方，鼓膜切開後は鼓膜の緊張により直線の創が広がって面積を持った切開口ができ，それを介して中耳内を十分に吸引できるため，貯留液の除去効果という点では優れています．また切開口が数日から数週間開存しているため，その間は常に中耳圧は平圧に保たれ，それにより中耳貯留液の経耳管的排泄も促進されます[3]．

このように両者にはそれぞれ利点・欠点があり，状況に応じて使い分けるとよいでしょう．すなわち，通常は中耳貯留液の排泄・除去には鼓膜切開のほうが効果は高くなりますが，萎縮鼓膜を持つ例や高齢者で万一にも鼓膜穿孔を生じて聴力が低下するとQOLに支障をきたすと考えられる例，また免疫不全，腎不全や重症糖尿病などの創感染をきたしやすい全身疾患を持つ例などに対しては，できれば鼓膜穿刺で済ませたいところです．また，鼓膜穿刺には聴力をほぼ温存して中耳内の液体をサンプリングできるという利点もあります．さらに稀ではありますが，鼓室内に露出した異所性内頸動脈や高位頸静脈球の症例に対しては，急性中耳炎と思って鼓膜切開を行うと致命的出血をきたす場合がありますが，鼓膜穿刺なら圧迫で止血できる可能性が高いなどの利点もあります．

ただし小児の中耳炎に関していうと，急性中耳炎に対しては鼓膜切開でさえもその効果のエビデンスは排膿による痛みの軽減など限られたものにしかなく[4)5)]，慢性の滲出性中耳炎に対しては前述のように両者とも効果は少なく，鼓膜切開に加えて鼓膜換気チューブ留置を併用しなければ中耳の換気は十分に行われず，ひいては中耳貯留液の排泄も不十分になるため，穿刺も切開も単独では適応はほとんどありません．

（髙橋晴雄）

文　献

1）日本耳鼻咽喉科学会編：耳鼻咽喉科学用語解説集，金芳堂，2010.
2）諸岡浩明ほか：高気圧酸素治療目的で施行した鼓膜切開により穿孔が残存した一例．日本高気圧環境医学会九州地方会誌．5：17-20，2005.
3）林　正彦ほか：鼓膜切開の滲出性中耳炎に対する効果．耳展．29：663-665，1986.
4）日本耳科学会，日本小児耳鼻咽喉科学会，日本耳鼻咽喉科感染症・エアロゾル学会編：小児急性中耳炎診療ガイドライン 2013年版，金原出版，2013.
5）宇野芳史：小児急性中耳炎に対する鼓膜切開術の現況とその有効性について．小児耳鼻．29(3)：226-235，2008.

E．中耳炎

Q.20 抗菌薬治療と鼓膜切開の有効性のエビデンスはあるのですか？

回答 鼓膜切開のみでは急性中耳炎の症状，所見の改善には有効であるものの，治癒促進に有効であるというエビデンスには乏しいです．しかし，抗菌薬治療と鼓膜切開との併用は，特に難治性急性中耳炎に有効とのエビデンスはあります．

解説

これまでのランダム化比較試験[1)2)]では，2 歳以上の重症例群では鼓膜切開のみで治療した群は抗菌薬を併用した群より有意に成績不良であり，鼓膜切開単独の有効性のエビデンスは得られておらず，さらに抗菌薬投与に鼓膜切開を併用した研究でも有意な臨床効果は得られませんでした．また Babin ら[3)]は抗菌薬の効果が乏しい急性中耳炎例に鼓膜切開を行い，切開 48 時間後に全例改善したと報告し，Nomura ら[4)]は，鼓膜切開は急性中耳炎の滲出性中耳炎への移行を有意に減少させるものの，早期再発や反復性中耳炎の予防には無効と報告しています．このように，鼓膜切開のみの有効性に関するエビデンスは否定的なものが多くみられました．

しかし近年，薬剤耐性菌が問題となってきている状況では，次第に様相が異なってきています．山中ら[5)]は急性中耳炎重症例で抗菌薬投与および鼓膜切開を行った群と抗菌薬のみによる治療を行った群を比較して，2 週間後の鼓膜スコアが前者で有意に改善したと報告しています．また宇野[6)]によると，耳痛が高度の症例，発熱を認めた症例，鼓膜所見のうちの発赤，膨隆を認めた症例および耳漏を認めなかった症例では，鼓膜切開を施行した症例のほうが，しなかった症例に比べ早期の改善を認めたとしています．さらに，最終的な治療成績には両者で差を認めないものの，早期の改善率には鼓膜切開を施行した症例が多く，再燃・再発を認めた症例で重症例に分類される例では鼓膜切開術を施行した症例が有意に少なかったと報告しています．

これらの結果を踏まえて，本邦の小児急性中耳炎診療ガイドライン[7)]では当初から鼓膜切開は重症度に応じて推奨とされており（図 E-46，47），また 2009 年に公表されたカナダ（Canadian Paediatric Society）の診療ガイドラインでは，2 次治療の不成功例ならびに β-ラクタム系薬にアレルギー反応がある例の 1 次治療不成功例に限って，鼓膜穿刺を目的に耳鼻咽喉科医への紹介を推奨しています[8)]．

小児急性中耳炎に対してガイドラインでも鼓膜切開が推奨される場合であっても，具体

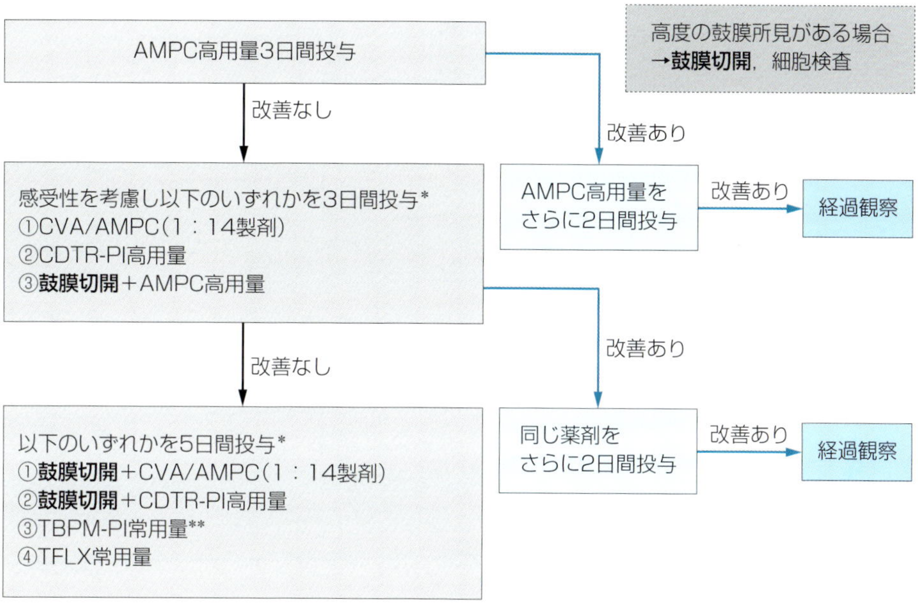

（注）
・耳痛，発熱（38.5℃以上）ではacetaminophen 10〜15mg/kg（頓用）使用可。
・鼻所見がある場合には鼻処置も併用する。
・上咽頭（鼻咽腔）あるいは耳漏の細菌検査を行う。
・抗菌薬投与時の下痢には耐性乳酸菌や酪酸菌製剤が有効な場合がある。
・＊で経過が思わしくない場合には肺炎球菌迅速診断なども参考のうえ，抗菌薬の変更を考慮する。
・ピボキシル基を有する抗菌薬の長期連続投与については，二次性低カルニチン欠乏症の発症に十分注意すること。
・＊＊保険診療上の投与期間は7日間である。
・抗菌薬投与量は下記の用量を超えない。
  AMPC　：1回500mg，1日3回1,500mg
  CDTR-PI：1回200mg，1日3回600mg
  TBPM-PI：1回300mg，1日600mg
  TFLX　：1回180mg，1日360mg
・経過観察は初診時より3週までとする。

（文献7より）

図E-46　急性中耳炎症例の治療アルゴリズム：中等症例
初診時のオプションとして鼓膜切開が含まれている．

的に何を指標に鼓膜切開に踏み切るかは，各医師の経験，患児の状態，診療所の設備などの要因で決まります．例えば，小児急性中耳炎診療ガイドラインの中等症〜重症に対する治療アルゴリズムの薬物治療か鼓膜切開となっている部分は，患児の年齢，聞き分け，さらには抗菌薬での副作用の有無などにより決められるべきものでしょう．レーザー（オトラム®）などが利用できる状況なら患児に過度の恐怖心を与えずに行えるでしょう．また中等症に対するアルゴリズムでの鼓膜切開を行う場合の記載「高度の鼓膜所見」とは，ほぼ発赤・膨隆が明らかなものと考えて良いでしょう．

（髙橋晴雄）

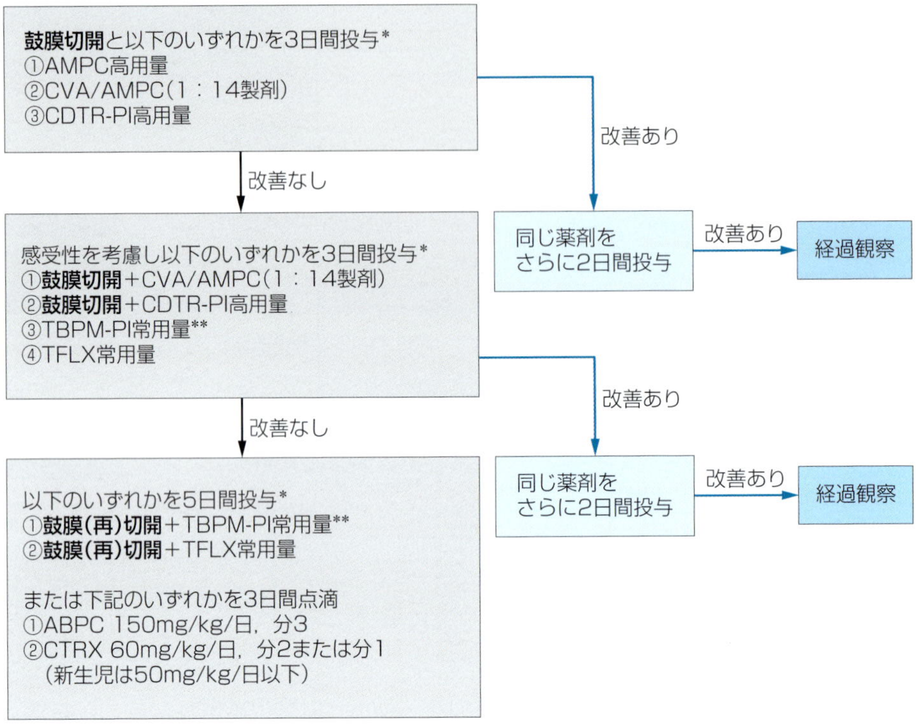
鼓膜切開と以下のいずれかを3日間投与*
①AMPC高用量
②CVA/AMPC（1：14製剤）
③CDTR-PI高用量
改善あり
改善なし
同じ薬剤を
さらに2日間投与
改善あり
経過観察
感受性を考慮し以下のいずれかを3日間投与*
①**鼓膜切開**＋CVA/AMPC（1：14製剤）
②**鼓膜切開**＋CDTR-PI高用量
③TBPM-PI常用量**
④TFLX常用量
改善あり
改善なし
同じ薬剤を
さらに2日間投与
改善あり
経過観察
以下のいずれかを5日間投与*
①**鼓膜(再)切開**＋TBPM-PI常用量**
②**鼓膜(再)切開**＋TFLX常用量
または下記のいずれかを3日間点滴
①ABPC 150mg/kg/日，分3
②CTRX 60mg/kg/日，分2または分1
（新生児は50mg/kg/日以下）

（注）
- 耳痛，発熱（38.5℃以上）ではacetaminophen10～15mg/kg（頓用）使用可。
- 鼻所見がある場合には鼻処置も併用する。
- 上咽頭（鼻咽腔）あるいは耳漏の細菌検査を行う。
- 抗菌薬投与時の下痢には耐性乳酸菌や酪酸菌製剤が有効な場合がある。
- ＊で経過が思わしくない場合には肺炎球菌迅速診断なども参考のうえ，抗菌薬の変更を考慮する。
- ピボキシル基を有する抗菌薬の長期連続投与については，二次性低カルニチン欠乏症の発症に十分注意すること。
- ＊＊保険診療上の投与期間は7日間である。
- 抗菌薬投与量は下記の用量を超えない。
  - AMPC　：1回500mg，1日3回1,500mg
  - CDTR-PI：1回200mg，1日3回600mg
  - TBPM-PI：1回300mg，1日600mg
  - TFLX　：1回180mg，1日360mg
- 経過観察は初診時より3週までとする。

（文献 7 より）

図 E-47　急性中耳炎症例の治療アルゴリズム：重症例

ルーチンの治療法として鼓膜切開が含まれている．鼓膜切開はあくまで推奨なので，できない場合は行わない．

文　献

1) van Buchem FL, et al：Acute otitis media：a new treatment strategy. BMJ. 290：1033-1037, 1985.
2) Kaleida PH, et al：Amoxicillin or myringotomy or both for acute otitis media：Results of a randomized clinical trial. Pediatrics. 87：466-474, 1991.
3) Babin E, et al：Failure of antibiotic therapy in acute otitis media. J Laryngol Otol. 117(3)：173-176. 2003.
4) Nomura Y, et al：Effect of myringotomy on prognosis in pediatric acute otitis media. Int J Pediatr Otorhinolaryngol. 69：61-64, 2005.
5) 山中　昇ほか：鼓膜切開と抗菌薬による治療は効果に差がない？　73-76，小児中耳炎のマネジメント，医薬ジャーナル社，2006.
6) 宇野芳史：小児急性中耳炎に対する鼓膜切開術の現況とその有効性について．小児耳鼻. 29(3)：226-235．2008.
7) 日本耳科学会，日本小児耳鼻咽喉科学会，日本耳鼻咽喉科感染症・エアロゾル学会編：小児急性中耳炎診療ガイドライン 2013 年版，金原出版，2013.
8) Forgie S, et al：Management of acute otitis media. Paediatr Child Health. 14(7)：457-464. 2009.

E．中耳炎

Q.21 滲出性中耳炎に対する治療はいつ判断したら良いですか？

回答 小児の滲出性中耳炎の診断は，鼓膜の陥凹，膨隆，混濁，中耳貯留液の存在などの鼓膜所見によって行い，その確認にはティンパノメトリーが有効です．既往歴がなく初めて診断がついた場合は，薬物療法，鼻処置など保存的治療を 3 か月程度行い，改善がない場合に鼓膜換気チューブ挿入術を考慮します．このときに，聴力(中等度(40 dB)以上の伝音難聴)，鼓膜の接着(アテレクターシス)，癒着などの病的変化を参考にして判断します．

解説

小児の滲出性中耳炎の治療には，保存的治療と鼓膜換気チューブ挿入術を代表とする手術療法があります．実際の治療においては，保存的療法から，鼓膜換気チューブ挿入術を考慮するタイミングに悩まされます．これに対する 1 つの指針として 2015 年 1 月に小児滲出性中耳炎診療ガイドラインが，日本耳科学会と日本小児耳鼻咽喉科学会より刊行されました[1]．このガイドラインは，本邦で初めてエビデンスに基づいて作成された診療ガイドラインであり，小児滲出性中耳炎の診断の 1 つの基準となるものです．ここでは，ガイドラインを参考にしつつ滲出性中耳炎の治療の判断について解説します．

Ⅰ 病 態

小児の滲出性中耳炎とは，中耳腔に貯留液がみられ，このため難聴の原因となりますが，急性中耳炎のような耳痛や発熱のない中耳炎とされています．貯留液の原因として，急性中耳炎に続発するものが 50%とされていますが，急性中耳炎がなくても発症することもあります．このため，乳幼児では臨床症状が出にくく，受診の遅れの原因にもなっています．また，ダウン症，口蓋裂などの口蓋顔面奇形，アデノイド肥大，上気道炎，鼻副鼻腔炎，アレルギー性鼻炎などの悪化が危険因子として知られています．

Ⅱ 治療の流れ

滲出性中耳炎の治療の判断に関して，診療ガイドラインに治療のアルゴリズムが提唱さ

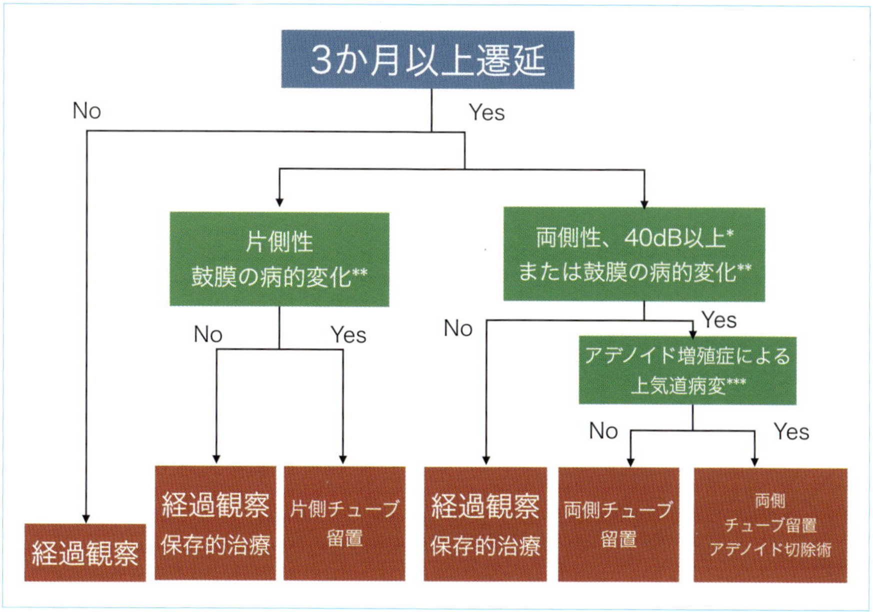

（文献 1 より引用改変）

図 E-48　小児滲出生中耳炎の診療アルゴリズム

保存的療法（薬物療法，その他処置），経過観察は，鼓室が含気化して，鼓膜所見と聴力が正常化するまで，最低 3 か月に 1 回行うべきである．

＊　：25～39 dB ではチューブ留置を行ってよいが，適応をより慎重に検討すべきである．

＊＊　：チューブ留置が有効な鼓膜の病的変化とは，鼓膜緊張部もしくは弛緩部の高度な内陥，耳小骨の破壊，癒着性の鼓膜内陥を指す．

＊＊＊：アデノイドに起因する上気道病変（咽頭扁桃炎，後鼻腔閉塞，閉塞型睡眠時無呼吸障害など）

れています（図 E-48）．治療法の選択の前提として重要なのは，小児滲出性中耳炎の 95% は自然治癒するということです．このため，口蓋裂，ダウン症などの難治化のリスクの高い症例を除き，まず，経過観察，保存治療を行うことが第一選択となります．

1. 問　診

問診は，患児の発症時期，発症リスク，難治化リスクを推測するために行います．中耳炎の反復，集団保育の有無などを聴取します．**表 E-13** にガイドラインに示された問診項目を示します．

2. 診　断

診断では鼓膜所見が大切です．ガイドラインでは，手術用顕微鏡，内視鏡，気密耳鏡による鼓膜の詳細な観察を推奨しています．観察は，鼓膜緊張部，弛緩部の位置，鼓膜の透過性，可動性，菲薄化/肥厚を観察し，さらに鼓膜を透見し，中耳の貯留液を確認，その性状と量を推定します．滲出性中耳炎の滲出液は，漿液性，粘性，粘膿性の 3 種類に大別されます．滲出性中耳炎の鼓膜所見として，鼓膜の陥凹あるいは膨隆，混濁，光錐の減弱消失，中耳貯留液の存在（気泡，液相など），種々の色調の中耳貯留液を観察します．また，気密耳鏡を用いると，鼓膜の可動性の低下減弱が観察可能です（**図 E-49**）．

表 E-13　小児滲出性中耳炎診療時の問診項目

問診の目的	
	1)発症時期を推測する 2)発症リスクを推測する 3)難治化リスクを推測する
問診項目	
Ⅰ　家族歴(家族，および 3 親等以内で次の疾患)	
	耳疾患の有無(滲出性中耳炎の長期罹患，慢性中耳炎(中耳真珠腫を含む)の罹患および手術 アレルギー疾患(気管支喘息，アレルギー性鼻炎(花粉症を含む)，アトピー性皮膚炎，食物アレルギーなど 慢性副鼻腔炎(手術歴を含めて) 口蓋裂(軟口蓋裂も含めて) アデノイドあるいは口蓋扁桃手術歴
Ⅱ　既往歴および罹患・治療中の疾患について	
	アレルギー疾患(気管支喘息，アレルギー性鼻炎(花粉症を含む)，アトピー性皮膚炎，食物アレルギーなど 急性中耳炎(反復性かどうか，初回発症時期，治癒状況) 胃食道逆流 口蓋裂(軟口蓋裂も含めて) 他臓器や全身に関わる疾患(染色体異常症，頭蓋顔面発達異常，代謝異常など)
Ⅲ　生活環境について	
	集団保育(通所開始年齢含む) 家庭内喫煙者の有無
Ⅳ　発症時期の推測に必要な問診	
	発症時期の前後に関連した疾患(鼻副鼻腔炎，急性中耳炎，上気道炎，アレルギー性鼻炎など) 滲出性中耳炎を疑う症状(難聴，聞き返し，耳をよくさわる，頭を振る，かしげる，言葉が遅い，発音が悪い)
Ⅴ　肺炎球菌ワクチン接種状況	

(文献 1 より)

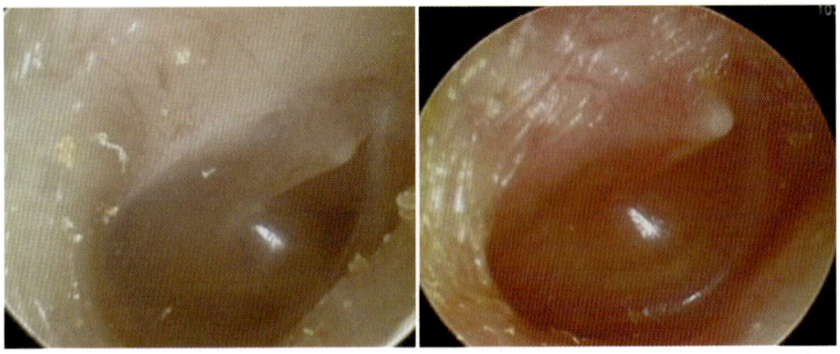

図 E-49　鼓膜所見　a|b

a：正常鼓膜例

b：滲出性中耳炎例(鼓膜は陥凹し，液貯留を認める)

3. 検　査

検査として，鼓膜中耳のコンプライアンスの変化を測定するティンパノメトリーも診断に有用です．ティンパノメトリーの B 型は，鼓膜の可動性が低下した状態で中耳貯留液の存在を示し，C 型は中腔の高度な陰圧と，鼓膜の高度陥凹所見と関連があるとされ，診断に有用とされています(図 E-50)．

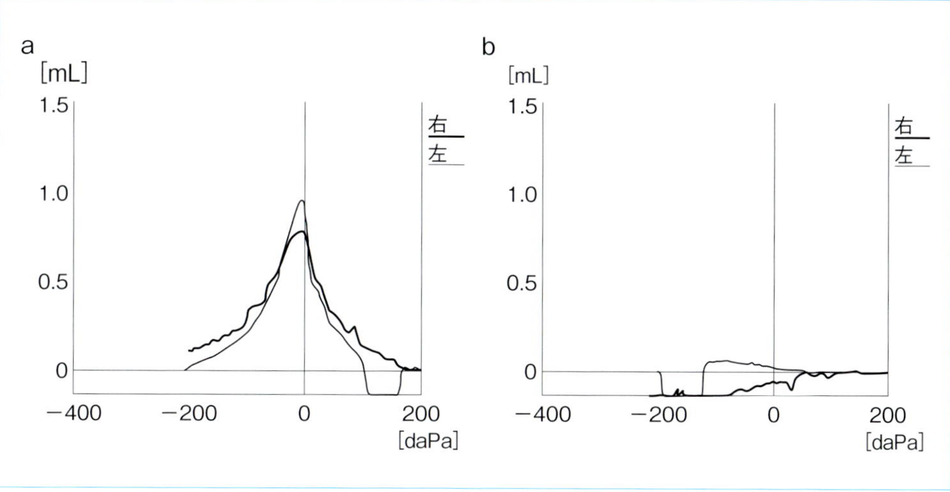

図 E-50　ティンパノメトリー
a：A 型(正常例：図 E-49-a)
b：B 型(滲出性中耳炎例：図 E-49-b)

4. 薬物治療と経過観察

滲出性中耳炎と診断した症例に対して，3 か月の保存的治療を行いつつ経過観察します．その内容は，薬物療法としてカルボシステインの内服，副鼻腔炎の合併例にはマクロライド薬，急性中耳炎には，抗菌薬を使用します．また，アレルギー性鼻炎の合併例には，ステロイドの点鼻薬が推奨されます．内服以外の治療として，比較的高年齢の児童には，風船を用いた自己通気の頻回な実施が鼓膜所見の改善に有効とされています．

5. 改善しない症例の治療選択

症状が軽快しないものについて次の対応を行います．まず病変が両側性か片側性かで対応が違ってきます．これは，滲出性中耳炎が乳幼児の難聴の大きな原因となっているからです．

図 E-51 は，兵庫県立こども病院耳鼻咽喉科を，言葉の問題で受診した患者 167 例のうち，難聴が発見された 23 例を原因別に示したものです．滲出性中耳炎は全体の 43%を占めて最も多くなっています．今回のガイドラインでも，難聴を重視し，両側性 40 dB 以上の伝音難聴を示す例には積極的な鼓膜換気チューブ留置を勧めています．純音聴力検査のできない 4 歳以下の乳幼児では，条件詮索反応聴力検査(COR)，遊戯聴力検査などの幼児聴力検査を行う必要がありますが，可能な施設は限られています．乳児で，言語の問題などを合併する場合は，聴性脳幹反応(ABR)，聴性定常反応(ASSR)などの他覚的聴力検査が必要になる場合もあります．両側でアデノイド肥大による上気道病変を認める例では，アデノイド切除が推奨されています．

経過観察は，鼓室が含気化して，鼓膜所見と聴力が正常化するまで，最低 3 か月に 1 回行うべきです．小児の滲出性中耳炎の予後と乳突蜂巣の発育との関連性が指摘されており，この評価のため画像診断が有効です．診断能力は CT が優れていますが，小児に対する被曝の影響を考慮してシューラー法による単純 X 線撮影が推奨されています．

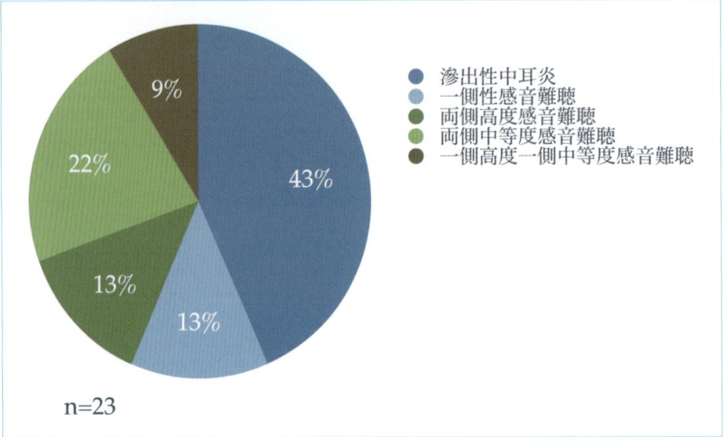

図 E-51　聞こえの問題を主訴に来院した児のうち難聴を呈した例の内訳
渗出性中耳炎は 43%を示し，単独の原因としては最も多かった．

Ⅲ 症　例

当科で経験した症例を紹介します．

4 歳，男児．近医耳鼻咽喉科より保存療法で改善せず紹介．両側鼓膜所見は右鼓膜が膨隆，左は陥凹混濁していた(図 E-52-a，b)．膿性鼻汁も認めた．シューラー法 X 線にて，両側との乳突洞の含気不良であった(図 E-53-a，b)．ティンパノメトリーは，両側 B 型であった．純音聴力検査にて右 46.3 dB，左 43.8 dB の難聴を認めた．

以上より，鼓膜換気チューブの適応と考え，鼓膜換気チューブ留置術を行った．鼓膜換気チューブにはコーケン D タイプ(短期型チューブ)を用いた．右は非常に粘調な渗出液を認め，左はごく少量の渗出液を認めたのみであった．1 年後に左チューブの脱落による再挿入を行い経過観察中であるが，6 歳時の鼓膜所見は改善し(図 E-52-c，d)，聴力も右 17.5 dB，左 21.2 dB と改善．シューラー法 X 線も両側乳突洞の含気の改善も認められた(図 E-53-c，d)．

<まとめ>

渗出性中耳炎の治療にあたっては，自然経過に配慮して，鼓膜所見，聴力の悪化を考慮しながら難治化する症例を適確に判断して治療を決定する必要があります．このためには，ガイドラインは非常に有用な手引きとなると考えます．

（阪本浩一）

文　献

1) 日本耳科学会，日本小児耳鼻咽喉科学会編：小児渗出性中耳炎診療ガイドライン 2015 年版，金原出版，2015.

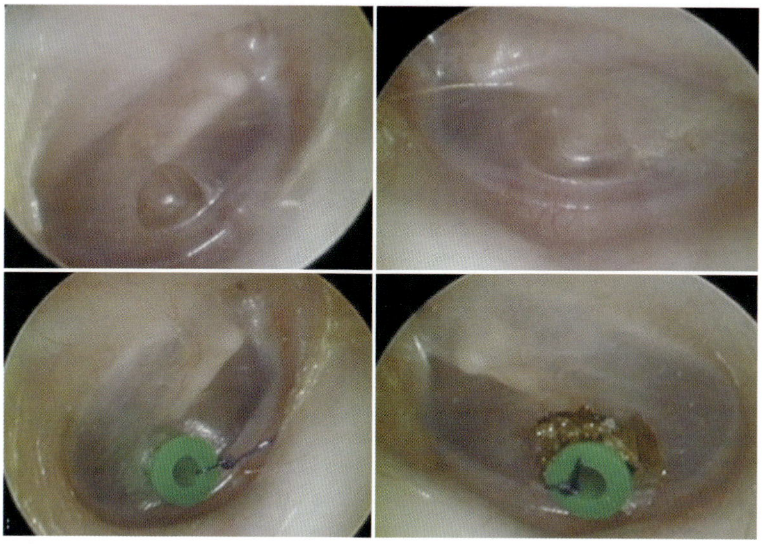

a|b
c|d

図 E-52　滲出性中耳炎症例
a：初診時．右耳
b：初診時．左耳
c：6 か月後．右耳
d：6 か月後．左耳

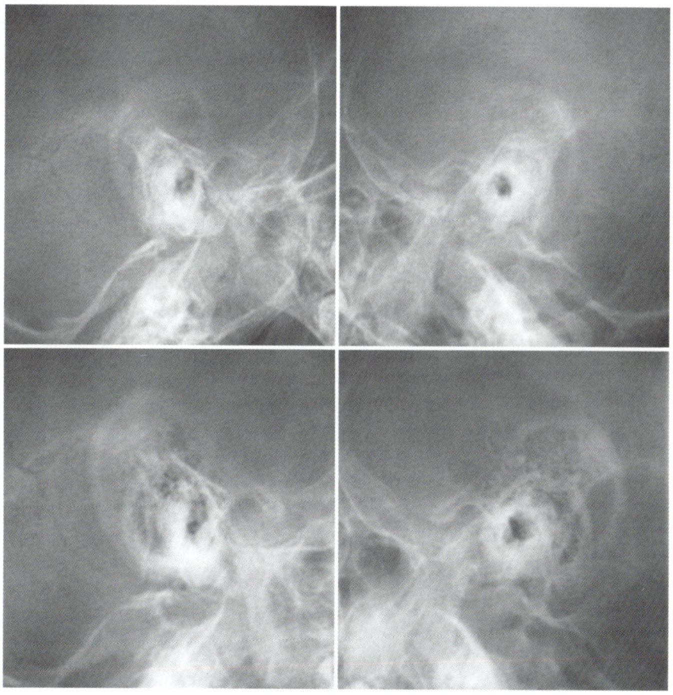

a|b
c|d

図 E-53　滲出性中耳炎症例側頭骨 X 線所見
a：初診時．右耳
b：初診時．左耳
c：2 年後．右耳
d：2 年後．左耳
2 年のチューブ留置で，乳突洞の含気が改善している．

E．中耳炎

Q.22 滲出性中耳炎に対して鼓膜換気チューブ留置期間はどのくらい必要ですか？

回答　難治化のリスクを伴わない小児滲出性中耳炎症例では，鼓膜換気チューブの留置は通常約 2 年程度までとし，2 年以上留置されている場合には，永久穿孔などの危険性があるため抜去について検討します．また，保存的治療に難治性の耳漏や，チューブ留置部の炎症性変化（肉芽形成）が強いときにも抜去を検討します．鼓膜換気チューブは，脱落，抜去しても滲出性中耳炎が治癒していなければ再挿入を考慮すべきです．

解説

I　鼓膜換気チューブの留置期間

小児の滲出性中耳炎に対する鼓膜換気チューブ留置術（以下，チューブ留置術）は，中耳滲出液の消失，聴力など滲出性中耳炎の関与する症状の改善をもたらす有力な治療法です．その適応については，前項（E．中耳炎 Q21（p. 228））を参照してください．チューブ留置術の治療効果を十分に発揮するためには，長期間のチューブ留置が必要ですが，長期間のチューブ留置は，後遺症のリスクを高めることにつながるため，その利点と欠点を考慮して留置期間を考える必要があります．具体的な留置期間に関しては，6 か月から 36 か月まで，様々な報告があり，一定の結論は得られていません[1)]．しかし，チューブ留置の効果として，聴力に関しては，術後 1 年程度までの聴力の有意な改善，術後 2 年までの中耳貯留液の低下などが示されています[1)]．一方，耳漏，肉芽形成，鼓膜硬化，部分的な鼓膜の陥凹，真珠腫形成，永久穿孔の残存，耳小骨の損傷，高位頸静脈球の損傷，チューブの中耳内脱落などのチューブ留置に伴う合併症，後遺症が知られています．また手術にあたっては，全身麻酔に伴う合併症，局所麻酔の場合は，手技に伴う不安や不快感，チューブ留置に関わる医療費の問題も存在します．

これらを勘案し，2 年までは，聴力，中耳貯留液が改善すること，3 年以上の留置で，鼓膜穿孔の残存率が上昇することより，2 年を目処にチューブの抜去を検討することが推奨されています．

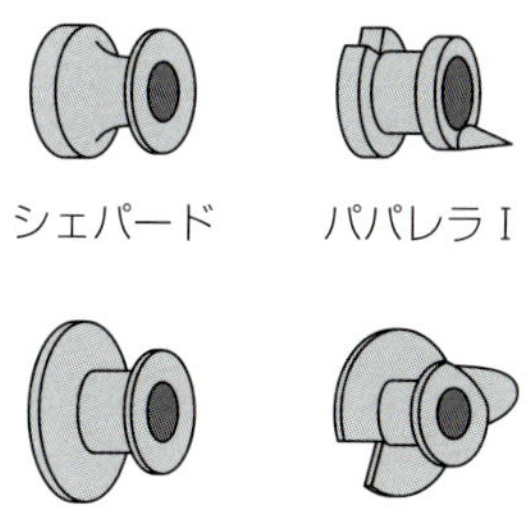

図 E-54　鼓膜換気チューブの種類(例)

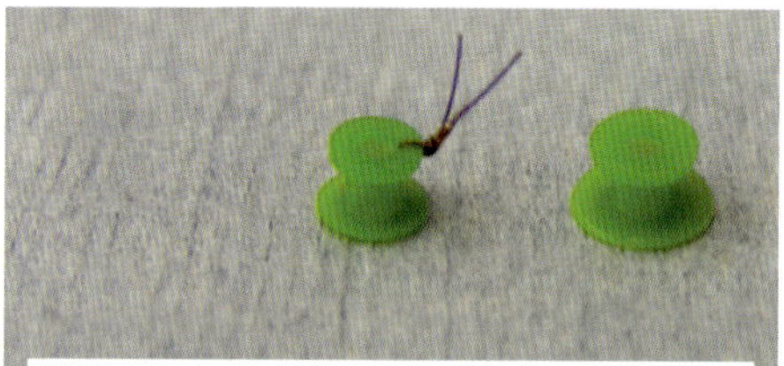

	Dタイプ(糸付き)	Bタイプ
外径フランジ	2.5mm	3.0mm
内径フランジ	3.0mm	4.0mm
チューブ外径	1.6mm	1.6mm
チューブ内径	1.2mm	1.2mm

図 E-55
当科で使用しているチューブ
糸は長さ約 2.5 cm．4〜5 mm にカットして使用する．

Ⅱ チューブの種類と留置期間

チューブの留置期間は，単回のチューブに関しては，使用するチューブが長期留置型チューブか，短期留置型チューブかで大きく異なってきます．短期留置型チューブは，平均 8〜16 か月で自然脱落し鼓膜穿孔も自然閉鎖することが多く，鼓膜穿孔残存率は 2%程度とされています[1]．これに対して，長期留置型チューブは 15 か月以上の鼓膜留置を目的としており，平均 18 か月〜3 年で脱落，抜去が必要になることも多く，耳漏を生じることも短期留置型に比べて多く，鼓膜穿孔残存率も 17%と高くなります[1]．小児の滲出性中耳炎の初回鼓膜チューブとしては，短期留置型チューブの使用が一般的で，当科でも短期留置型であるコーケン D タイプチューブを使用しています．その他，種々の鼓膜換気チューブが選択可能です．代表的なチューブを短期留置型，長期留置型に分けて示します(図 E-54)．初回チューブ留置後の再燃，鼓膜の接着，癒着性中耳炎などの鼓膜の病的変化を伴い，長期のチューブ留置の必要がある場合には，長期留置型チューブのコーケン B タイプ留置を考慮しています．図 E-55 に当科で使用しているコーケン D タイプチューブと B タイプチューブを示します．両者の違いは，つばの外径の差で内径には差はありません．

当科の滲出性中耳炎に対する短期留置型チューブの留置期間に関する 471 耳のデータでは，3 年の経過観察中にチューブの脱落が 260 耳でみられ，その平均留置期間は 9.6 か月

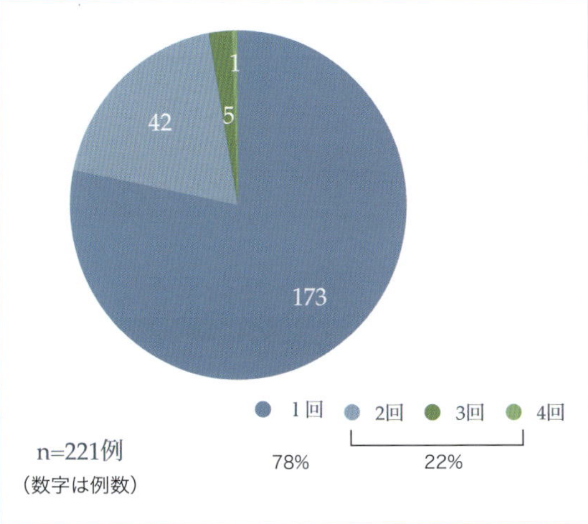

図 E-56
当科における小児滲出性中耳炎のチューブ留置回数
2005～2008 年の 3 年間に，短期留置型チューブ(コーケン D タイプチューブ)留置後経過観察を行った 221 例の統計

±5.5 か月，中央値は 9 か月でした．図 E-56 に当科での鼓膜留置回数を示します．短期留置型チューブを留置したのち，22％で複数回の留置が必要でした．初回チューブ留置例の約半数が 1 年で脱落，その半数は再挿入を行いました．さらに 1 年で半数が脱落，その半数が再挿入されていました．このことから，最初の症例の 75％が約 2 年で改善していることになります．当科の症例には，難治性とされているダウン症例，口蓋裂例も含まれており，チューブの留置期間の目安として，ガイドラインのデータとほぼ合致しています．

Ⅲ チューブの術後管理

チューブ留置術後は，チューブの留置状況，聴力の改善程度を定期的に経過観察する必要があります．当科でも 4～6 か月に 1 回の診察を行っています．特に，年少児の聴力の評価は重要で，チューブ留置で鼓膜所見の改善がみられても，聴力の改善がみられない場合は，感音性難聴など他の原因による難聴の存在を考慮する必要があります．チューブ脱落後も 1～3 か月以内に再発の有無，チューブ再留置の必要性を検討することが必要です．

Ⅳ チューブ留置に伴う代表的な合併症

1. 鼓膜の石灰化

鼓膜の石灰化に代表される鼓膜硬化は，チューブ留置に伴う鼓膜の組織傷害によるとされ，チューブ留置例での発生率は 39～65％とされています[1]．しかし鼓膜硬化は一般に耳小骨に硬化が及ぶことは少なく，0.5 dB を超える聴力損失はないとされ，聴力損失が軽度であれば経過観察でよいとされています(図 E-57-a)．

2. チューブ留置後の穿孔

鼓膜穿孔(図 E-57-b)は，チューブ留置後の代表的な合併症です．穿孔は，中耳炎の消退後に閉鎖を検討します．鼓膜穿孔の閉鎖法は，穿孔の大きさ，鼓膜石灰化の程度などを考慮し，穿孔周囲のトリミング後にキチン膜，コラーゲンスポンジなどを留置して閉鎖を

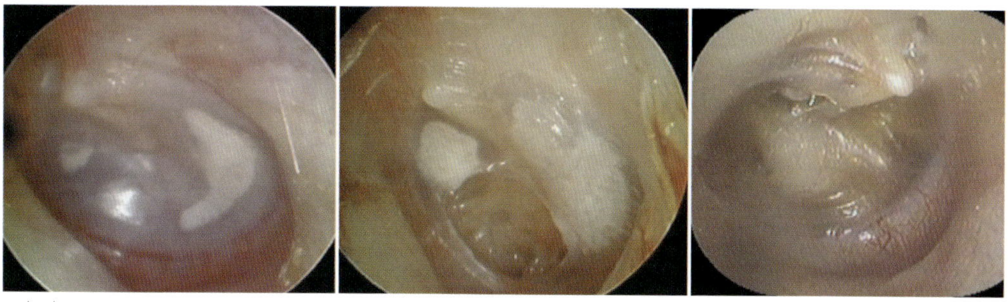

a|b|c

図 E-57　チューブ留置後にみられる後遺症
a：鼓膜硬化（石灰化）
b：鼓膜穿孔
c：鼓膜接着（アテレクターシス）

促す，保存的な鼓膜閉鎖術から，原則入院を要する鼓室形成術まで，症例に応じて選択されます．

3. 鼓膜の接着（アテレクターシス）

小児の滲出性中耳炎では，炎症の遷延化により鼓膜の線維層が菲薄化することが知られています．鼓膜の菲薄化はチューブ留置後の合併症としても高率にみられ，そのリスクは17.4倍と報告されています[1]．鼓膜が菲薄化し，耳小骨や中耳内腔と接した状況を接着（アテレクターシス）と呼びます（図 E-57-c）．アテレクターシスは軽度の病変であれば，真珠腫への移行リスクは低く，聴力への影響も比較的軽度で，病状が進行しない可能性もあり，必ずしも外科的治療の適応になりませんが，炎症の遷延化，急性炎症により中耳粘膜が失われると，癒着性中耳炎に進展し，真珠腫への移行，耳小骨への影響も考えられ，手術的な介入を考慮する必要があります．

<まとめ>

小児滲出性中耳炎に対するチューブ挿入術の留置期間については，初回使用するチューブは短期留置型を選択し，自然脱落まで定期的にチューブの留置状況を確認，聴力の評価を行います．チューブが脱落しない場合は，2年を目処に抜去を検討します．そして，脱落，抜去後も1〜3か月の経過観察を行い，鼓膜所見，聴力の評価を行い，必要に応じて，再チューブ留置も行うことが重要です．

（阪本浩一）

文　献

1）日本耳科学会，日本小児耳鼻咽喉科学会編：小児滲出性中耳炎診療ガイドライン 2015年版，金原出版，2015.

Q.23 鼓膜切開後の切開孔はどのくらいで閉じるのですか？

回答 急性中耳炎の場合，鼓膜切開刀を用いると 3～5 日程度，炭酸ガスレーザーを用いると 1～2 週間程度で閉じます．滲出性中耳炎であれば，それより長くなる傾向にあります．良好な中耳貯留液の排膿と中耳腔の換気を保つことが，中耳炎の確実な治癒と再発の予防に密接に関連していますので，切開孔の開存期間は長いほうが望ましいと考えられます．

解説

鼓膜切開とは，中耳炎などにおいて鼓膜を切開・開窓し，中耳貯留液を吸引・除去して排膿（排液）し，十分なドレナージを行うことを目的として行われます．鼓膜切開には，小さなメスのような鼓膜切開刀を用いて鼓膜を切開する方法と，炭酸ガスレーザーを用いて開窓する鼓膜開窓術があります（図 E-58）．炭酸ガスレーザーを用いた鼓膜開窓術は，開窓するサイズを自在に決められ，鼓膜切開より大きく開窓することができるため，鼓膜開窓孔を長く保ち，良好なドレナージと換気が期待できます．

I メスを用いた鼓膜切開術を行った切開孔はどのくらいで閉じるのでしょうか？

急性中耳炎においては，cold-knife myringotomy（コールドナイフ鼓膜切開）といわれるメスでの鼓膜切開は，海外では 1～2 日程度で閉じると報告されています[1]．ただし，これは日本で行われているような十分ドレナージをつけるための鼓膜切開とは違って，穿刺とあまり変わらない程度の小さな切開で，中耳貯留液を採取して細菌検査を行ったりするような場合が多いと思われます．日本では 3～5 日程度で閉じる[2]と報告されていますが，鼓膜切開の位置や方向，また術者の熟練度によっても開存期間は異なり，さらに疾患や鼓膜の状態，患者の年齢によっても，開存期間は変わってきます．鼓膜切開後の開存期間に影響を与える因子には様々なものがあります．

1．切開方法

鼓膜切開刀や炭酸ガスレーザーなど，切開に使用する機器により開存期間は変わります．

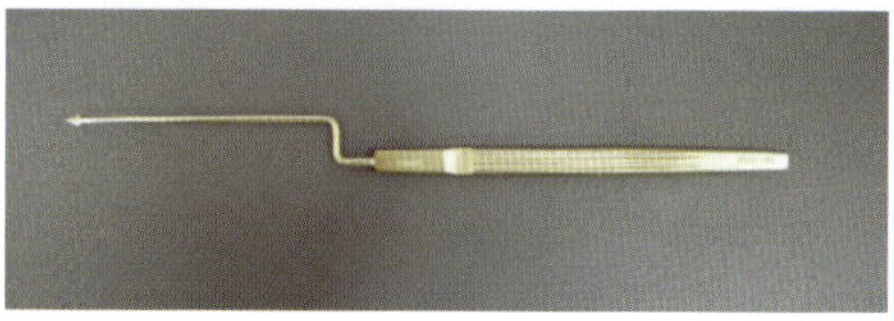

a|b

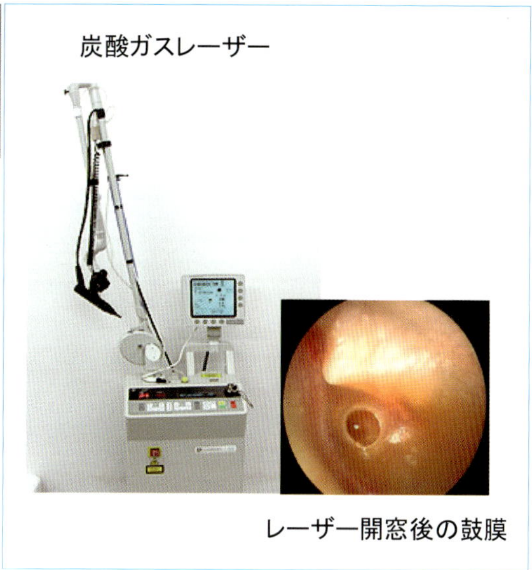

図 E-58
鼓膜切開に用いる機器
a：従来より用いられている鼓膜切開刀
b：鼓膜開窓術の可能な炭酸ガスレーザー
炭酸ガスレーザーでは開窓する径を自由に設定でき，開窓期間を長くして，十分なドレナージを行うことが可能である．

2. 切開位置

鼓膜切開は，通常は鼓膜前下象限に行うことが多いですが，切開の位置が鼓膜輪に非常に近い，または鼓膜輪に当たるような位置では切開孔が閉じにくくなることがあります．

3. サイズ

鼓膜切開刀でも大きく切開すれば閉じるまでに時間がかかります．また炭酸ガスレーザーでは切開孔を 1.0～2.0 mm 程度まで自由に設定できるため，大きく設定するとかなり切開孔は長く開存します．

4. 疾　患

急性中耳炎では一般的に急性炎症があり鼓膜が厚くなっており，また炎症があれば切開後の治癒機転で早期に閉鎖してきます．一方，滲出性中耳炎では鼓膜は菲薄化しており，切開開存期間は長くなります(炭酸ガスレーザーでの急性中耳炎，滲出性中耳炎の切開開存期間は後述します)．

5. 年　齢

正確なデータはありませんが，一般的に小児では高齢者などと比較して切開孔が早く閉じる傾向にあります．そのため高齢者の滲出性中耳炎では永久穿孔のリスクなどを考えて切開方法やサイズを考える必要があります．

Ⅱ 鼓膜切開や鼓膜開窓を行ったあとで，鼓膜が閉じなくなることはあるでしょうか？

急性中耳炎では非常に稀ですが，鼓膜が菲薄化した滲出性中耳炎では，大きく切開したり開窓した場合は永久穿孔になることがありますので注意が必要です．穿孔のところに痂皮ができて，穿孔閉鎖を妨げることがありますので，その場合は痂皮を除去して穿孔閉鎖を促すように処置をします．痂皮などがなくて閉鎖しない穿孔の場合は，穿孔辺縁を腐食

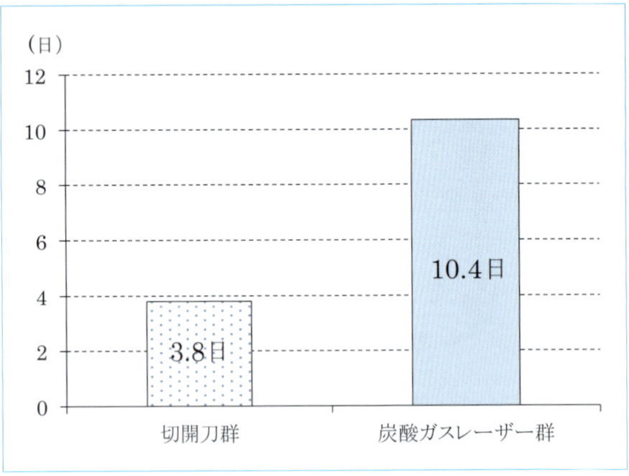

図 E-59
鼓膜切開刀と炭酸ガスレーザーを用いた鼓膜切開での穿孔開存期間の比較
当院における小児急性中耳炎患者を鼓膜切開と炭酸ガスレーザーを用いた鼓膜開窓術で穿孔開存期間を比較した．鼓膜切開刀では 3.8±3.0 日であり，炭酸ガスレーザーの平均 10.4±6.0 日に比べ有意に短くなった（t 検定，$p<0.01$）．

剤や炭酸ガスレーザーなどを用いて新鮮化し，自然閉鎖を促進させます．その後，3Mテープやベスキチン®などの鼓膜パッチによる簡易鼓膜穿孔閉鎖術を行うこともあります．穿孔閉鎖術でも閉鎖しない場合は，筋膜や結合組織を使って鼓膜を閉鎖する鼓膜形成術を行います．

図 E-59 に当院での小児急性中耳炎での鼓膜切開と炭酸ガスレーザー（Lumenis 30C, OtoLAM）を用いた鼓膜開存期間の比較を示します．当院での鼓膜切開の開存期間は 3.8±3.0 日であり，炭酸ガスレーザーでの開窓は開存期間は開窓径によって異なりますが平均 10.4±6.0 日でした．このように炭酸ガスレーザーでは，鼓膜切開より開存期間が有意に長くなり，排膿ドレナージが十分できるため，治療効果が高くなります．炭酸ガスレーザーを用いた鼓膜開窓術では，開存期間について宇野[3]は 10.2 日，上出[4]は 10.6 日と報告しており，やはり急性中耳炎では 10 日前後と考えてよいと思われます．滲出性中耳炎については，新木ら[5]は 19.1 日，Koopman ら[6]は 2.4 週間と，急性中耳炎より長い 2～3 週間程度の開存期間と報告されています．急性中耳炎と滲出性中耳炎における穿孔開存期間の違いは，鼓膜の厚さと炎症の程度によると考えられます．鼓膜が厚く炎症が強い場合は早く閉じる傾向があります．

（澤田正一）

文 献

1) Werkhaven JA, et al：Lasers in Otolaryngology-head and neck surgery. In；Meyerhoff WL, et al. 995-1009, Otolaryngology Head and Neck Surgey, Philadelphia, Pa：WB Saunders, 1992.
2) 山中 昇ほか：炭酸ガスレーザーによる鼓膜開窓は有効か？ 山中 昇ほか編．70-71，小児急性中耳炎のマネジメントⅡ，医薬ジャーナル社，2014.
3) 宇野芳史：急性中耳炎に対する炭酸ガスレーザーを用いた鼓膜開窓術．Otology Japan. 15：19-23，2005.
4) 上出洋介：OtoLAM による中耳炎治療の実際．山中 昇編．95-102，急性中耳炎治療入門，金原出版，2009.
5) 新木五月ほか：滲出性中耳炎に対する CO2 レーザーによる鼓膜切開術の経験．耳喉頭頸部．74：560-563，2002.
6) Koopman JP, et al：Laser myringotomy wersus ventilation tubes in children with otitis media with effusion：A randomized trial. Laryngoscope. 114：844-849, 2004.

Q.24 反復性中耳炎に手術（鼓膜換気チューブ留置術，アデノイド切除術）は有効ですか？

回答 反復性中耳炎とは，過去6か月以内に3回以上，12か月以内に4回以上急性中耳炎に罹患するものと定義されます．治療に難渋することの多い疾患ですが，反復性中耳炎に対する鼓膜換気チューブ留置術は有効です．しかし，単独で行うアデノイド切除術の有効性はみられず，また鼓膜換気チューブ留置術にアデノイド切除術を併施しても治療効果の上乗せ効果は得られません．

鼓膜切開を含む外来（保存的）治療でも繰り返す反復性中耳炎に対して，鼓膜換気チューブ留置で急性中耳炎罹患頻度は有意に低下しますが，アデノイド切除術は中耳炎罹患頻度を減少させることはなく，予防効果も期待できません．外科的治療の適応決定にあたっては，その利益と害のバランスをよく検討すべきです．

解説

I 反復性中耳炎の病態

本邦においては1990年代半ば頃から，小児の急性中耳炎の難治例の著しい増加がみられ，社会的な問題を提起しています．その原因として急性中耳炎原因菌の耐性化の進行，いわゆるペニシリン耐性肺炎球菌や薬剤耐性インフルエンザ菌の増加が指摘されています．急性中耳炎の難治例の中には，抗菌薬を中止した際に，あるいは抗菌薬使用中にも急性中耳炎所見が持続する難治性中耳炎と，治療によっていったんは治癒しても再発を繰り返す反復性中耳炎があり，それぞれ別の病態として考えるべきです（E．中耳炎 Q8（p. 178）参照）．反復性中耳炎では，いったんは治癒した急性炎症が再発を繰り返すため，いかに強力な抗菌薬治療によってもその再発・反復を抑えることは困難です．小児急性中耳炎診療ガイドラインでは反復性中耳炎を，過去6か月以内に3回以上，12か月以内に4回以上の急性中耳炎に罹患するものと定義されています．その主な原因は急性中耳炎原因菌に対する免疫能の未熟と，肺炎球菌，インフルエンザ菌，モラクセラ・カタラーリスなどの薬剤耐性菌の増加により原因菌の除菌が完全に行われないことなどがあると考えられています．反復性中耳炎のリスクファクターには様々なものがありますが，2歳未満の低年齢と，集団保育が挙げられ，「集団保育の低年齢化」が最大の要因と考えられています．

表E-14　反復性中耳炎に対する，鼓膜チューブ留置術単独，アデノイド切除術単独，鼓膜チューブ留置にアデノイド切除術を併施した場合の有効性についてのまとめ

発表者	チューブ	アデノイド	チューブ+アデノイド
Gebhart (1981)[2]	有効		
Le (1991)[3]	有効		
Casselbrant (1992)[4]	無効		
Koivunen (2004)[1]		無効	
Hammaren-Malmi (2005)[5]	有効		アデノイドの上乗せ効果なし
Kujala (2012)[6]	有効		アデノイドの上乗せ効果なし

近年の報告では，チューブ留置術単独で有効であるが，アデノイド切除単独では有効性がみられず，チューブ留置にアデノイド切除術を併施しても上乗せ効果はみられないとされている．

Ⅱ　反復性中耳炎の治療

抗菌薬や鼓膜切開を含む外来(保存的)治療でも繰り返す反復性中耳炎に対する次の手段として，中耳炎の反復を起こしにくくなる2歳過ぎまでの休園指導と手術療法が挙げられます．反復性中耳炎児の多くが集団保育を受けており，2歳未満の免疫能の未熟な状態において集団保育環境下での耐性菌の伝播と上気道ウイルス感染症の頻回な流行が，中耳炎を反復する主要な原因と考えられており，患児が集団保育を受けている場合には休園指導が効果的な場合もあります．また，手術治療として従来行われることが多かったのが，鼓膜換気チューブ留置術とアデノイド切除術でした．以前のランダム化比較試験では，鼓膜換気チューブ留置術単独，もしくはアデノイド切除術単独での治療効果を評価する試みが多くみられましたが，近年では鼓膜換気チューブ留置術単独治療と，鼓膜換気チューブ留置術にアデノイド切除術を併施することによる上乗せ効果の有無を検証するランダム化比較試験の結果が公表されています．

1．アデノイド切除術は有効か(表E-14)

反復性中耳炎に対する単独で行うアデノイド切除術の有効性に関しては，Koivunenらによるランダム化比較試験があります[1]．生後10か月～2歳未満の反復性中耳炎児180例について，アデノイド切除術単独，スルファフラゾール(サイアジン®，本邦では点眼薬のみ)長期投与，プラセボ投与の3群にランダム化割付を行って，治療失敗率(治療開始後も2か月間で2回以上，6か月間で3回以上急性中耳炎に罹患するか，2か月以上中耳貯留液が残った症例を治療失敗例とした)，急性中耳炎罹患頻度などを検討したものです．その結果によると，治療開始後6か月間/24か月間の治療失敗率はアデノイド切除術単独で43%/76%，スルファフラゾール長期投与で47%/71%，プラセボ群で58%/79%であり，有意差はみられませんでした．また，急性中耳炎平均罹患回数でも，それぞれ1.3，1.0，1.3回と有意差はみられなかったとしています．これらの成績から，反復性中耳炎に対してアデノイド切除術は有効ではないと考えられています．

2．鼓膜換気チューブ留置術は有効か(表E-14)

鼓膜換気チューブ留置術の有効性については，古くはGebhart[2]，Leら[3]の報告があり，

チューブ留置術単独での有効性を示唆していますが，これらの研究は規模が小さく十分なエビデンスとはいえませんでした．一方で，Casselbrant ら[4]はチューブ留置術単独では反復性中耳炎に有効ではないとしています．近年，鼓膜換気チューブ留置術単独と鼓膜換気チューブ留置術＋アデノイド切除術の治療効果を比較検討するランダム化比較試験が行われています．Hammaren-Malmi は 1～4 歳までの反復性中耳炎罹患児に対して検討を行った結果，急性中耳炎罹患頻度はチューブ留置のみでは 1.4 回であるのに対して，チューブ留置にアデノイド切除術を追加しても 1.7 回であり上乗せ効果が得られないことを示しています[5]．Kujala らは生後 10 か月～2 歳未満の反復性中耳炎児 300 例について，鼓膜換気チューブ留置術単独群，鼓膜換気チューブ留置術＋アデノイド切除術群，対照群の 3 群各 100 例のランダム化割付を行って，治療失敗率（治療開始後も 2 か月間で 2 回以上，6 か月間で 3 回以上急性中耳炎に罹患するか，2 か月以上中耳貯留液が残った症例を治療失敗例とした），急性中耳炎罹患頻度，急性中耳炎を一度も起こさない症例数などについて検討しています[6]．その結果，治療失敗率は鼓膜換気チューブ留置術単独で 21%，鼓膜換気チューブ留置術＋アデノイド切除術で 16%，対照群で 34%であり，鼓膜換気チューブ留置術単独とコントロールで－13%（p＝0.04），鼓膜換気チューブ留置術＋アデノイド切除術とコントロールで－18%（p＝0.004）と手術群において有効性が認められました．このことは治療失敗例を，鼓膜換気チューブ留置術単独で 38%，鼓膜換気チューブ留置術＋アデノイド切除術で 53%減少させることを意味しています．また，急性中耳炎の罹患回数を鼓膜換気チューブ留置術単独で 23%，鼓膜換気チューブ留置術＋アデノイド切除術で 34%減少させることができます．急性中耳炎を一度も起こさない症例数は，鼓膜換気チューブ留置術単独で 48%，鼓膜換気チューブ留置術＋アデノイド切除術で 49%，コントロール群で 34%でした．一方で，鼓膜換気チューブ留置術単独と，鼓膜換気チューブ留置術＋アデノイド切除術との間では，いずれのアウトカムにおいても有意差は認めず，チューブ留置術に併施するアデノイド切除術の上乗せ効果は否定的です．

（伊藤真人）

文 献

1) Koivunen P, et al：Adenoidectomy versus chemoprophylaxis and placebo for recurrent acute otitis media in children aged under 2 years：randomised controlled trial. BMJ（Clinical research ed.）. 328：487, 2004.
2) Gebhart DE：Tympanostomy tubes in the otitis media prone child. Laryngoscope. 91：849-866, 1981.
3) Le CT, et al：Evaluation of ventilating tubes and myringotomy in the treatment of recurrent or persistent otitis media. Pediatr Infect Dis J. 10：2-11, 1991.
4) Casselbrant ML, et al：Efficacy of antimicrobial prophylaxis and of tympanostomy tube insertion for prevention of recurrent acute otitis media：results of a randomized clinical trial. Pediatr Infect Dis J. 11：278-286, 1992.
5) Hammaren-Malmi S, et al：Adenoidectomy does not significantly reduce the incidence of otitis media in conjunction with the insertion of tympanostomy tubes in children who are younger than 4 years：a randomized trial. Pediatrics. 116（1）：185-189, 2005.
6) Kujala T, et al：Tympanostomy with and without adenoidectomy for prevention of recurrences of acute otitis media：a randomized controlled trial. Pediatr Infect Dis J. 31（6）：565-569, 2012.

E．中耳炎

Q.25 反復性中耳炎に漢方薬（十全大補湯）は有効ですか？

回答 十全大補湯は免疫賦活・栄養状態改善などの効果があるため，反復性中耳炎に有効です．十全大補湯は急性中耳炎の罹患頻度を減少させるとともに，抗菌薬投与日数，上気道炎罹患回数を減少させる効果があります．十全大補湯の投与量は 0.10〜0.25 g/kg/day（体重 10 kg 前後の小児に対して，1 包 2.5 g まで）を分 2 食前投与します．投与期間の目安は，まずは 3 か月間とし，希望がある場合は反復を起こしにくくなる 2 歳過ぎまで投与を行います．

解説

Ⅰ 反復性中耳炎はなぜ問題なのか

肺炎球菌やインフルエンザ菌などの急性中耳炎原因菌の耐性株蔓延に伴い，乳幼児急性中耳炎の難治例が増加しています．長期にわたる中耳炎により，耳漏・発熱を繰り返すばかりではなく，頻回な医療機関通院のために保護者の社会活動に及ぼす影響も大きく社会問題ともなっています．これら中耳炎原因菌の耐性株は，経験的な経口抗菌薬の効果が乏しく，入院加療や手術加療が必要な症例も多く，医療経済学的な問題も提起しています．強力な静注抗菌薬によりいったんは除菌され治癒しても，免疫能などの生体防御能の改善が得られない限り，すぐに再発を繰り返す場合も多く抗菌化学療法の限界を呈しています．

Ⅱ 反復性中耳炎のリスクファクター

反復性中耳炎の 2 大リスクファクターとして，集団保育と 2 歳未満の低年齢が挙げられます．我々の行った全国調査において，反復性中耳炎罹患児の 74％が集団保育を受けている乳幼児であり，これに兄弟が集団保育を受けている小児を合わせると，97％の反復性中耳炎患児が集団保育との密接な関係をもつ症例でした．さらに本人が集団保育を受けている群と家庭保育の群とでは，その反復度に差がみられ，1 か月に 1 回以上急性中耳炎に罹患する，より頻回に中耳炎を繰り返す症例の多くは集団保育環境下の乳幼児でした（図 E-60）．また，反復性中耳炎は 2 歳未満の免疫能の低い乳幼児に高頻度に認められ，小児の成長とともに罹患頻度が減少します．図 E-61 は，同じ全国調査における反復性中耳炎罹

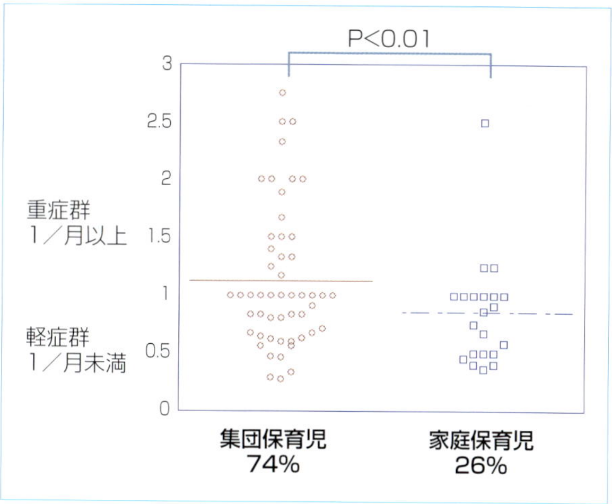

図 E-60
集団保育と急性中耳炎罹患頻度
反復性中耳炎罹患児の 74%が集団保育を受けている乳幼児であり，1 か月に 1 回以上急性中耳炎に罹患する，より頻回に中耳炎を繰り返す症例の多くは集団保育環境下の乳幼児であった.

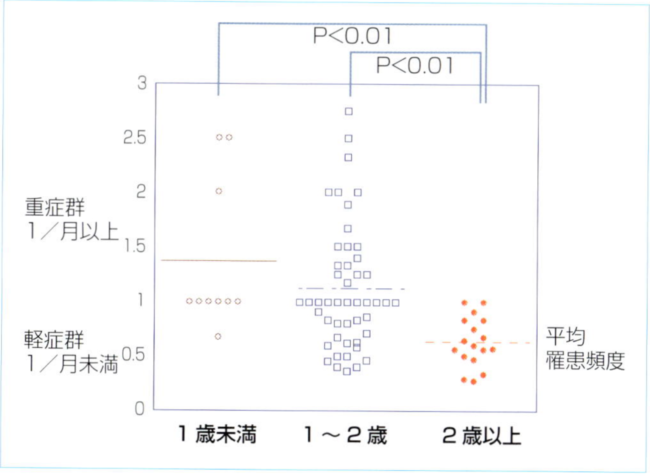

図 E-61
年齢と急性中耳炎罹患頻度
年齢が高くなるに従って中耳炎罹患頻度が減少し，2 歳を過ぎると 1 か月に 1 回以上急性中耳炎に罹患する罹患頻度の多い症例が激減した.

患児の年齢と急性中耳炎罹患頻度の関係を示したものですが，年齢が高くなるに従って中耳炎罹患頻度が減少し，2 歳を過ぎると 1 か月に 1 回以上急性中耳炎に罹患する罹患頻度の多い症例が激減することを示しています．つまり反復性中耳炎の治療においては，2 歳を過ぎるまでの間をいかに対処するかが課題です.

Ⅲ 反復性中耳炎の漢方治療

鼓膜切開を含む外来(保存的)治療でも繰り返す反復性中耳炎に対する次の手段として，反復を起こしにくくなる 2 歳過ぎまでの休園指導と手術療法が挙げられます．しかし，これらの対処法を行う前に，漢方補剤である十全大補湯による治療を試みる価値があります．反復性中耳炎は 2 歳未満の免疫能の低い乳幼児に高頻度に認められる疾患であり，その治療では反復化の要因である宿主の免疫能の改善を視野に入れる必要があります．ワクチン療法をはじめとする免疫能の改善を目的とした，細菌との共存を視野に入れた新しい治療戦略,「治療から反復化の予防へ」のパラダイムシフトが必要となっているのです．しかし，乳幼児反復性中耳炎に対する抗菌薬治療以外の治療法に関するエビデンスは限られたものです．漢方補剤である十全大補湯は，免疫賦活・栄養状態改善作用があることから，反復性中耳炎に対しても有効であるとの報告があります[1].

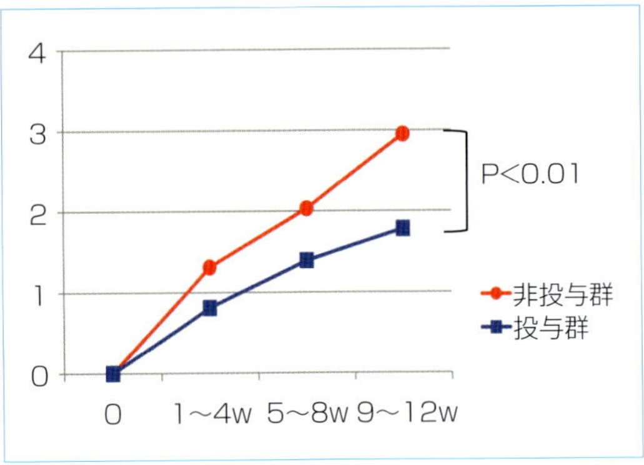

図 E-62
急性中耳炎累積平均罹患回数（回/月）
十全大補湯（0.10～0.25 g/kg/day）投与により，急性中耳炎の平均罹患回数の有意な減少が認められた．

補剤とは病後の状態など体内の生命活動活性の低下した状態を補い，消化吸収能力の改善により食欲増進とともに栄養状態を改善させることにより，身体の恒常性を回復させる一群の漢方薬を指しています．特に代表的補剤である十全大補湯と補中益気湯については基礎的・臨床的研究が多く報告されています．補剤投与により宿主の免疫機能と生体防御機能が向上し[2)～6)]，感染症の病態において有効に作用することが証明されつつあります．漢方補剤はウイルス性気道感染症に伴うサイトカイン・ストームを軽減し気道感染症の軽症化に寄与することが知られています．我々は「小児反復性中耳炎に対する十全大補湯の有用性に関する多施設共同非盲検ランダム化比較試験」を行いました．十全大補湯の投与量は 0.10～0.25 g/kg/day（体重 10 kg 前後の小児に対して，1 包 2.5 g まで）を分 2 食前で，まずは 3 か月間を目安に投与します．その結果，試験中の急性中耳炎の平均罹患回数に関する比較（回/月）および開始前と試験中の 1 か月あたりの急性中耳炎の平均罹患回数の比較において，いずれも十全大補湯投与群では非投与群に比較して，急性中耳炎の平均罹患回数の有意な減少が認められました（図 E-62）．さらに，1 か月あたりの抗菌薬の平均投与日数においても，十全大補湯投与群では非投与群に比較し改善効果が認められました．このことから十全大補湯は，休園や外科治療に移る前に試してみる価値のある治療法であるといえます．

（伊藤真人）

文　献

1) Maruyama Y, et al：Effects of Japanese Herbal Medicine Juzen-taiho-to in otitis-prone children；a preliminary study. Acta Otolaryngol. 129：14-18, 2009.
2) 小松靖弘ほか：十全大補湯の免疫応答に及ぼす影響．炎症．6(4)：405，1986.
3) 武元則人ほか：十全大補湯の細胞免疫に対する作用．炎症．9(1)：49-52，1989.
4) Kamiyama H, et al：Anti-angiogenic and immunomodulatory effect of the herbal medicine “Juzen-taiho-to” on malignant glioma. Biol Pharm Bull. 28：2111-2116, 2005.
5) 李　愛麗ほか：がん化学療法剤によるマウス後天的免疫不全状態の生薬別回復の特徴．感染症雑誌．70(7)：717-726，1996.
6) Chino A, et al：Juzentaihoto, a Kampo medicine, enhances IL-12 production by modulating Toll-like receptor 4 signaling pathways in murine peritoneal exudate macrophages. Int Immunopharmacol. 5：871-882, 2005.

索引

今さら聞けない！
小児のみみ・はな・のど診療Q＆A　Ⅰ巻

2015年4月20日　第1版第1刷発行（検印省略）
2015年9月15日　　　　　第2刷発行

編　者　加　我　君　孝
　　　　山　中　　　昇

発行者　末　定　広　光

発行所　株式会社　全日本病院出版会
東京都文京区本郷3丁目16番4号7階
郵便番号113-0033　電話（03）5689-5989
FAX（03）5689-8030
郵便振替口座　00160-9-58753
印刷・製本　三報社印刷株式会社

定価はカバーに表示してあります．

ISBN　978-4-86519-208-7　C3047